Beiträge zur Rotkreuzgeschichte 12

Herausgegeben im Auftrag des

Deutschen Roten Kreuzes e. V. und der
Stiftung Rotkreuz-Museum im Land Brandenburg

von Petra Liebner, Rainer Schlösser,
Volkmar Schön und Harald-Albert Swik

Thomas Klemp (Hg.)

Marie Simon

Meine Erfahrungen auf dem Gebiete
der Freiwilligen Krankenpflege
im Deutsch-Französischen Kriege 1870–71

Briefe und Tagebuchblätter

AVM.edition

Bibliografische Information der Deutschen Nationalbibliothek

Die Deutsche Nationalbibliothek verzeichnet diese Publikation in der Deutschen Nationalbibliografie; detaillierte bibliografische Daten sind im Internet über http://dnb.d-nb.de abrufbar.

AVM – Akademische Verlagsgemeinschaft München 2024

Umschlagabbildung: © Christopher Schulz, Diorama mit Zinnfiguren von Regina Haustein, Leipzig

Printed in Germany

Gedruckt auf chlorfrei gebleichtem, säurefreiem und alterungsbeständigem Papier (ISO 9706)

ISBN (Print) 978-3-95477-177-6
e-ISBN (ePDF) 978-3-96091-628-4
ISSN 2626-5095

AVM – Akademische Verlagsgemeinschaft München
in der Thomas Martin Verlagsgesellschaft mbH & Co. KG
Schwanthalerstr. 81
D-80336 München
info@tm-verlag.de
www.avm-verlag.de

Inhaltsverzeichnis

Geschichte heißt immer auszuwählen,
was man erzählt und was man weglässt.
Bei der Geschichte der Frauen gibt es eine Lücke.

Gabriel Zuchtriegel
Direktor des Archäologischen Parks von Pompeji

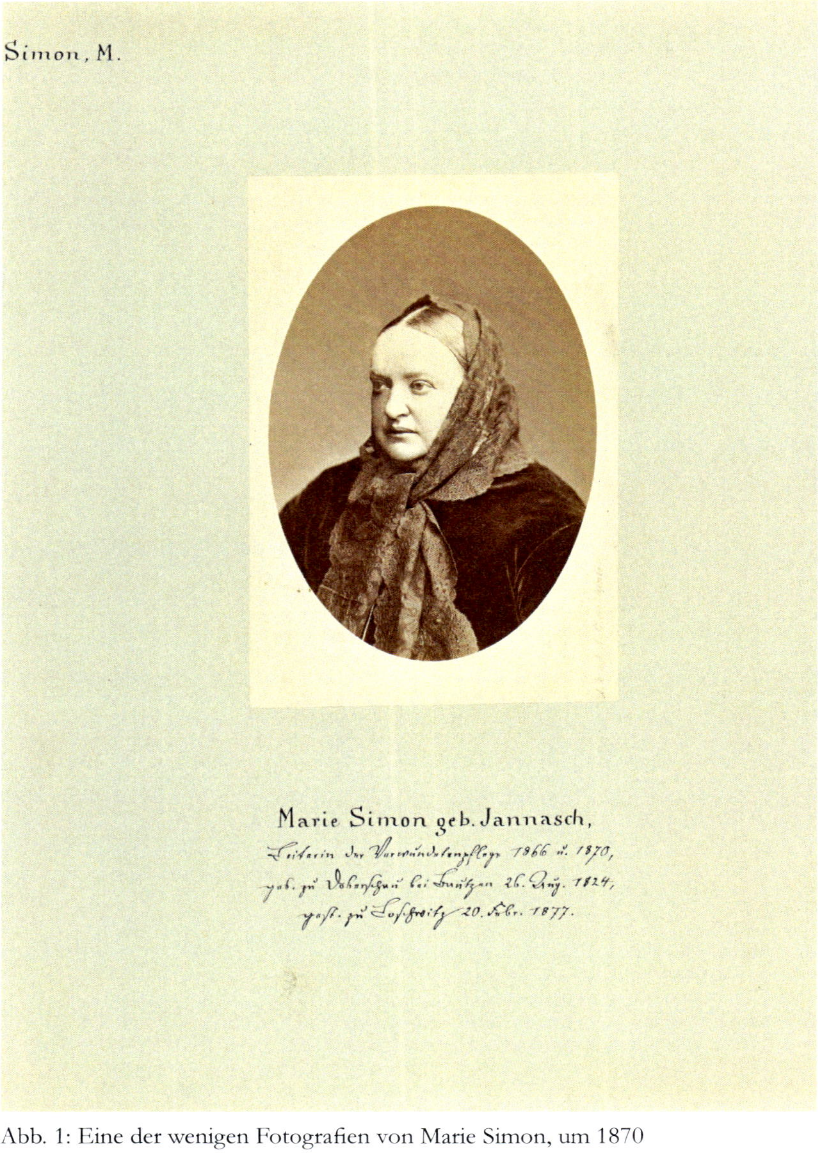

Abb. 1: Eine der wenigen Fotografien von Marie Simon, um 1870

Danksagung

Zahlreiche Kollegen und Freunde haben die Entstehung dieser Edition mit ihren Ideen und Kommentaren begleitet. Ihnen allen bin ich unendlich dankbar dafür, dass sie mich darin bestärkt haben, die zu Unrecht vergessene Marie Simon wieder ins Licht zu rücken

Prof. Christoph Brückner danke ich posthum dafür, dass er mich ermuntert hat, über die jüngere Geschichte des Deutschen Roten Kreuzes zu publizieren. Rüdiger Unger, langjähriger Weggefährte und umsichtiger Freund, hat mich auf die Spur von Marie Simon gesetzt und die Anfänge des Roten Kreuzes in Sachsen und Deutschland neu entdecken lassen.

Mit Anette Strauß, erprobt in der Wohlfahrts- und Sozialarbeit mit sicherem Gespür für die Entwicklung des DRK, konnte ich die Parallelen und die Konstanten von damals und heute diskutieren. André Uebe, Leiter des Rotkreuz-Museums in Beierfeld, bestens informierter Kenner der Rotkreuz-Geschichte, hat sein Wissen bereitwillig mit mir geteilt, mich auf Quellen aufmerksam gemacht und mir immer wieder wichtige Hinweise gegeben.

Prof. Dr. Anja Katharina Peters von der Evangelischen Hochschule Dresden, die den pflegewissenschaftlichen geschichtlichen Kontext erhellt hat, Dr. Jürgen Helfricht, der an der Biographie Marie Simons arbeitet, Angelika Vogt, Eva-Maria und Heiko Proske, denen heute Marie Simons Geburtshaus in Doberschau bei Bautzen gehört, Eberhard Münzner, Kenner der Baugeschichte der Heilstätte in Loschwitz, und Tilo von Ameln, der die Krankenpflege der Inneren Mission im 19. Jahrhundert erforscht, haben ihr Fachwissen großzügig weitergegeben. Trudla Malinkowa und ihre Tochter Dr. Madlena Mahling haben mir geholfen, den sorbischen Hintergrund Marie Simons zu erahnen.

Roland Albert, Kenner der Militärgeschichte und alter Freund, hat mir die Wirklichkeit der Kriege im 19. Jahrhundert begreiflich gemacht; ebenso Josef Srámek vom Königgrätz-Museum auf Chlum, mit dem uns Dr. Josef Konecny, langjähriger Generalsekretär des Tschechischen Roten Kreuzes, bekannt gemacht hat.

Lutz Eckardt aus Berlin hat Korrektur gelesen und mir geholfen, historische Ungenauigkeiten zu vermeiden.

Dr. Volkmar Schön, Prof. Rainer Schlösser, Harald-Albert Swik und Dr. Petra Liebner haben diese Edition ohne zu zögern in die Reihe *Beiträge zur Rotkreuzgeschichte* aufgenommen. Stefan Schomann hat mir mit seiner literarischen Erfahrung zur Seite gestanden.

Christian „Borni" Bornemann hat seine umfassende IT-Expertise genutzt, um den Rohling der Transkription zu schaffen.

Roswitha Kober, passionierte Buchhändlerin aus Cotta, Dr. Kai Kranich, André Klein, Robin Schulz, Franzi Weiß, Innocent Töpper und Johannes Richter vom Roten Kreuz in Sachsen haben mir die Gunst erwiesen, meine unfertigen Texte zu verbessern. Gleiches haben meine Schwestern Dr. Ludgera und Mena Klemp getan.

Christopher Schulz hat die Illustrationen aufbereitet und mit Geduld und Geschick die Übersichtskarte gezeichnet.

Shnorhakalut'yun meiner lieben Frau Nelli, die mich aufmunternd begleitet hat.

Herzlichen Dank schließlich allen Freunden, Bekannten, Kollegen und meinen Kindern, die es staunend ertragen haben, wenn ich beim Reden über Marie Simon in ungewohntes Schwärmen geraten bin.

Liebe Leserinnen und Leser,

Mutter Simon nennen sie die Soldaten, *La Nightingale allemande* heißt sie in Frankreich. Im Preußisch-Österreichischen Krieg 1866 und im Deutsch-Französischen Krieg 1870/71 leistet Marie Simon aus Sachsen unerschrocken und unermüdlich humanitäre Hilfe und begründet damit ihren Ruf. Inspiriert von dem damals noch jungen ersten Genfer Rotkreuz-Abkommen hilft sie Verwundeten und Kranken auf den Schlachtfeldern. Was zur Krankenpflege nötig ist, hat sie sich selbst beigebracht. Ihre kaufmännische Erfahrung und ihr Organisationstalent gepaart mit Entschlossenheit und Energie lassen sie Schwierigkeiten, Gleichgültigkeit und Nachlässigkeit überwinden. Hindernisse beseitigt sie ohne Rücksicht auf Obrigkeiten und Autoritäten. Ihr Wissen und ihr Rat in der freiwilligen Krankenpflege sind gefragt.

Mit Kronprinzessin Carola von Sachsen gründet sie den Albert-Verein, bildet die Albertinerinnen in der Krankenpflege aus, leitet den siebenmonatigen Einsatz der Albertinerinnen im Deutsch-Französischen Krieg, schreibt zwei Bücher, um ihre Erfahrungen weiterzugeben, und gründet schließlich eine Heilanstalt in Dresden-Loschwitz.

Beharrlich kämpft sie dafür, die Krankenpflege zu professionalisieren und als Beruf für Frauen zu etablieren: ihr Beitrag zur Emanzipation der Frauen.

Ihre Streitbarkeit sorgt für Anerkennung und Sympathien, aber auch für Anfeindungen. Menschlichkeit, Unparteilichkeit und Internationalität – die elementaren Grundsätze der Rotkreuz- und Rothalbmond-Bewegung – verwirklicht und verkörpert sie. In der Gründungsphase des Roten Kreuzes belegt sie im Königreich Sachsen den praktischen

Nutzen der neuen humanitären Bewegung in der Krankenpflege und bei Hilfsoperationen im Feld.

Für diese beiden Aufgaben, die auch heute entscheidende Säulen unserer Arbeit sind, legt sie die Fundamente und konkretisiert so die Ideen Henry Dunants, der sie als „Vorbild der werkthätigen Barmherzigkeit" lobt.

Mit einfachen Mitteln und freiwilligem Engagement anpacken, um Menschen in Not zu helfen; deshalb taugt Marie Simon als Beispiel für die heutigen Helferinnen und Helfer im Roten Kreuz.

Es ist schlicht nicht zu verstehen, warum diese beeindruckende Gründungsmutter des Roten Kreuzes, die zu Lebzeiten in Sachsen und Deutschland überaus populär ist, im 20. Jahrhundert in Vergessenheit gerät.

Es ist das Verdienst eines ehrenamtlichen Aktiven, Marie Simon wieder ins Licht gerückt zu haben. André Uebe hat als Krankenpfleger von Beruf, passionierter Hobby-Historiker und Leiter des Sächsischen Rot-Kreuz-Museums in Beierfeld über Marie Simon geforscht und dafür gesorgt, dass wir uns wieder an sie erinnern und uns von ihr begeistern lassen.

Diese Edition ist eine überaus spannende und lehrreiche Lektüre. Rotkreuzlern wird einiges von dem, was Marie Simon an Konflikten und Hindernissen in der humanitären Hilfe beschreibt, bekannt vorkommen. Marie Simons erfrischend energischer Umgang damit macht Mut.

Ihr

Peter S. Kaul
Präsident des DRK-Landesverbands Sachsen

Einleitung

Mit der Edition dieser Briefe und Tagebuchblätter, die im Jahr 1872 als Buch erschienen sind, soll eine vergessene Vorkämpferin des Roten Kreuzes wieder in Erinnerung gebracht werden: Marie Simon.

In der zweiten Hälfte des 19. Jahrhunderts entstehen in den europäischen Staaten das moderne humanitäre Völkerrecht, das freiwillige Sanitätswesen und die professionelle Krankenpflege. Herausragende Protagonisten sind Henry Dunant, Florence Nightingale und Marie Simon.

Marie Simon umsorgt und verpflegt in zwei Kriegen unermüdlich verwundete und kranke Soldaten auf den Schlachtfeldern. Engagiert kämpft sie dafür, die Krankenpflege zu professionalisieren und als Beruf für Frauen zu etablieren. Es ist ihr Beitrag zur Emanzipation der Frauen.

Am 26. August 1824 in Doberschau bei Bautzen geboren, wächst die Sorbin mit ihrer alleinstehenden Mutter in der Ausgedingewohnung auf dem Gutshof ihres Großvaters auf. Der Hof steht heute noch. Nachdem die Großeltern verstorben sind, müssen Marie und ihre Mutter die Ausgedingewohnung 1836 verlassen. Die Mutter heiratet einen 20 Jahre älteren Witwer und zieht mit Marie zu ihm und seinem Sohn ins nahe Klein Döbschütz. Diese Kindheit als uneheliches Kind einer unehelichen Mutter war vermutlich beschwerlich und entbehrungsreich. Deutsch lernt Marie erst in der Schule.

Als junge Frau bringt sie sich selbst pflegerische Kenntnisse bei, hospitiert im Diakonissenkrankenhaus in Dresden und in der Universitätsklinik in Leipzig. Spätestens ab 1846 lebt sie in Dresden, heiratet zum ersten Mal. 1853 heiratet sie zum zweiten Mal und betreibt mit ihrem Ehemann Friedrich Anton Simon am Altmarkt ein Spitzen- und Weiß-

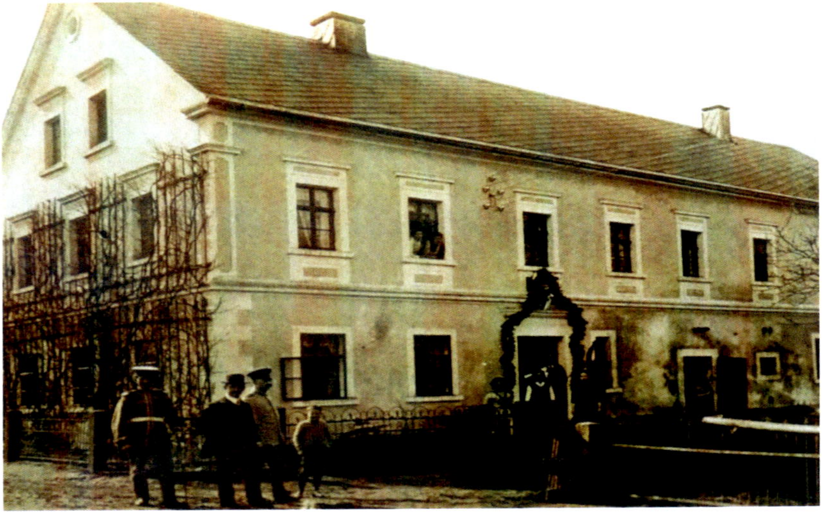

Abb. 2: Das Geburtshaus von Marie Simon in Doberschau im Oberlausitzer Bergland 1911, erbaut wurde es 1794

warengeschäft. Die Ehe bleibt, wie die erste, kinderlos; Marie Simon adoptiert die 1854 geborene Olga Eugenie Krüger, die sie Jenny nennt. Kurz vor ihrem Tod adoptiert Marie Simon auch noch ihren langjährigen Helfer Josef Slatinsky, den sie in ihren Briefen mehrfach als Pflegesohn bezeichnet.

Am 30. Juni 1863 wird sie als Bürgerin der Residenz- und Hauptstadt Dresden auf- und angenommen; 1864 übernimmt sie das Geschäft von ihrem Mann. zehn Jahre später verkauft sie es.

Während des Preußisch-Österreichischen Krieges im Sommer 1866 sucht Marie Simon die Schlachtfelder in Böhmen auf, wo sie Hunderte von Verwundeten und Kranken völlig unversorgt vorfindet. Zurück in Dresden wird sie vom gerade fünf Wochen zuvor gegründeten „Internationalen Verein zur Pflege im Kriege verwundeter und kranker Soldaten für das Königreich Sachsen" beauftragt, gemeinsam mit dem Hofarzt Dr. Carl Emil Brauer, Leibarzt des sächsischen Königs Johann, Hilfe zu organisieren. Mit Rotkreuz-Armbinde und großen Mengen Verbandsmaterial kehrt sie nach Böhmen zurück, um die Soldaten zu versorgen.

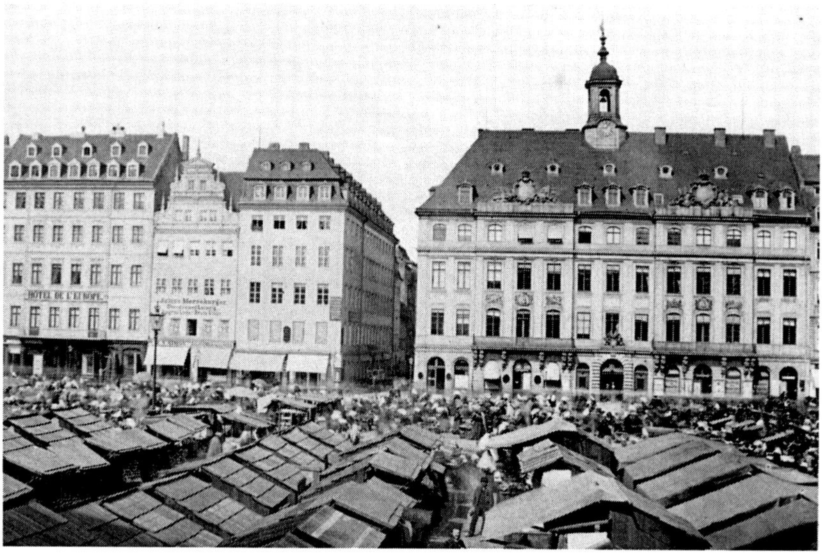

Abb. 3: Der Altmarkt in Dresden. In Haus Nr. 26 (links Mitte) befand sich im Erdgeschoss das Spitzen- und Weißwarengeschäft von Friedrich Anton und Marie Simon. Das Haus wurde 1899 abgerissen.

Sie organisiert den Rücktransport der Verwundeten in die Heimat und setzt dabei durch, dass auch die preußischen Verwundeten, die auf der gegnerischen Seite gekämpft haben, mitgenommen werden.

Kronprinzessin Carola von Sachsen beruft Marie Simon in das Direktorium des im September 1867 als Frauenverein des Roten Kreuzes gegründeten Albertvereins. Ihre Aufgabe ist dort die Ausbildung der Krankenpflegerinnen und die Leitung der Armenkrankenpflege. Im Direktorium ist sie die einzige bürgerliche Frau, die diesem aufgrund eigener Qualifikation und nicht als Gattin eines prominenten Würdenträgers angehört.

Marie Simons nächster Einsatz kommt im Deutsch-Französischen Krieg 1870/71. Sieben Monate lang arbeitet sie ohne Unterbrechung als Krankenpflegerin und Lazarettköchin und leitet den Einsatz der Albertinerinnen. Ihre Erfahrungen aus diesem Einsatz hält sie in den Briefen und Tagebuchblättern dieser Edition fest.

Menschlichkeit, Unparteilichkeit und Internationalität – die elementaren Grundsätze des Roten Kreuzes verwirklicht und verkörpert Marie Simon bewusst und konsequent. In der Gründungsphase des Roten Kreuzes beweist sie im Königreich Sachsen den praktischen Nutzen der jungen humanitären Bewegung. Ihre Streitbarkeit sorgt für Anerkennung und Sympathien, aber auch für Anfeindungen.

Wie sieht die Welt aus, in der Marie Simon wirkt?

Sachsen in der zweiten Hälfte des 19. Jahrhunderts

Eisenbahnbau, Maschinenbau und die Produktion von Textilien, reichhaltige Steinkohlevorkommen sowie der Beitritt zum Deutschen Zollverein haben bis zur Mitte des 19. Jahrhunderts zu einer dynamischen wirtschaftlichen Blüte Sachsens geführt. Dresden gilt als Zentrum deutschen Kultur- und Geisteslebens, Leipzig als Stadt der Musiker und Verleger. Soziale Spannungen und bürgerliche Emanzipationsforderungen setzen das politische System unter Druck. Der Dresdner Mai-Aufstand 1849 wird niedergeschlagen. Die Vereins- und Versammlungsfreiheit werden aufgehoben, die Presse wird wieder zensiert und das allgemeine Wahlrecht zurückgenommen. Außenpolitisch ist Sachsen nach Österreich-Ungarn ausgerichtet. Die wirtschaftlichen Interessen des Landes führen gleichzeitig zu einer Anlehnung an Preußen. Als der Konflikt zwischen Preußen und Österreich 1866 eskaliert, verbündet sich Sachsen mit Österreich-Ungarn und kämpft an dessen Seite in Königgrätz erfolglos gegen Preußen.

Das siegreiche Preußen erzwingt den Beitritt Sachsens zum Norddeutschen Bund, der am 21. Oktober 1866 erfolgt. Das Königreich Sachsen verliert seine Souveränität, darf aber ein Armeekorps mit eigenen Feldzeichen, Einrichtungen, Uniformen und Bewaffnung behalten. Deshalb ist es konsequent, dass Sachsen nur vier Tage später, am 25. Oktober 1866, als 20. Staat der „Konvention betreffend die Linderung der im Felddienst verwundeten Militärpersonen“ vom 22. August 1864, dem ersten Genfer Rotkreuz-Abkommen, beitritt. Heute sind 196 Staaten Vertragsparteien.

Die Entstehung des Roten Kreuzes im Königreich Sachsen

An der Entstehung des historisch ersten Genfer Rotkreuz-Abkommens hat Sachsen tatkräftig mitgewirkt. König Johann von Sachsen gewährt Henry Dunant am 1. Oktober 1863 eine Audienz, in der er das Projekt unterstützt:

> Ich werde thun, was in meinen Kräften steht, denn sicherlich würde ein Volk, das sich nicht an diesem menschenfreundlichen Werke beteiligt, in der öffentlichen Meinung Europas in die Acht erklärt werden.

Folgerichtig schickt König Johann einige Wochen später seinen ranghöchsten Militärarzt Dr. med. August Friedrich Günther als Delegierten zur ersten internationalen Konferenz, zu der das später so genannte Internationale Komitee vom Roten Kreuz nach Genf eingeladen hat. Ein Jahr später ist Dr. Günther auch der sächsische Delegierte auf der entscheidenden „Internationalen Konferenz zur Neutralisierung des Militärsanitätsdienstes im Felde" im Genfer Rathaus. Ergebnis der Konferenz ist das am 22. August 1864 unterzeichnete erste Genfer Rotkreuz-Abkommen.

Das Abkommen hat nicht mehr als zehn prägnant formulierte Artikel. Zum Vergleich: die heute geltenden vier Genfer Abkommen und ihre drei Zusatzprotokolle umfassen 671 Artikel.

Art. 1 und 2 erklären Ambulanzen, Militärkrankenhäuser, Verbandsplätze, Depots und das zugehörige Personal als „neutral" und verlangen deren Schutz und Achtung.

Nach Art. 3 kann das Sanitätspersonal auch nach einer feindlichen Besetzung fortfahren, seine Funktionen auszuüben. Es kann sich aber auch mit den eigenen Truppen zurückziehen. Sanitätsmaterial der Militärkrankenhäuser darf beim Rückzug nicht mitgenommen werden, das der Ambulanzen schon.

Art. 5 schreibt vor, dass Landesbewohner, die den Verwundeten helfen, geschont werden und frei bleiben sollen.

Art. 6 formuliert den wesentlichen humanitären Grundsatz: „Die verwundeten und kranken Militärs sollen ohne Unterschied der Nationalität aufgenommen und verpflegt werden." Feindliche Militärs, die nach ihrer Heilung dienstunfähig sind, sollen in ihre Heimat zurückgeschickt werden. Auch Dienstfähige können zurückgeschickt werden, wenn sie sich verpflichten, während des Krieges nicht wieder zu den Waffen zu greifen.

Art. 7 bestimmt, dass Krankenhäuser, Ambulanzen und Depots durch eine Fahne und das unter dem Schutz der Neutralität stehende Personal durch eine Armbinde gekennzeichnet werden sollen. Fahne und Armbinde sollen ein rotes Kreuz auf weißem Grund tragen.

Damit sind die Grundelemente des humanitären Völkerrechts festgelegt. Sie setzen dem Kriegsrecht und der Staatsgewalt Grenzen. Kriegsparteien dürfen Kranke und Verwundete weder misshandeln noch töten; sie müssen ihnen helfen. Einrichtungen, die der Pflege von Verwundeten und Kranken dienen, dürfen weder angegriffen noch zerstört werden. Ebenso sind Ärzte und Pflegepersonal zu schützen.

Das Abkommen verwendet hierfür den Begriff der „Neutralität" und meint damit, dass die geschützten Personen und Einrichtungen nicht angegriffen werden dürfen, also neutralisiert sind. Vom Feind errichtete Krankenhäuser müssen wie die eigenen geschützt werden. Damit bezeichnet die Neutralität damals etwas anderes als der heutige Rotkreuz-Grundsatz der Neutralität. Letzterer verlangt neutrales Verhalten in dem Sinne, dass das Rote Kreuz sich nicht an politischen, rassischen, religiösen und ideologischen Auseinandersetzungen beteiligt, um sich das Vertrauen aller zu bewahren.

Auch das, was wir heute als Unparteilichkeit bezeichnen, hat damals einen anderen Namen: Internationalität. Gemeint ist, dass ohne Rücksicht auf das Herkommen, einzig nach dem Maß der Not, zu helfen ist.

Der damalige Sprachgebrauch spiegelt sich in der Namensgebung der Hilfsorganisationen wider, die auf der Grundlage des Rotkreuz-Abkommens von 1864 gegründet werden. Sie nennen sich „Internationale Vereine zur Pflege verwundeter und erkrankter Soldaten" oder ähnlich.

International ist dabei nicht die Herkunft der Vereinsmitglieder, sondern diejenige der Kranken und Verwundeten, denen geholfen werden soll.

Das Abkommen von 1864 führt das rote Kreuz auf weißem Grund als Schutzzeichen ein. Es dauert einige Jahre, bis das Zeichen auch zur Benennung der Hilfsvereine genutzt wird. In Deutschland setzt sich die Verwendung der Bezeichnung *Rotes Kreuz* erst zum Ende des 19. Jahrhundert durch. So ändert der sächsische Verband seinen Namen erst nach einem entsprechenden Beschluss der Konferenz der Vereine vom Roten Kreuz in Stuttgart im Oktober 1898 in „Landesverein vom Roten Kreuz im Königreich Sachsen".

Auf der Grundlage der Beschlüsse und Wünsche der Internationalen Konferenz in Genf im Oktober 1863 werden ab November 1863 in Württemberg, Oldenburg, Mecklenburg, Hamburg, Hessen, Preußen, Italien, Frankreich und Spanien nationale Komitees gegründet, um im Sanitätsdienst der Heere mitzuwirken. In Baden ist bereits 1859 ein Frauenverein mit vergleichbaren Aufgaben gegründet worden.

Im Deutsch-Dänischen Krieg gibt es im April 1864 erste Schritte zur Umsetzung der Ideen Henry Dunants: wo der militärische Sanitätsdienst den Verwundeten nicht helfen kann, wird freiwillige Krankenpflege durch Zivilpersonen organisiert; die weiße Armbinde mit dem roten Kreuz ist das Erkennungs- und Schutzzeichen; neutrale Delegierte des Genfer Komitees beobachten das Geschehen auf dem dänischen Kriegsschauplatz und versuchen mit unterschiedlichem Erfolg, die militärischen Führer beider Seiten zu beraten.

Das alles geschieht schon vor der Unterzeichnung des Rotkreuz-Abkommens am 22. August 1864. Das Königreich Sachsen tritt dem Rotkreuz-Abkommen erst zwei Jahre später, am 25. Oktober 1866, bei. Mit der praktischen Umsetzung des neuen humanitären Völkerrechts beginnt das Königreich jedoch schon vor dem Beitritt zum Rotkreuz-Abkommen, weil abzusehen ist, dass es zu einem Krieg gegen Preußen kommen wird. König Johann bildet eine dem Ministerium des Innern unterstehende Lazarettkommission, die für die amtliche Fürsorge für die verwundeten Krieger verantwortlich ist, sich aber auch um die freiwillige zivile Krankenpflege im Krieg kümmert.

Im Vorfeld des Deutsch-Österreichischen Krieges genehmigt das Königliche Ministerium des Innern am 7. Juni 1866 die Statuten des „Internationalen Vereins zur Pflege im Kriege verwundeter und erkrankter Soldaten für das Königreich Sachsen". Mit diesem Akt wird der Verein zur juristischen Person. Er hat den Zweck

> schon im Frieden durch freiwillige Gaben der Mitglieder und durch Sammlungen im Lande die Mittel herbeizuschaffen, um im Kriege, im Einvernehmen mit den militärischen Verwaltungsbehörden, den verwundeten und erkrankten Soldaten wirksame Hilfe bringen zu können.

Jährlicher Mindestbeitrag ist ein Taler; „außerdem wird jeder, auch der geringste Beitrag zu Zwecken des Vereins mit Dank angenommen." Geleitet wird der Verein von einem Direktorium. „Sobald die Armee auf den Kriegsfuß tritt", so lauten die Statuten, hat sich dieses „Directorium mit dem Königlichen Kriegsministerium in Verbindung zu setzen und dessen Wünsche zu vernehmen."

Schon wenige Wochen nach seiner Gründung muss sich der Internationale Verein, dem Männer und Frauen angehören, bewähren: bei der Einrichtung von Hilfslazaretten in Dresden und bei der Pflege von Verwundeten und kranken Soldaten auf den böhmischen Schlachtfeldern nach der Schlacht bei Königgrätz vom 3. Juli 1866. Bei diesem Einsatz wird Marie Simon zum ersten Mal aktiv, und das gleich für mehrere Wochen.

In der Verbandsgeschichte des DRK wird diese frühe Hilfsaktion unter dem Zeichen des roten Kreuzes ohne nachvollziehbaren Grund übergangen, obwohl die Zeitgenossen davon tief beeindruckt sind. Marie Simon wird auf der Internationalen Rotkreuz-Konferenz in Paris 1867 für ihren Einsatz in Böhmen hoch ausgezeichnet. Neben Florence Nightingale, die sich im Krim-Krieg bewährt hat, ist sie die einzige Bürgerliche, die eine Goldmedaille erhält.

Die Gründung des Albertvereins am 14. September 1867

Nach dem Kriegseinsatz in Böhmen tritt eine gewisse Erschöpfung der Vereinstätigkeit ein. Kronprinzessin Carola und Marie Simon wollen jedoch auch in Friedenszeiten freiwillige Krankenpflege durch Frauen organisieren und gründen dazu am 14. September 1867 den Albertverein als Frauenverein vom Roten Kreuz. Kronprinzessin Carola wird Präsidentin, Marie Simon Mitglied des Direktoriums und verantwortlich für die Ausbildung der Krankenpflegerinnen; sie ist im Direktorium die einzige bürgerliche Frau.

Es ist vor allem die gründliche Ausbildung seiner Krankenpflegerinnen, durch die sich der Albertverein von den anderen deutschen Rotkreuz-Organisationen unterscheidet; es gibt einen verbindlichen Lehrplan und Abschlussprüfungen.

Der neben dem Albertverein bestehende Internationale Verein muss seine Organisation ändern und ist künftig ein reiner Männerverein. Im April 1869 ändert er auch seinen Namen und nennt sich „Landesverein zur Pflege verwundeter und erkrankter Krieger im Königreich Sachsen“.

In Friedenszeiten gehen Landesverein und Albertverein, Männer und Frauen, getrennte Wege.

Zu Beginn des Deutsch-Französischen Krieges vereinigen sie sich am 8. August 1870 zum „Internationalen Hilfsverein im Königreich Sachsen“. Zu diesem Zeitpunkt ist Marie Simon mit sechs Albertinerinnen bereits auf dem Weg ins Kriegsgebiet. Nach dem Friedensschluss im Mai 1871 trennen sich die beiden Vereine wieder. Der Albertverein widmet sich der Ausbildung von Krankenpflegerinnen und verschafft damit Frauen eine Erwerbsmöglichkeit; ab April 1878 betreibt der Albertverein das Carolahaus in Dresden: privat geführtes Krankenhaus, Mutterhaus und Lehrstätte der Albertinerinnen.

Der Landesverein kümmert sich um die Nachsorge für Krieger und bereitet die freiwillige Krankenpflege im Krieg vor; seine Aktivitäten reduzieren sich stark, die Mitgliederzahlen sinken drastisch auf 115 im Jahre 1886. Im „Kimmle“, der 1910 erschienenen dreibändigen Darstellung des Rotes Kreuzes in Deutschland seit 1864, wird dazu folgende Vermutung geäußert:

> […] wozu vielleicht auch der Umstand beitrug, daß die meisten Damen der besseren Kreise von dem sehr rührigen, unter Allerhöchstem Protektorate stehenden Albertvereine als Mitglieder gewonnen wurden, und deren Männer sich dann nicht veranlasst fühlten, noch einem Vereine mit ähnlichen Zielen beizutreten. (Band I, S. 891)

Der Deutsch-Französische Krieg 1870/71

Im Sommer 1870 sind die außenpolitischem Spannungen zwischen Preußen und Frankreich und in beiden Ländern die nationale Begeisterung so stark, dass beide Staaten, die sich als Erbfeinde betrachten, entschlossen sind, gegeneinander Krieg zu führen. Von Bismarck provoziert, erklärt Frankreich am 19. Juli 1870 Preußen den Krieg. Bereits in der Nacht vom 15. auf den 16. Juli hat der preußische König Wilhelm I. die Mobilmachung der Truppen des Norddeutschen Bundes befohlen. König Johann von Sachsen mobilisiert das sächsische Heer am Morgen des 16. Juli 1870. Unter dem Kommando von Kronprinz Albert von Sachsen wird das gesamte sächsische Heer als XII. Armeekorps des Bundesheeres in den Westen verlegt.

Der Krieg entwickelt sich in einer Reihe von Schlachten und Gefechten. Anfang August 1870 dringen französische Truppen bei Saarbrücken auf deutsches Gebiet vor, werden aber von den deutschen Verbänden Richtung Metz abgedrängt. Am 1. und 2. September kommt es zur entscheidenden Schlacht bei Sedan mit der Kapitulation der französischen Armee und der Gefangennahme des französischen Kaisers Napoleon III. Die neue republikanische Regierung Frankreichs entschließt sich weiterzukämpfen. Die Festung Metz ergibt sich nach langer Belagerung Ende Oktober, aufgerieben von Seuchen und fehlender Verpflegung. Paris wird von den deutschen Truppen den Herbst und den Winter über belagert. Diese Phase des Krieges wird durch partisanenhafte Angriffe auf kleinere deutsche Verbände und die Zerstörung von Eisenbahnlinien und Telegrafenverbindungen sowie den massiven Beschuss von Paris charakterisiert.

Die ersten sächsischen Soldaten überschreiten die französische Grenze am 11. August; am 17. August erreichen sie das Schlachtfeld von Mars-la-Tour, 20 Kilometer westlich von Metz in Lothringen. Am 18. August erstürmen sie in der Schlacht von Gravelotte das Dorf St. Privat und tragen damit entscheidend zum Sieg bei, müssen aber mehr als 2.200 gefallene und verwundete Soldaten und Offiziere hinnehmen.

Nach der Schlacht von Gravelotte wird das deutsche Heer umorganisiert: das sächsische XII. Armeekorps und Teile der 2. preußischen Armee, darunter das Gardecorps, werden zur 4. Armee, der Maas-Armee, zusammengestellt, ein Verband mit über 70.000 Mann, 16.200 Pferden und 288 Geschützen unter dem Kommando von Kronprinz Albert von Sachsen. Alberts Bruder Georg übernimmt das Oberkommando über das XII. Armeekorps. Die Maas-Armee beteiligt sich vom 22. August bis 27. Oktober 1870 an der Belagerung von Metz. Am 30. August drängt das XII. Armeekorps die französischen Truppen auf die westliche Seite der Maas zurück.

Bei der anschließenden Belagerung von Paris wird dem sächsischen XII. Armeekorps ein 10 Kilometer breiter Abschnitt zugewiesen, der sich im Osten von Paris in Ost-West-Richtung zwischen dem Canal de l'Ourcq im Norden und der Marne im Süden erstreckt.

Noch während der Belagerung der französischen Hauptstadt wird am 18. Januar 1871 im Schloß von Versailles das Deutsche Reich gegründet.

Am 28. Januar tritt ein Waffenstillstand in Kraft, am 26. Februar wird der Vorfriede von Versailles geschlossen, der am 10. Mai 1871 durch den Frieden von Frankfurt am Main bestätigt und ergänzt wird.

Das Sanitätswesen im Krieg 1870/71

Das deutsche Heer ist 937.000 Mann stark; medizinisch versorgt werden müssen fast 100.000 Verwundete und 480.000 Soldaten, die an epidemisch auftretenden Infektionen erkranken, darunter 73.000 an Bauchtyphus und 38.500 an Ruhr.

Aufgaben des Sanitätsdienstes sind die medizinische und pflegerische Versorgung der Verwundeten und Kranken, ihre Verpflegung, Unterbringung und Bekleidung, ihr Transport in geeignete Einrichtungen und ihre Verlegung in die Heimat. Zum Sanitätswesen gehören Feldlazarette und Etappenlazarette an der Front sowie Reservelazarette und Vereinslazarette, die vom Roten Kreuz, den Johannitern, den Maltesern in der Heimat betrieben werden, außerdem Depots für Arznei- und Verbandmittel. Militärärzte und -sanitäter werden durch freiwillige zivile Ärzte und die Pflegerinnen und Schwestern der freiwilligen Krankenpflege unterstützt. Im Königreich Sachsen gehören die Albertinerinnen zum Kernbestand der freiwilligen Krankenpflege.

Die Koordinierung des Sanitätswesen ist Aufgabe des Generalstabsarztes der preußischen Armee; für die Umsetzung sind die jeweiligen Kriegsministerien von Preußen, Bayern, Sachsen, Württemberg, Baden, Hessen zuständig. Daneben gibt es einen Königlichen Kommissar und Militärinspekteur der freiwilligen Krankenpflege.

In Bayern und Württemberg stehen zu Beginn des Krieges Sanitätszüge mit Krankenwaggons, Chefarztwaggons mit OP-Teil, Apotheken- und Küchenwaggons bereit; außerdem gibt es 20 Sanitätszüge der freiwilligen Hilfsorganisationen. Preußen und Sachsen haben die Transporte schlecht vorbereitet und setzen zunächst auf die leeren Güterwaggons des allgemeinen Transports, die mit Stroh und Decken ausgerüstet werden. Erst im Januar 1871 kann Preußen neun Sanitätszüge einsetzen.

Die Albertinerinnen im Krieg 1870/71

Marie Simon folgt mit ihren Albertinerinnen dem sächsischen XII. Armeekorps. Ihre wichtigsten Stationen sind die Schlachtfelder in Lothringen und die „Haupt-Evacuations-Station“ in Château-Thierry an der Marne. Als die Eisenbahn weiter nach Westen in Richtung Paris fahren kann, wird die Kopfstation für alle zu Evakuierenden nach Lagny an der Marne verlegt. Marie Simon und die Albertinerinnen betreiben dort die Verpflegungsstation, dicht hinter den Stellungen der Armee, die Paris belagert.

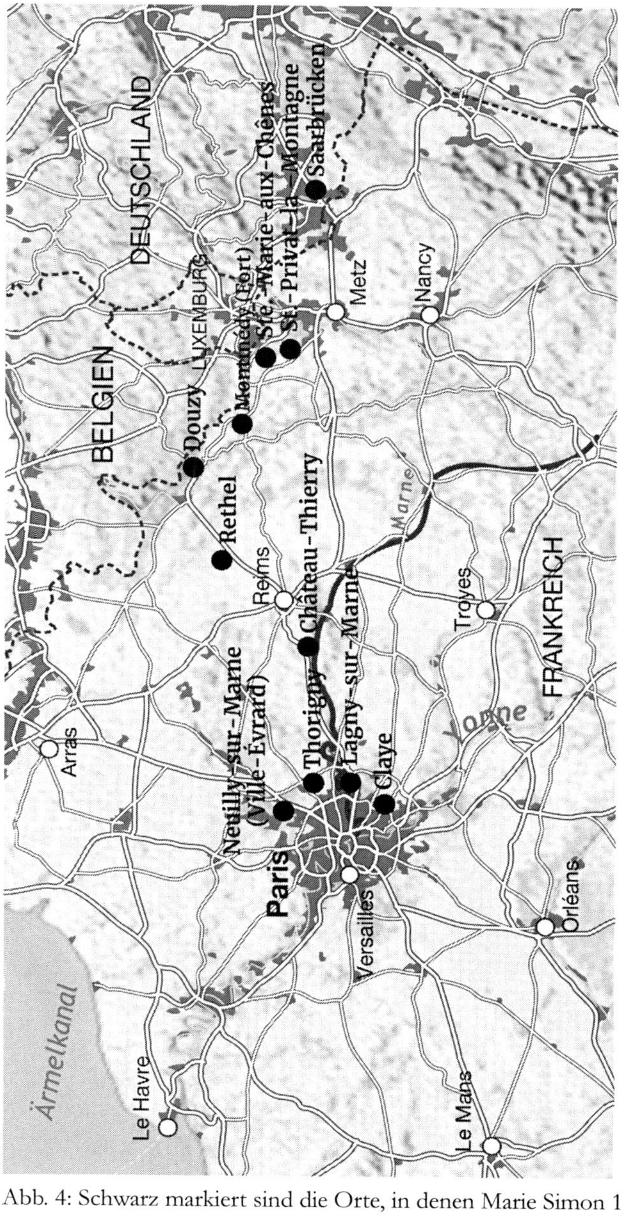

Abb. 4: Schwarz markiert sind die Orte, in denen Marie Simon 1870/71 gewirkt hat

Im *Bericht des Central-Comités der deutschen Vereine zur Pflege im Felde verwundeter und erkrankter Krieger über seine Thätigkeit und die Wirksamkeit der mit ihm verbundenen Vereine während des Krieges von 1870–1871* heißt es dazu:

> Schon am 3.August gingen 6 Albertinerinnen unter Führung der Frau Marie Simon nach dem Kriegsschauplatz ab und fanden nach einer vorübergehenden Thätigkeit in der Pfalz sowie in Saarbrücken, in St. Privat, in St. Marie aux Chênes eine grossartige Wirksamkeit namentlich in der Organisation der Verpflegung von Tausenden von Verwundeten, die an diesen Orten lagen. Sie versahen ihren Dienst auf dem Schlachtfelde des 18. August bis zum 1. September. Nach der Schlacht bei Sedan dorthin gerufen richteten sie bei den mit fast 1500 Schwerverwundeten belegten sächsischen Feldlazarethen in Douzy eine eigene Verpflegungs-Station ein, von der aus eine ausgedehnte und wahrhaft segenreiche Thätigkeit ausgeübt wurde. Verstärkt durch 14 neue Albertinerinnen aus der Heimath konnte dieser in höchstem Grade aufreibende Dienst in Douzy bis zum 5. Oktober fortgesetzt werden. An diesem Tage gingen 8 Albertinerinnen unter der Leitung von Frau Simon nach Château-Thierry, übernahmen hier an der Haupt-Evacuations-Station der 3. Armee die Verpflegung und leiteten dieselbe mit kurzer Unterbrechung, während sie in gleicher Weise für die Lazarethe mit Typhus-Kranken in Claye tätig waren, bis zum 28. November, an welchem Tage von ihnen die Verpflegungs-Station in Lagny eingerichtet wurde: die letztere ist wie in Château-Thierry bis zum 11. März 1871 fortgeführt worden. Im Ganzen waren auf dem Kriegsschauplatze 35 Albertinerinnen thätig und haben dieselben 4526 Pflegetage geleistet. (*Bericht*, Seite 22 und 23)

Die Entstehung des Buches

Marie Simon organisiert von August 1870 bis März 1871 die sächsische freiwillige Krankenpflege auf den Schlachtfeldern des Deutsch-Französischen Krieges. Ihre Erfahrungen aus diesen siebeneinhalb Monaten hält sie zeitnah in Briefen und in ihrem Tagebuch fest. Unmittelbar unter dem Eindruck ihrer Erlebnisse schreibt sie nachts auf, was sie tagsüber erlebt hat und reflektiert das Geschehen. Adressaten ihrer Briefe sind ihre Freundin Marie und Kolleginnen aus dem Direktorium des Albertvereins in Dresden. Das Schreiben ersetzt die Gespräche mit ihren Vertrauten; sie braucht den Austausch von Gedanken und sie braucht einen Raum, in dem sie ihren Ärger und ihre Enttäuschungen loswerden kann.

Beim Schreiben denkt sie nicht an eine spätere Veröffentlichung; ihre Schilderungen sind frisch und lebendig, ihre Wertungen stark und ohne diplomatische Rücksichtnahme. Sie schreibt selbstkritisch in der steten Sorge, nicht genug Kraft zu haben und zu versagen; immer wieder hat sie Zweifel, ob sie das Richtige tut. Tatsächlich schafft sie mit ihren Talenten, ihrem Charisma und ihrem ungebrochenen Tatendrang unendlich viel. Sie freut sich, zufrieden mit ihrem Erfolg, und genießt es, wenn sie gelobt und anerkannt wird. Besonders gut tut ihr die Dankbarkeit der wieder genesenen Verwundeten und Kranken. In nüchterner Selbsteinschätzung bleibt sie demütig; ihr Antrieb ist tiefes Gottvertrauen, eine ganz selbstverständliche Beziehung zwischen Gott und Mensch. Diese Haltung war schon in ihrem Konfirmationsspruch aus dem zweiten Brief des Paulus an die Thessalonicher zum Ausdruck gekommen: „Der Herr aber ist treu. Er wird euch Kraft geben und euch vor dem Bösen bewahren.“ Marie Simon schöpft daraus immer wieder ihre Kraft.

Die Briefe, in denen Marie Simon ihre Erfahrungen festhält, sind unterschiedlich lang; der kürzeste zwei, der längste 35 Seiten; geschrieben in Abständen von etwa 14 Tagen.

Ab Ende November 1870 führt sie lieber Tagebuch. Im Brief vom 22. November begründet sie das:

> […] wenn ich immer erst nach Verlauf von einigen Wochen Ihnen über mein Wirken berichte, so häuft sich dann der Stoff so massenhaft an, daß ich oft nicht recht weiß, wie ich ihn ordnen soll, damit ich nichts vergesse und alles am rechten Platz einfüge. Ich werde mir deshalb jetzt ein ordentliches Tagebuch für Sie anlegen, in das ich alles Erwähnenswerthe in frischem Eindruck niederschreibe und nach einem gewissen Zeitraume Ihnen dann immer zuschicke. (Seite 173).

Marie Simon veröffentlicht ausschließlich die eigenen Briefe und Tagebuchnotizen; an sie gerichtete Briefe nimmt sie nicht in ihr Buch auf, erwähnt sie aber gelegentlich. Die Rekonstruktion der Briefwechsel bleibt künftiger Forschung vorbehalten.

Der Inhalt des Buches

Im Vordergrund von Marie Simons Texten steht die Beschreibung der Mühsal des Einsatzes in Frankreich: unklare Aufträge, unfähige Vorgesetzte, Mangel an Hilfsgütern, Unterkünften und Transportmitteln, vor allem das schier erdrückende Leiden der Verwundeten und Kranken: zu Beginn des Feldzugs sommerlich brütende Hitze, tagelanger Regen und später Frost. Täglich muss improvisiert und organisiert werden: Pferdefuhrwerke und Eisenbahnen, Kochgeschirr und Lebensmittel, Räume für die Kranken und Verwundeten; das alles in einer feindseligen Umgebung, in der sie von der französischen Bevölkerung, die unter der deutschen Besatzung leidet, kaum Hilfe erwarten kann. Marie Simon erweist sich als zupackende, kluge und mutige Frau.

Die in der Praxis geschulte Kauffrau setzt klare Regeln für die Auswahl der Vorräte, die Lagerhaltung und die Warenkontrolle. Viel Energie muss sie auf die Auswahl und die Anleitung des Personals verwenden. Mit nüchternem Improvisationstalent überwindet sie Hindernisse und sorgt für ein geordnetes Arbeitsumfeld. Unseriösen Helfern verbietet sie die Verwendung des Rotkreuzzeichens, nimmt ihnen die Armbinde ab und lässt sie nach Hause schicken.

Aus dem, was sie erlebt, zieht sie Lehren für die Krankenpflege, das junge humanitäre Völkerrecht, die Mittelbeschaffung, die Vergütung der Helfer und die eigenständige Rolle der Frau. Die unzureichende Finanzierung ihrer Arbeit bringt sie dazu, über einen „Impuls zur Emanzipation der Frauen auf dem Gebiete der freiwilligen Krankenpflege“ nachzudenken (Seite 95).

Dazu gesellen sich Episoden, die aus einem Abenteuerroman stammen könnten: der lebensgefährliche Besuch beim französischen Kommandanten der Festung Montmédy, das beherzte Schlichten einer Serie von Wirtshausschlägereien in Château-Thierry, die kostspielige Lektion für einen unseriösen Viehhändler oder der resolute Umgang mit arroganten Telegraphenbeamten.

Stolz schildert sie das Abendessen, das sie in Lagny am 6. März 1871 für den Reichskanzler und sein Gefolge ausrichtet.

Marie Simon und Kronprinzessin Carola

Marie Simon beschreibt mehrfach ihr Verhältnis zu Kronprinzessin Carola von Sachsen, die sie „hohe Präsidentin, hohe Frau" nennt. In ihrem Brief vom 9. September 1870 schreibt sie:

> Ein jeder Mensch braucht einen Altar, an dem er betet; der meinige ist die Selbstachtung und die unbegrenzte Liebe und Verehrung zu unserer edlen, hochherzigen Kronprinzessin.

Sie braucht das Vertrauen und das Wohlwollen der Präsidentin des Albertvereins, möchte, dass diese über alles unterrichtet ist und ausdrücklich billigt, was sie und die Albertinerinnen im Feld organisieren. Während des Einsatzes in Frankreich vermisst sie den Rat und den Halt, den ihr die Kronprinzessin geben könnte. Die Kommunikation zwischen Heimat und Front gestaltet sich schleppend. Nachrichten der Kronprinzessin erwartet sie sehnsüchtig, auch weil zuhause in Dresden Verleumdungen und Verdächtigungen verbreitet werden, die sie befürchten lassen, die Sympathie der Kronprinzessin zu verlieren. Diese nimmt Marie Simon aber konsequent in Schutz und verteidigt sie gegen alle haltlosen Anschuldigungen. Als sich Anfang Februar 1871 das Ende ihres Einsatzes in Frankreich abzeichnet, schreibt Marie Simon: „Die hohe Frau übt auf mich eine unbeschreibliche Macht aus; ist sie mit mir zufrieden, so bin ich heiter und nichts wird mir schwer." (Seite 290)

Zu den Wurzeln dieser starken emotionalen Verbundenheit schreibt Marie Simon nichts. Kronprinzessin Carola ist elf Jahre jünger als Marie Simon, beide stammen nicht aus Dresden, sondern kommen erst als junge Frauen in die sächsische Hauptstadt, beide bleiben kinderlos, vor allem aber haben beide ein starkes Interesse an der Pflege für Verwundete und Kranke; 1867 gründen sie gemeinsam den Albertverein. Beide Frauen, die einflussreiche Wohltäterin und die pragmatische Handelnde, ergänzen sich außergewöhnlich gut. Der Standesunterschied scheint keine Rolle zu spielen. Das freundschaftliche Verhältnis setzen die beiden nach Ende des Krieges fort, bis hin zum Sterbebett in Loschwitz, wo Carola, inzwischen Königin von Sachsen, Marie Simon zwei Tage vor dem Tod noch einmal besucht.

Die Bedeutung des Buches

Nach der Rückkehr aus dem Krieg entschließt sich Marie Simon, sich künftig mit all ihrer Kraft ausschließlich der Krankenpflege zu widmen. Dazu gehört die schnelle Publikation ihrer privaten Texte in unbearbeiteter Originalfassung beim renommierten Brockhaus-Verlag in Leipzig. Sie will damit einen Beitrag zur Reorganisation der freiwilligen Krankenpflege leisten. Die praktischen Einblicke in das Kriegsgeschehen sollen den Gedankenaustausch und die Verständigung über eine bessere Gestaltung der Kriegskrankenpflege fördern. Mit der frühen Veröffentlichung nimmt Marie Simon in Kauf, dass sie noch keinen ausführlichen, systematisch durchdachten Plan vorlegen kann; sie stellt ihn aber in Aussicht. Gleichzeitig kündigt sie an, dass sie eine Anleitung zur Schulung weltlicher Krankenpflegerinnen vorlegen will, was dann 1876 auch geschieht.

Ausdrücklich geht es Marie Simon mit der Publikation auch darum, mit einigen unrichtigen Vorstellungen und Vorurteilen über ihre Persönlichkeit und ihre Leistungen aufzuräumen, indem sie ihr Denken und Handeln beschreibt und offenlegt.

Parallel zu den Arbeiten an ihrem Buch baut Marie Simon mit eigenen Mitteln, mit Unterstützung von Kronprinzessin Carola und mit

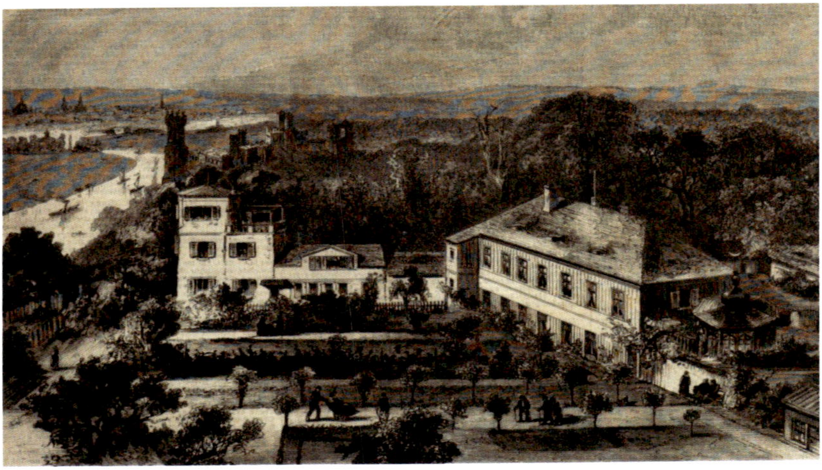

Abb. 5: Die Invalidenheilstätte von Marie Simon in Loschwitz bei Dresden

Spenden in Loschwitz bei Dresden die „Deutsche Heilstätte für Invalide und Kranke", die am 23. April 1872 eröffnet wird. Sie kann 25 Patienten aufnehmen und bildet vor allem Krankenpflegerinnen aus. Die meisten von ihnen werden Albertinerinnen.

In ihren Briefen und Tagebucheinträgen, aber auch in den Zeugnissen ihrer Zeitgenossen, zeigt sich Marie Simon als eine ungewöhnliche Frau. Ihre Leidenschaft ist die Pflege von Verwundeten und Kranken, die sie im doppelten Sinne professionalisieren wird. Sie stellt sicher, dass Krankenpflegerinnen solide Fachkenntnisse haben, und kämpft dafür, dass die freiwillige Krankenpflege nicht nur als Akt selbstloser Barmherzigkeit, sondern als berufliche Tätigkeit anerkannt wird, mit der Frauen selbständig Geld verdienen können.

Als Kauffrau ist sie Unternehmerin, gewohnt zu lenken und zu entscheiden. Ihre logistischen und buchhalterischen Kenntnisse wendet sie konsequent auf die Krankenpflege im Krieg, aber auch in Friedenszeiten an. Sie beherzigt den Grundsatz von Geben und Nehmen, leben und leben lassen. Sie ist weltgewandt und kann Gefühle und Interessen anderer gut nachempfinden. Sie ist kommunikativ, empathisch und lebensfroh. Immer wieder gelingt es ihr, Menschen zu motivieren. Ihre Tatkraft, ihr Mut und ihr Durchhaltevermögen stecken an; sie droht aber auch mit drakonischen Maßnahmen, wenn die Dinge nicht so laufen, wie sie es will. Sie trotzt unfähigen Liebesonkeln, die unnütze Spenden verteilen, besserwisserischen Vorgesetzten und arroganten Würdenträgern. Wenn ihr etwas gegen den Strich geht, nimmt sie kein Blatt vor den Mund und erhebt ihre Stimme auch dort, wo man in der damaligen Zeit von ihr als Frau Erdulden und Schweigen erwartet.

Wo sie Mängel erlebt, schafft sie pragmatisch Abhilfe und stellt sich widerspenstig gegen das System. Das schafft Widerstände; sie erlebt Intrigen, Eifersüchteleien und Konkurrenz, lässt sich aber nicht einschüchtern.

Mit ihrem Sendungsbewusstsein, ihrem unabhängigen Denken ist sie eine Individualistin in einer Gesellschaft, die von Frauen Anpassung und Unterordnung fordert. Die soziale Rolle der Frau, die zuhause für

Haushalt, Kinder und Pflege zuständig ist, stellt sie nicht grundsätzlich in Frage. Sie kämpft aber dafür, dass die – aus ihrer Sicht – besonderen Fähigkeiten von Frauen in der Krankenpflege gesellschaftlich anerkannt, genutzt und vergütet werden.

Die kontrastreichen Erfahrungen von Marie Simon sind typisch für das lange 19. Jahrhundert, in dem das Bild von Frauen in der humanitären Hilfe stark von geschlechtsspezifischen Stereotypen bestimmt wird. In einer Mischung von nationalem und religiösem Pathos gilt die Frau, die dient, gehorcht, verfügbar und anspruchslos ist, als prädestiniert für die militärische Krankenpflege. Dazu braucht sie nicht aus ihrer angestammten geschlechtsspezifischen Rolle auszubrechen. Sie ist für den unselbständigen, weisungsabhängigen, körpernahen Teil der Medizin vorgesehen; Organisation und Leitung bleiben Männern vorbehalten.

Humanitären Helferinnen und Helfern werden Eigenschaften zugeschrieben, die als weiblich gelten: hingebungsvoll, einfühlsam, sympathisch, empathisch, aufopferungsvoll und mitleidend. Als Prototypen der humanitären Hilfe werden Krankenschwestern gerne als schmerzensreiche Mutter oder liebende Engel dargestellt. Das führt zu einer gespaltenen Wahrnehmung der eigentlichen Hilfeleistung einerseits und der Führung der Hilfsoperationen andererseits. Die konkrete Pflege, die häufig im Verborgenen geleistet wird, ist Sache der Frauen. Das öffentlichkeitswirksame Entscheiden und Führen bleibt den Männern vorbehalten. Diese Klischees verstellen den Blick auf die Komplexität der humanitären Arbeit. Krankenpflegerinnen müssen sich in der Regel gegen männliche Führungskräfte, Behördenvertreter, Militärs, Delegierte, Mediziner oder Politiker durchsetzen und sich rigiden Hierarchien widersetzen – oder zu ihren Komplizen werden. Auch die Geschichte der humanitären Hilfe wird weitgehend aus männlicher Perspektive geschrieben; die Frauen, die in der Not konkrete humanitäre Hilfe leisten, bleiben unsichtbar; ihre Professionalität wird in der Regel nicht anerkannt.

Marie Simon beschreibt zahlreiche störende Situationen, die zu diesem Spannungsfeld gehören, besonders eindrucksvoll gleich zu Beginn ihres Einsatzes, wenn sie beklagt, dass sie „mit auf dem Rücken gebundenen Händen, in eine Zwangsjacke gesteckt" arbeiten solle und angewiesen worden sei, nichts eigenmächtig zu unternehmen (Seite 1). „Jetzt muß ich streng gehorchen; ehe ich etwas thun darf, muß ich Befehl haben." Es charakterisiert die selbstbewusste Marie Simon, dass sie im nächsten Satz klarstellt, sie nehme es nicht so streng und werde deshalb nicht müßige Zuschauerin bleiben, wo es zu handeln gelte (Seite 2). Dieser Haltung bleibt sie treu.

Zu Lebzeiten ist Marie Simon populär, hoch anerkannt und eine gefragte Ratgeberin. Im Laufe des 20. Jahrhunderts wird sie unsichtbar. In der Historiographie des Deutschen Roten Kreuzes, das ihr seine ersten Erfolge zu verdanken hat, wird sie gründlich vergessen.

Wie ist das zu erklären?
In ihrem humanitären Wirken ist sie eine drängende, streitbare und kompromisslose Frau, sicher kein Vorteil, wenn es um die Aufnahme in die von Männern verfassten Annalen geht. In der langen Friedensperiode zwischen 1871 und 1914 ist das Thema Kriegskrankenpflege ohnehin von nachrangiger Bedeutung. Die als bedrohlich empfundenen Handlungsspielräume, die sich Frauen wie Marie Simon im Krieg geschaffen haben, werden wieder eingeengt. Die traditionellen Bilder und Rollen von Mann und Frau sollen fortgelten.

Es mangelt aber auch an griffigen Anknüpfungspunkten, die für das Erinnern und Gedenken hilfreich gewesen wären: Gebäude in Dresden, in denen Marie Simon gewirkt hat, und Gemälde, auf denen sie abgebildet war, werden im Zweiten Weltkrieg zerstört. Die Gemeinschaft, in der Tradition und Überlieferung hätten weiterleben können, verschwindet, als die Albertinerinnen im Jahr 1945 von der sowjetischen Militäradministration verboten werden.

Für die junge DDR gehören Preußen und die Monarchie zum Feindbild. Das ändert sich in den siebziger Jahren mit dem Konzept der „eigenständigen sozialistischen Nation DDR": positiv progressive Momente der deutschen Geschichte werden anerkannt. Dazu hätte die Erinnerung an Marie Simon gut gepasst. Aber an sie hat damals offensichtlich niemand gedacht. Nicht in Dresden und nicht im DRK. In der

Bundesrepublik geraten während des Kalten Krieges Ereignisse und Personen, die im Osten zu verorten sind, aus dem Blickfeld.

Die wichtigen Bezugspersonen

In ihren Berichten erwähnt Marie Simon einige Personen, die für ihre Arbeit eine besondere Bedeutung haben, immer wieder. Um die Orientierung zu erleichtern, seien die wichtigsten ihren jeweiligen Wirkungskreisen zugeordnet.

Das sächsische Königshaus

- König Johann
- Kronprinz Albert, Oberkommandierender der Maas-Armee
- Kronprinzessin Carola, Gründerin und Präsidentin des Albert-Vereins
- Prinz Georg, Kommandierender General des XII. Armeekorps

Die engsten Mitarbeiter in Frankreich

- Kürsten, Student der Jurisprudenz, Assistent
- Josef Slatinsky, k.u.k Hauptmann a. D., auch Pflegesohn genannt
- Schmidt, genannt Requisitions-Schmidt
- Marie Schneider, Dienerin

Die freiwillige Krankenpflege

- Fürst Heinrich XI. von Pleß, Königlicher Kommissar und Militärinspekteur der freiwilligen Krankenpflege, als Vertreter des Johanniter-Ordens bereits 1864 Vizepräsident der Internationalen Konferenz in Genf
- Heinrich XIII. Prinz Reuß zu Köstritz, sein Stellvertreter
- Eduard Christoph Freiherr von Reitzenstein, Generalmajor a. D., zu Beginn des Krieges vom Militärinspekteur ernannter Delegierter für das Königreich Sachsen; Vorsitzender des Landesvereins zur Pflege im Felde verwundeter und erkrankter Krieger im Königreich Sachsen
- Schaarschmidt, Commissar

- von Götz, bis September 1870 Erster Etappendelegierter des XII. Armeekorps
- Baron von Witzleben, ab Oktober 1870 Erster Etappendelegierter und Hauptdelegierter des XII. Armeekorps

Die Mitglieder des Direktoriums des Albert-Vereins
- Kronprinzessin Carola, Präsidentin
- Anna Friedericke Luise von Fabrice, Ehefrau des sächsischen Kriegsministers
- von Witzleben, Ehefrau des Commissars (?)
- Dr. August Julius Naundorff, Schriftführer
- Dr. August Friedrich Günther, Generalstabsarzt, Delegierter des Königreiches Sachsen auf den internationalen Konferenzen 1863 und 1864 in Genf
- Dr. Hermann Walther, Geheimer Medizinalrat, Oberarzt am Friedrichstädter Krankenhaus in Dresden, königlicher Leibarzt, Präsident des Landes-Medizinal-Kollegiums, 1871 verstorben.

Zu dieser Ausgabe

Diese Edition transkribiert das in Fraktur gesetzte Original textgetreu in moderne Schrift. Die damals geltende Rechtschreibung wurde beibehalten; korrigiert wurden ausschließlich offensichtliche Druckfehler.

Alle Verweise beziehen sich auf die Seitenzahlen der Originalausgabe von 1872; diese Seitenzahlen sind im vorliegenden Text in eckigen Klammern wiedergegeben, um den Vergleich der Texte zu erleichtern.

Der eindrucksvolle Originaltext steht im Mittelpunkt der Edition. Den geschichtlichen Hintergrund beleuchten Zeugnisse von Zeitgenossen, diese Einleitung und Fußnoten. Zur besseren Orientierung wurde ein Personenregister beigefügt.

Die Originalausgabe enthält keine Illustrationen.

Weggelassen wurde ein achtseitiger Anhang mit statistischen Angaben über die „Evacuations- und Erfrischungsstationen" Château-Thierry und Lagny-Torigny.

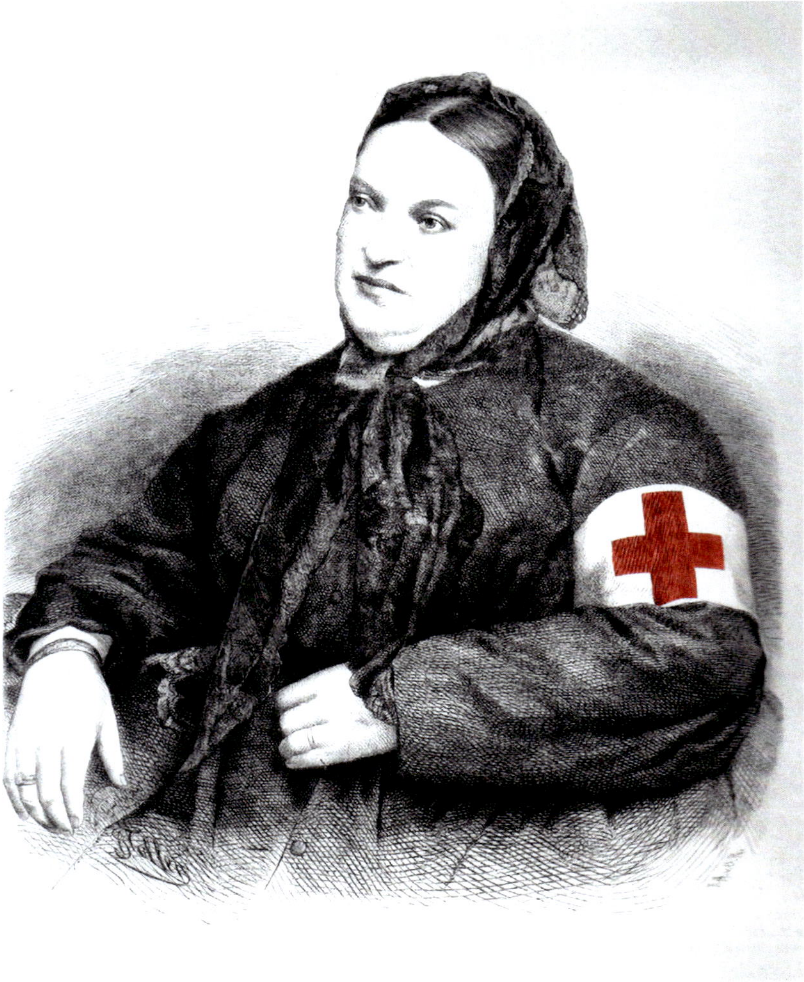

Abb. 6: *Madame Marie Simon „The Friend of the Wounded"*, Holzstich von 1874

Zeittafel

1824

- 26. August: Geburt von Maria Salome Jannasch im sorbischen Dorf Doberschau in der Oberlausitz bei Bautzen als zweites uneheliches Kind
- 29. August: Taufe Marias in der Michaeliskirche der Evangelisch-Lutherischen Kirchgemeinde St. Michael in Bautzen
- Kindheit bei den Großeltern auf deren Hofgut in Doberschau; wegen ihrer dunklen Augen und Haare wird sie im Dorf „schwarze Marie" genannt, sie spricht Sorbisch

1827

- Der greise konservative König Friedrich August I. von Sachsen stirbt nach über 50jähriger Regentschaft

1830

- Unruhen in Sachsen, große Unzufriedenheit mit dem antiliberalen Kurs der Regierung

1831

- Übergang Sachsens zum modernen Verfassungs- und Rechtsstaat mit der Verabschiedung der ersten sächsischen Verfassung
- Marias Großvater Johann Jannasch stirbt
- Maria Jannasch besucht die Dorfschule im benachbarten Gnaschwitz, lernt Deutsch

1834

- Beginn des Aufstiegs Sachsens zum führenden Industrie- und Handelsstaat in Mitteleuropa

1835

- Die Großmutter Marias Anna Jannasch geborene Schäffer stirbt; Maria und ihre Mutter müssen die Ausgedingewohnung in Doberschau verlassen

1836

- Marias Mutter heiratet den 20 Jahre älteren Johann Lehmann und zieht mit Maria zu ihm ins benachbarte Klein Döbschütz

1837

- Aufbau eines leistungsfähigen Fernbahnnetzes in Sachsen

1841

- Das neue königliche Hoftheater in Dresden, die Semperoper, wird fertiggestellt

1846

- Maria Jannasch zieht nach Dresden
- Erste Ehe mit dem Hofschleusenräumer Johann Carl Gottlob Roßeck

1849

- 3. bis 9. Mai: Dresdner Mai-Revolution mit dem gescheiterten Versuch, König Friedrich August II. zu stürzen und eine Republik einzurichten

1853

- 27. September: zweite Ehe mit dem Spitzen- und Weißwarenhändler Friedrich Anton Simon
- Marie Simon arbeitet als Mitinhaberin im Geschäft am Altmarkt 26 in Dresden

1854

- 1. Oktober: Johann wird König von Sachsen, sein Sohn Albert Kronprinz und dessen Ehefrau Carola Kronprinzessin
- 1. November: Olga Eugenie Krüger, Vater unbekannt, wird geboren und von Marie Simon adoptiert

1857

- Die Mutter Marie Simons stirbt

1859

- 24. Juni: Schlacht von Solferino

1862

- November: Henry Dunant veröffentlicht in Genf *Un Souvenir de Solférino*

1863

- 30. Juni: Marie Simon wird Bürgerin von Dresden
- 29. September bis 3. Oktober: Henry Dunant besucht Dresden
- 1. Oktober: König Johann von Sachsen empfängt Henry Dunant in einer Audienz im Dresdner Schloss
- 26. Oktober: Internationale Konferenz in Genf, auf der das Königreich Sachsen durch seinen Generalstabsarzt August Friedrich Günther vertreten wird

1864

- 22. August: in Genf wird das erste Genfer Abkommen betreffend die Linderung des Loses der im Felddienst verwundeten Militärpersonen unterzeichnet

1866

- 7. Juni: Gründung des Internationalen Vereins zur Pflege im Kriege verwundeter und erkrankter Soldaten für das Königreich Sachsen
- 3. Juli: Schlacht bei Königgrätz mit 7.600 Toten und 14.500 Verwundeten
- 7. Juli: vier Tage nach der Schlacht erreicht Marie Simon die böhmischen Schlachtfelder, um Verwundete zu versorgen; sie wirkt dort über mehrere Wochen
- 21. Oktober: auf preußischen Druck tritt das Königreich Sachsen dem Norddeutschen Bund bei

- 25. Oktober: das Königreich Sachsen erklärt seinen Beitritt zum Ersten Genfer Abkommen

1867

- 25. August: die Internationale Konferenz der Vereine zur Hilfe für verwundete Soldaten der Armeen zu Lande und zur See verleiht Marie Simon eine Goldmedaille; neben Florence Nightingale ist Marie Simon die einzige Bürgerliche, die so geehrt wird
- 14. September: Gründung des Albertvereins (Frauenverein) durch Kronprinzessin Carola von Sachsen; Marie Simon wird als einzige Bürgerliche Mitglied im Directorium; sie ist für die Ausbildung der Krankenpflegerinnen und die Armenkrankenpflege verantwortlich

1868

- 15. August: erstes einer Reihe von populären Gartenfesten des Albertvereins im Großen Garten, um Spenden für den Bau eines eigenen Krankenhauses, des Carolahauses, zu sammeln

1869

- 21. September: Zerstörung der Semperoper durch einen Brand

1870

- 19. Juli: Frankreich erklärt, von Bismarck provoziert, Preußen den Krieg; Beginn des Deutsch-Französischen Krieges
- 3. August: im Auftrag des Albertvereins begibt sich Marie Simon mit sechs Albertinerinnen nach Lothringen ins Kriegsgebiet; sie ist dem Ersten Etappendelegierten des XII. Sächsischen Armeekorps zugeordnet. Im Ganzen arbeiten 35 Albertinerinnen in den nächsten siebeneinhalb Monaten an verschiedenen Orten auf den Schlachtfeldern, in Lazaretten und Evakuierungsstationen

1871

- 18. Januar: Gründung des Deutschen Reichs; König Wilhelm I. von Preußen wird im Spiegelsaal von Versailles zum deutschen Kaiser gekrönt

- 28. Januar: Paris kapituliert; der Waffenstillstand wird unterzeichnet
- 11. bis 15. März: Marie Simon und die Albertinerinnen kehren mit der Eisenbahn von Lagny an der Marne, östlich von Paris, nach Dresden zurück
- 31. Dezember: die Einwohnerzahl Dresdens ist auf 177.000 gestiegen

1872

- Marie Simon veröffentlicht ihr Buch *Meine Erfahrungen auf dem Gebiete der freiwilligen Krankenpflege im Deutsch-Französischen Kriege 1870–71 – Briefe und Tagebuchblätter*
- 23. April: am Geburtstag von Kronprinz Albert wird die von Kronprinzessin Carola und Marie Simon gegründete „Deutsche Heilstätte für Invalide und Kranke“ in Dresden-Loschwitz eröffnet
- 26. September: die erste Pferdestraßenbahnlinie Dresdens wird eröffnet

1873

- In Dresden wird mit dem Bau der Albertstadt, einer modernen Kasernenanlage für 20.000 Soldaten, begonnen

1876

- Marie Simon veröffentlicht als Band 13 in Webers Naturwissenschaftlicher Bibliothek ihr zweites Buch *Die Krankenpflege. Theoretische und praktische Anweisungen*, ein Leitfaden für die Schülerinnen des Albertvereins und Frauen, die in der Krankenpflege ausgebildet werden wollen

1877

- 20. Februar: Marie Simon stirbt in Loschwitz in der von ihr gegründeten Heilstätte an Nierenentzündung
- 22. Februar: Beisetzung auf dem Trinitatisfriedhof in Dresden unter riesiger Anteilnahme der Bevölkerung

1907

- Straße am Weißen Hirsch in Dresden-Loschwitz wird nach Marie Simon benannt

1921

- 25. Januar: in Bamberg wird das deutschlandweite Deutsche Rote Kreuz gegründet; Gründungsmitglieder sind der Albertverein und der Sächsische Landesverein vom Roten Kreuz

1945

- 19. September: in der sowjetischen Besatzungszone wird das DRK durch den Geheimbefehl Nr. 015 der Sowjetischen Militäradministration in Deutschland (SMAD) aufgelöst; damit hört auch der Albertverein auf zu existieren

2022

- Marie Simons Grabstelle auf dem Dresdner Trinitatisfriedhof wird saniert und restauriert; der DRK-Landesverband Sachsen und sächsische DRK-Kreisverbände beginnen damit, Sitzungsräume und Einrichtungen nach Marie Simon zu benennen

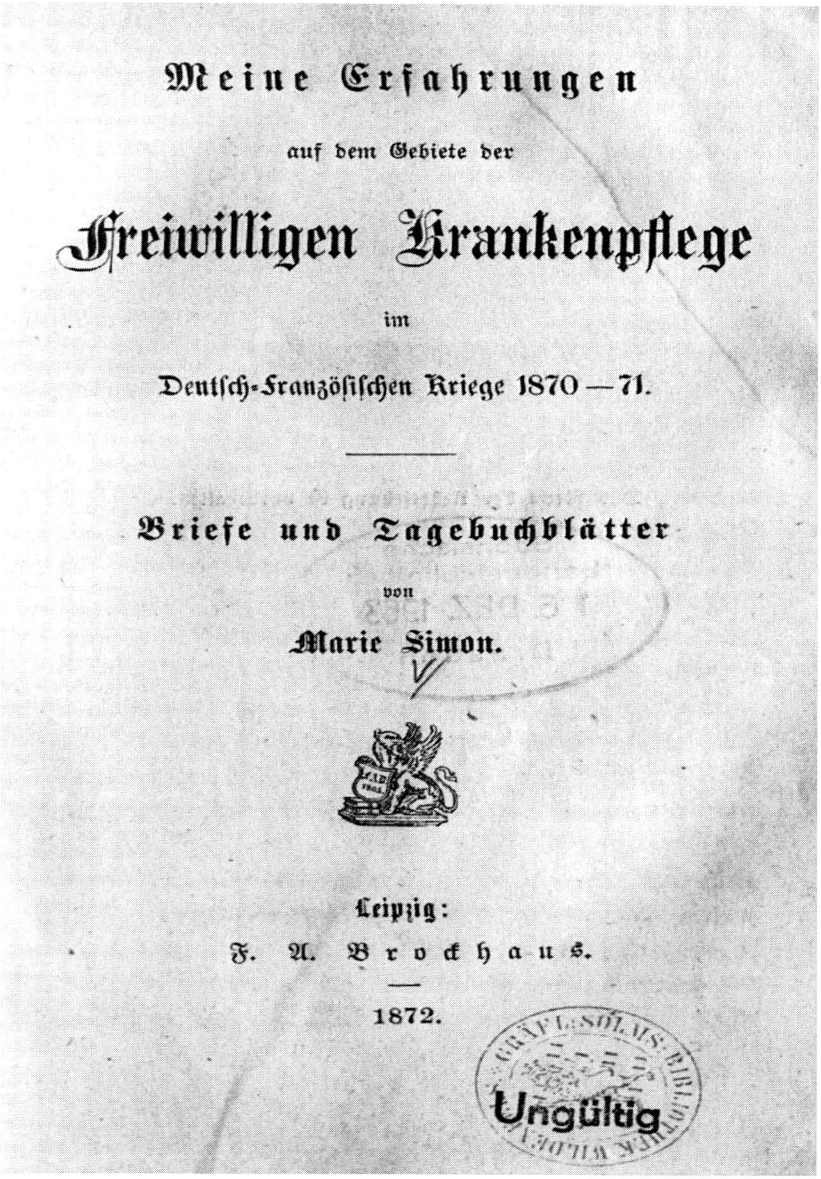

Meine Erfahrungen

auf dem Gebiete der

Freiwilligen Krankenpflege

im

Deutsch-Französischen Kriege 1870—71.

Briefe und Tagebuchblätter

von

Marie Simon.

Leipzig:

F. A. Brockhaus.

1872.

Abb. 7: Titelblatt der Originalausgabe von 1872

Meine Erfahrungen auf dem Gebiete der Freiwilligen Krankenpflege

im

Deutsch-Französischen Kriege 1870–71.

Briefe und Tagebuchblätter

von

Marie Simon

Leipzig:
F. A. Brockhaus.

1872.

Vorwort

Die Reorganisation der freiwilligen Krankenpflege hat sich in der letzten Zeit als ein so dringendes Bedürfniß herausgestellt, daß es einem jeden, der Erfahrungen auf diesem Gebiete gesammelt, zur mahnenden Pflicht wird, dieselben als Gemeingut zu betrachten und sie dem Ganzen nutzbar zu machen. Jeder soll, soweit er es vermag, seinen Baustein, wenn er auch noch der Verarbeitung bedarf, zu dem großen, erhabenen Gebäude beitragen; der Baumeister, der dazu berufen ist, den Bau der Vollendung entgegenzuführen, wird sich im Laufe der Zeit schon finden.

Auch mir sind während einer praktischen Thätigkeit auf Frankreichs blutigem Kriegsschauplatze auf diesem Gebiete vielfach verwerthbare Einblicke erschlossen worden. Inmitten der aufregendsten Verhältnisse, oft während der Schrecken tobender Schlachten, in einer Zeit, wo Bild

– VI –

auf Bild sich drängte und in erschöpfendster Arbeit kaum die Gedanken zur Ruhe kommen konnten, hielt ich die empfangenen Eindrücke, soweit ich vermochte, fest. Ich schrieb sie in frischer Unmittelbarkeit für befreundete Leser in der Heimat nieder, fern von der Absicht an eine dereinstige Veröffentlichung. Wenn ich heute, ungeachtet der mancherlei Bedenken, die sich an die Herausgabe jener Blätter knüpfen, vor allem im Bewußtsein ihrer Form, die nur allzu sehr den Stempel flüchtigen Entstehens trägt, dennoch sie dem Druck übergebe, so geschieht dies einzig im Hinblick auf die gute Sache. Bedarf sie doch so sehr eines Gedankenaustausches und einer Verständigung, und ihr zu dienen ist mein aufrichtigstes Bestreben. Zudem stehe ich vor einem Wendepunkte meines Lebens, wo ich mir selbst nicht mehr angehöre; denn

der Entschluß ist in mir gereift, mit allen meinen Kräften mich in Zukunft der Krankenpflege ausschließlich zu widmen.
In unserm deutschen Vaterlande beginnt sich eine neue gemeinsame Thätigkeit im Bereiche der freiwilligen Krankenpflege lebendig zu entwickeln; die einzelnen Frauenvereine allerorten reichen sich zu einem großen deutschen Frauenbunde die Hände. Auch an mich ergeht der Mahnruf, mich als Vorstandsmitglied des Albertvereins bei diesem gemeinnützigen Liebeswerke zu betheiligen. Man scheint sich aber so verschiedenartige und zum Theil so unrichtige Vorstellungen über meine Persönlichkeit und meine Leistungen zu machen, daß ich auch hierin einen

– VII –

Bestimmungsgrund fand, nachfolgende Aufzeichnungen, aus denen man meine Denk- und Handlungsweise kennen lernen mag, zu veröffentlichen. Möge man nachsichtig über das urtheilen, was ich nur mit Zaghaftigkeit darzubieten wage.
Später erst, wenn Muße und jene Klarheit gewonnen sein wird, die ein planvolles Darlegen der Sache erheischt, denke ich ausführlicher und in systematischer Weise zu besprechen, wie ich mir nach meinen während zweier Feldzüge und einer fünfjährigen Friedensthätigkeit im Albertverein gesammelten Erfahrungen die Organisation der Krankenpflege denke. Ich werde versuchen, den Entwurf einer Anleitung zur Schulung weltlicher Krankenpflegerinnen daran zu knüpfen.[1]

---

1 1876 veröffentlicht Marie Simon in der Reihe *Illustrierte Gesundheitsbücher* der Leipziger Verlagsbuchhandlung von J. J. Weber *Die Krankenpflege, Theoretische und praktische Anweisungen.* Im *Literarischen Zentralblatt* vom 21. Oktober 1876 schreibt der Rezensent: „Im Ganzen zeigt das Buch von den praktischen Erfahrungen der Verfasserin und ist verständlich geschrieben. Dagegen mißfällt dem Ref. das Capitel über den Bau des

Recht dringend möchte ich es den Frauen ans Herz legen, sich mit ganzer Seele die Krankenpflege, diese lohnendste und schönste Mission, soweit es ihre häuslichen Verhältnisse irgend erlauben, angelegen sein zu lassen. Ist es doch eine große und heilige Sache, des menschlichen Elends sich anzunehmen, und nichts gewährt, wenn sie auch manche Entsagung in sich schließt, dem Herzen eine höhere Befriedigung.
Deutschlands Fürstinnen gehen mit dem edelsten Beispiele voran, und wenn diesen die Frauen gebildeter Stände nachfolgen, wenn sie hinabsteigen möchten zu den Stätten der Noth und des Jammers, den Leidenden und Bedürftigen Trost und Hülfe zu bringen, sie würden sicherlich die tiefe Kluft, die sich zwischen den verschie-

– VIII –

denen Ständen aufgethan, wieder auszufüllen im Stande sein, die Verbitterung, die den Entbehrenden nur zu oft des Dankes vergessen läßt, würde ihre Liebe in Liebe verwandeln und der Segen für unser theures Vaterland könnte nicht ausbleiben!

Dresden, im October 1871.

Marie Simon.

---

menschlichen Körpers und die Verrichtungen der wichtigsten Organe, da es nicht in ein Buch über Krankenpflege gehört, natürlich sehr oberflächlich ist und die Pflegerinnen mehr, als gut ist, dazu verleitet, daß sie sich dem Arzte gleichdünken. Die ungeheuerlichen Abbildungen sind vollends überflüssig."

Erster Brief

Homburg, 11. August 1870.

Mein theures Herz!

Mit welchen Gefühlen ich am 3. August früh Dresden den verließ, werden Sie begreifen. Ich frug mich: Wirst du diesmal im Stande sein, deine Aufgabe zu lösen? Ich war nicht frei wie im Jahre 1866[2], sondern ich sollte arbeiten mit auf den Rücken gebundenen Händen, in eine Zwangsjacke gesteckt! Ich wurde, wie Sie ja wissen, dem ersten Etappendelegierten des 12. Armeecorps[3] zugeteilt gleichzeitig mit sechs Albertinerinnen, wovon zwei freiwillige und vier angestellt waren, einem Studiosus juris (zum Secretär für den Delegirten bestimmt) und einem alten Manne, resp. Depotdiener; wir führten vier Waggons Liebesgaben[4] mit uns; außerdem war Herr von Miltitz in unserer Begleitung, von Ihrer königl. Hoheit der Frau Kronprinzessin[5] beauftragt, uns dem Delegirten zu-

---

2 Im Juli 1866 hatte Marie Simon nach der Schlacht von Königgrätz Verwundete auf den böhmischen Schlachtfeldern versorgt.

3 Die sächsische Armee wird 1867 als XII. Armeecorps in das neue Heer des Norddeutschen Bundes integriert, dessen Oberbefehlshaber der preußische König ist. Der Oberbefehl über alle sächsischen Truppen verbleibt aber beim sächsischen König. Erster Etappendelegierter oder Haupt-Delegierter für die freiwillige Krankenpflege ist anfangs Herr von Götz, ab Oktober 1870 Baron von Witzleben. Der Etappendelegierte ist der Beauftragter des königlichen Kommissars und Militärinspekteurs der freiwilligen Krankenpflege, dem einer Krankentransportkommission beigegeben wird, um die Mitwirkung der freiwilligen Krankenpflege bei der Evakuation (Rücktransport) und dem Sanitätsdienst auf der Etappenstrasse zu regeln.

4 Liebesgaben sind Hilfsgütersendungen für Soldaten an der Front und Verwundete in Lazaretten: Lebensmittel, Tabak, Bettwäsche, Unterwäsche, Hemden, Socken, Handschuhe, Briefpapier, Schreibgerät, Taschenmesser, Zahnbürsten und Ähnliches.

5 Carola von Sachsen, 1833–1906, geborene Prinzessin von Wasa-Holstein-Gottorp, verheiratet mit Albert von Sachsen, 1854–1873 Kronprinzessin, 1873–1902 letzte Königin von Sachsen; stark engagiert in der Wohltätigkeit, Armen-, Kran-

zuführen. Mir war die Weisung geworden, nichts eigenmächtig zu unternehmen. Für meine Person hatte ich mir eine Dienerin mitgenommen, da ich principiell keine der Pflegerinnen in meinen Diensten verwenden wollte. Mein Chef war uns vorausgereilt; ich hatte also die Vertretung und

[2] Verantwortung für meine Begleiter und die Liebesgaben; was aber das bei Militärzügen zu bedeuten hat, läßt sich nicht leicht beschreiben. Es ging nicht immer so glatt ab, zuweilen trat der Uebermuth der Soldaten hervor. Es wurde Tag und Nacht gefahren. Da wir nicht Ordenskleider trugen, so blieb mir nichts anderes übrig, als meine Decorationen[6] hervorzusuchen; es wirkte doch etwas. Siehst du, mein lieber Schatz, der Mensch wird ganz anders behandelt, wenn er das Glück hat, einen oder mehrere Orden zu besitzen. In diesen wenigen Tagen meiner Reise habe ich bereits den Vorgeschmack bekommen, daß es einen harten Kampf geben würde im Gebiete der freiwilligen Krankenpflege, denn es hat ganz den Anstrich wie 1866. Ich fürchte, daß alle Congresse und Berathungen, das Massenhafte, was darüber geschrieben worden, noch nicht im Stande ist, Früchte zu tragen. Die Reorganisation der freiwilligen Krankenpflege kann nur im Kriege, wo es sich nicht um Theorie allein handelt, ihre Feuerprobe bestehen. Es komme, was da wolle, ich werde ja sehen, welchen Weg mich die Vorsehung gehen heißt, ob und in welcher Weise ich mich nützlich zu machen im Stande bin. Jetzt muß ich streng gehorchen; ehe ich etwas thun darf, muß ich Befehl haben.

---

ken- und Verwundetenfürsorge; gründet 1867 gemeinsam mit Marie Simon auf der Grundlage der Genfer Konvention von 1864 den Albertverein, dessen Präsidentin sie wird.

6 Marie Simon war mit der Goldmedaille der Pariser Rotkreuz-Konferenz von 1867 und mit dem österreichischen Franz-Josef-Orden, goldenes Verdienstkreuz mit der Krone, ausgezeichnet worden. Für ihren Einsatz im Deutsch-Französischen Krieg 1870/71 erhielt sie später weitere hohe Auszeichnungen.

Aber ich nehme es nicht so streng, und werde deshalb nicht müßige Zuschauerin bleiben, wo es zu handeln gilt; ist es mir doch ganz gleich, in welcher Form ich mich nützlich machen kann, und ob es in die Augen fällt. Lieber wäre es mir freilich gewesen – hätte ich genauer die Verhältnisse gekannt – wenn ich noch eine Zeit lang in Dresden hätte bleiben können. Unser armer Albertverein hat infolge der Verschmelzung mit dem internationalen

[3] Herrenverein[7] einen schweren Stand. Die hohe Präsidentin, in ihrer Herzensgüte, wird manchen Kampf haben. Es wurde mir recht schwer, sie zu verlassen. Auch die Damen unsers Vereins, welche ich ja sehr lieb habe, werden mich vielleicht vermissen; denn sie haben doch eigentlich nie kennen gelernt, was alles bei so einem neuen Unternehmen, wie wir es gegründet, beobachtet sein will, einem Unternehmen, das so unendlich vieler Kritik ausgesetzt ist, und mit Engherzigkeit, Selbstsüchtelei, auch nicht selten mit Unverstand und bösem Willen zu kämpfen hat. Ich habe, wo es ging, vieles geebnet, und das wird jetzt fehlen. Halten Sie nur fest und lassen Sie sich durch nichts beirren; Ihr klarer Verstand wird Ihnen gewiß immer die richtige Stelle zeigen, wo etwas aus dem Wege geräumt oder geklärt werden muß. Nun ein anderes Thema, sonst fange ich schon jetzt an, ohne Noth schwarz zu sehen; hören Sie von meinen Erlebnissen bis heute auf der Reise. Um 5 1/2 Uhr früh bestiegen wir die Waggons und wurden zunächst ein paar Stunden auf den Gleisen

---

7 Nach den ersten Gefechten in Frankreich vereinigen sich in Dresden am 8. August 1870 – Marie Simon befindet sich schon auf dem Weg nach Frankreich – der Landesverein zur Pflege verwundeter und erkrankter Krieger im Königreich Sachsen (53 Zweigvereine mit 5228 Männern) und der Albertverein (12 Zweigvereine mit 860 Frauen) zum Internationalen Hilfsverein im Königreich Sachsen, um während des Krieges als Einheit zu arbeiten. Nach Abschluss des Friedenvertrages am 10. März 1871 trennen sich die beiden Rotkreuz-Verbände wieder.

hin- und hergeschobem. Dann kam ein ungewöhnlich großer Militärzug mit einem schlesischen Kürassierregiment, diesem wurden wir angehängt und fuhren nun über Leipzig, Dürrenberg, Weißenfels, Naumburg, Kösen Sulza, Apolda, Weimar, Vieselbach nach Erfurt. An allen diesen Orten waren Erfrischungsstationen[8], so auch in Erfurt. Da wir nun nicht auf dem Perron[9] stehen bleiben wollten, ging ich mit meinen Pflegerinnen in eine Breterbude, wo mehrere Tische gedeckt waren, um etwas zu genießen; wir wurden aber mit den Worten hinausgewiesen, daß diese Tische nur für Offiziere gedeckt seien.

[4] Meinen armen Schwestern traten die Thränen in die Augen über diese Brutalität; dies war es, was mich bestimmte, meine Orden zu tragen und eins der Comitémitglieder auf das unpassende, taktlose Benehmen aufmerksam zu machen. Abends 8 1/2 Uhr fuhren wir weiter nach Neudietendorf, Gotha, Fröttstädt, Eisenach, Herleshausen; hier stand der Zug die ganze Nacht, bis wir früh um 4 Uhr endlich nach Gerstungen, Hönebach, Bebra, Hersfeld abfuhren. In Fulda lernten wir das Gegentheil von Erfurt kennen: die Offiziere des schlesischen Kürassierregiments, welches mit uns auf einem Zuge fuhr, nahmen sich unser in echt ritterlicher Weise an und theilten das für sie bestimmte Essen mit uns. Mir lag es recht nahe, die Namen dieser Herren zu notiren; da dies aber nicht ohne Aufsehen geschehen konnte, unterließ ich es; ich merkte mir jedoch die Uniformen, mit dem Wunsche, der Himmel möge keinen dieser Herren in meine Hände fallen lassen; wenn es aber geschähe, so sollten sie eine sorgsame Pflege finden. Unser Aufenthalt währte nicht

---

8 An Bahnhöfen mit Erfrischungsstationen werden durchreisende Soldaten, vor allem auch Verwundete und Kranke, mit Lebensmitteln versorgt. Andere Stationen dienten der Übernachtung und Versorgung der Verwundeten und Kranken.

9 Bahnsteig.

lange; wir kamen nach Schlüchtern, Gelnhausen, Hanau, Frankfurt; hier blieben wir über Nacht. Oefters wurden wir durch falschen Lärm, es kämen sächsische Verwundete, aus dem Schlafe geweckt. Früh besuchten wir die Erquickungsstation. Die Einrichtung war so praktisch und alle Betheiligten waren von so patriotischem Geiste beseelt, daß es mich sehr angenehm berührte; denn man sah, daß hier das Herz thätig war. Man hatte zum Vertheilen nicht junge Damen gewählt, wie an andern Orten, sondern Knaben bis ungefähr zum vierzehnten Jahre, welche mit strahlenden Angen, einen männlichen Ernst ans den Gesichtern, auf ihrem Posten waren: die Schlacht bei

[5] Weißenburg[10] war geschlagen und Gott hatte den deutschen Waffen Glück gegeben.

In Darmstadt, wo wir längern Aufenthalt hatten, begrüßten mich mehrere Damen, die meinen Namen öfters gehört, in schwesterlicher Weise. Auch hier sorgte der Patriotismus in großartiger Weise für Gesunde und Kranke.

Wir passirten Wolfskehlen, Erfelden, Stockstadt, Biebesheim, Gernsheim, Groß-Rohrheim, Biblis, Hofheim; bei Rosengarten gingen wir über den Rhein nach dem altehrwürdigen Worms. Hier erst fand ich die Nachricht vor, daß wir nicht nach Castell, wohin wir zuerst bestimmt waren, sondern nach Alzey fahren sollten. Ich reiste mit Herrn von Miltitz nach Alzey, während meine Pflegerinnen und Herr Kürsten, so hieß der junge Student, in Worms blieben. In Alzey trafen wir mit unserm Delegirten, Herrn von Götz, zusammen, die Pflegerinnen kamen mit den Sachen nach. Wir wurden bei den Bürgern einquartiert. Da wir ohne Beschäftigung waren, suchte ich das hier etablirte Etappenspital auf und erklärte, nachdem ich es gesehen, während unsers

---

10 4. August 1870.

Aufenthalts hier thätig sein zu wollen; denn es schien mir nothwendig; auch war es die Etappenstraße des 12. Armeecorps. Alles, was auf dem Marsche krank geworden oder sich die Füße wund gelaufen, wurde hierher zurückgebracht. Es mag ein eigenes Gefühl für einen Soldaten sein, auf dem Vormarsche krank zurückzubleiben, deshalb geht er wol über seine Kräfte. Das schwere Schuhwerk, das Tragen des Tornisters, mitunter anhaltende Märsche und ungeeignete oder ungewohnte Nahrung sind oft die Ursachen zu schweren Krankheiten, sogar zum Siechthum. In den

[6] Fabrikdörfern bei uns ist der Soldat nicht so kräftig wie im Norden, er hält nicht dieselben Strapazen aus, weil er wenig Fleisch genießt; seine Nahrung im Gebirge besteht meistens in Kaffee und Kartoffeln. Daher leistet der Körper, wenn ihn eine Krankheit befällt, wenig Widerstand. Davon kamen mir vielfältig die Beweise in die Hand. Ein Schulgebäude war zum Spital eingerichtet worden, was sich jedoch nicht dazu eignete. Hier waren nun die Maroden[11] untergebracht; aber was nur irgend wieder transportabel war, mußte nach einem oder zwei Rasttagen weiter transportirt werden; nur die Schwerkranken verblieben hier. Der Typhus machte sich trotz der großen Umsicht des Arztes bereits in bedenklicher Weise geltend. Wir suchten uns so viel wie möglich nützlich zu machen, wir halfen die Reinlichkeit herstellen und kümmerten uns um die Verpflegung; meine Pflegerinnen zeigten sich hier tüchtig. Während Herr von Götz dem Corps nachmußte und Herr von Miltitz ebenfalls fort war, um seinen Bruder aufzusuchen, blieben wir hier zurück; auch der Secretär des Herrn von Götz blieb bei mir, da der junge Mann voll Eifer und von dem Wunsche beseelt war, sich nach Kräften nützlich zu machen. Ich dachte viel nach, wie den Uebelständen abzuhelfen sei, habe mir viel Notizen ge-.

[11] Ermüdete, Erschöpfte, Entkräftete.

macht, um sie mit Ihnen, mein Orakel, zu berathen.
Sie glauben nicht, wie mir mein Plauderstündchen mit
Ihnen fehlt: es gibt so vieles, was mir so fremd vor-
kommt. Grübeln hilft nun einmal nichts, also Muth!
Mein Aufenthalt in Alzey dauerte nicht lange: ich bekam
Ordre, Herrn von Götz nachzukommen. Es that mir
weh, eine kaum begonnene und recht nothwendige Thätig-
keit wieder aufgeben zu müssen; denn es fehlte an weib-

[7] lichen Kräften, die Uebung in der Krankenpflege besaßen.
Die Einwohner waren herzensgute Menschen; mehrere
Damen erboten sich zur Krankenpflege; da aber bereits
Typhus auftrat, durften sie nicht zugelassen werden: die
Ortsverhältnisse waren so, daß, wenn Typhus in die
Familien eingeschleppt wurde, es leicht einen bedenklichen
Charakter annehmen konnte. Ich entschloß mich daher,
zwei meiner Albertinerinnen zurückzulassen, bis andere
Hülfe käme; denn der Chefarzt hatte zu wenig Personal
für so großen Krankenbestand. Ich fuhr am 8. August
früh 6 Uhr nach Worms zurück, dann über Frankenthal,
Oggersheim, Ludwigshafen, Mutterstadt, Schifferstadt,
Iggelheim, Haßloch, Mußbach, Neustadt nach Kaisers-
Iautern, wo wir nachts 12 1/2 Uhr ankamen. Herr von Götz,
mit dem wir hier wieder zusammentrafen, führte uns in
die Stadt in einen Gasthof, eine halbe Stunde weit unter
starkem Regen. Nirgends wollte man uns aufnehmen;
wir quartierten uns schließlich in den Speisesaal eines
Gasthauses ein, und waren nun doch vor dem Regen ge-
schützt und konnten einen Theil unserer nassen Kleider
ablegen. Mir hatte Herr von Götz sein Zimmer abge-
lassen, ich benutzte es weniger zum Schlafen als zum
Denken. Die Ueberzeugung hatte sich mir aufgedrängt,
daß wir an Verschiedenem Mangel haben würden, wenn
es zu einer ernsten Schlacht tiefer in Frankreich käme,
da der Transport so sehr erschwert war. Ich suchte Herrn
von Götz zu bestimmen, Herrn Kürsten zurückzuschickem um

neuen Transport zu holen; denn dieser, ein intelligenter junger Mann, hatte sich schon einige Kenntnisse in diesen Angelegenheiten erworben. Da die Herren nach einer gewissen Vorschrift handeln müssen, so begab sich Herr Kürsten

[8] nach Manheim, weil dort gefaßt wurde. Ich gab für den Fall, daß Herr Kürsten in Manheim nichts bekommen sollte, ein Verzeichniß für Dresden mit. Ich ging nun mit meinem Transport hierher nach Homburg, wohin Herr von Götz uns bereits vorausgegangen war; um 11 Uhr vormittags, den 10. August, kamen wir an. Bei unserer Ankunft trafen wir noch unser Militär, den Corpsstab, hier an, es war eben im Begriff weiter zu marschiren. Ich ging nach der Stadt, zu sehen, was es zu thun gäbe, und meldete mich bei einem Chef der Stadt, dessen Frau Vorsteherin des Frauenvereins ist. Nachdem ich ihm meine Absicht ausgesprochen, ging er sofort mit mir nach einem Schulhause, das zu Spitalzwecken eingerichtet ist. Beim Eintritt in dasselbe erkannte ich, daß hier Hülfe nothwendig sei; ich besann mich nicht lange und ließ meine Pflegerinnen kommen, welche auf dem Bahnhofe warteten. Ich hätte gern unsern Kronprinzen gesehen, der noch hier war, aber ich konnte die Zeit nicht missen, es galt sofort ernstlich einzugreifen. Es haben sich bereits eine große Masse Kranke hier angesammelt; auch gab es vor einigen Tagen in der Nähe ein Eisenbahnunglück, wovon einige Schwerverwundete hier liegen. Das Comité thut alles nur Erdenkliche, aber es fehlt an Erfahrung. Ich ließ es mir nun gleich angelegen sein, die Thätigkeit der Damen zu klassificiren, einige übernahmen die Küche; auf dem Rathhause lag ein großer Vorrath Verbandzeug und Wäsche durcheinander, dieses übergab ich zum Sortiren. Im Laufe des gestrigen Tages lernte ich Dr. Jakobi (nicht Arzt), Vorstand des Comité, kennen, einen Mann voll großer Umsicht. Meine Pflegerinnen kümmerten sich um die

[9] Kranken, und so war es uns am ersten Abend, als wenn wir schon lange hier gearbeitet hätten. Die Menschen sind so gut: es fehlt an Lebensmitteln, aber jeder bringt etwas, um es mit den Soldaten zu theilen, und es ist sehr viel Einquartierung hier. Meine Pflegerinnen übernahmen die Nachtwache; mir hat eine Witwe in ihrer einzigen leeren Stube ein Bett zurechtgemacht; ich konnte aber nicht schlafen, sondern machte Pläne, wie am besten zu helfen sei. So war ich diesen Morgen bei Tagesanbruch auf. Mir machte die übergroße Zahl der Kranken Sorge, und im Städtchen war für Geld nichts zu haben. Ich ging deshalb sehr früh zu Herrn von Götz, um mich mit ihm zu berathen, was zu thun sei, fand aber zu meinem größten Schrecken, daß derselbe im Begriffe war abzureisen. Ich konnte nicht mit ihm gehen, denn hier ist Hülfe nothwendig; wir verabredeten miteinander, er solle mich, wenn er mich nöthig habe, rufen lassen. Planlos ging ich auf den Bahnhof; ich ließ meine Wagen auf ein todtes Gleis schieben, um sie sicherzustellen. Selbst mit den Mitteln, welche ich bei mir führe, kann ich hier wenig nützen; denn ich habe meistens Sachen mitgenommen, die unmittelbar nach einer Schlacht nöthig sind. Wenn die Noth am größten, zeigt uns Gott einen Weg, der uns zwar nahe liegt, den wir aber in unserer Kurzsichtigkeit nicht finden. Ich suchte den Etappencommandanten auf, um ihn zu bitten, etwaige Depeschen an mich in Empfang zu nehmen. Ich fand in ihm – Oberstlieutenant von Bodenhausen – einen Cavalier in des Wortes vollster Bedeutung. Ich klagte ihm gesprächsweise auch den Mangel an Lebensmitteln in der Stadt, und wie es den Bürgern unmöglich sei, die Kranken zu

[10] verpflegen, da nichts für Geld zu erlangen sei. Der brave Commandant erklärte sich bereit, aus dem Verpflegungsmagazin herzugeben, was nothwendig sei. Ich erhielt noch einen viel größern Beweis von seinem Ver-

trauen: er habe zwei Töchter, zwar noch jung, aber mit dem ernsten Willen, sich dem Vaterlande nützlich zu machen; er wolle sie kommen lassen und sie sollten unter meiner Leitung thätig sein. Sehen Sie, meine gute Marie, das hat mir unendlich wohl gethan; es ist wieder einmal ein Lichtblick in dem vielen Dunkeln und Trüben des Kriegslebens. Sobald es nun irgend thunlich war, suchte ich den Comitévorstaud, Herrn Dr. Jakobi, auf und theilte ihm mit, daß er durch den Etappencommandanten alles zur Verpflegung der kranken Soldaten Nöthige erhalten werde. Da ich ja doch einmal nicht hierbleiben konnte, so war es mir lieber, daß sich das Comité, resp. die Behörde, mit dem Etappencommando in Verbindung setzte. Die Verpflegung war nun gesichert und die Damen fand ich in voller Thätigkeit. Meine armen Pflegerinnen waren zwar sehr von der Nachtwache angegriffen, aber von Schlafen wollten sie nichts wissen; und so schickten wir uns zusammen an, die Schule in ein Lazareth umzugestalten. Die Stadt stellt Arbeitskräfte, Bettstellen, Strohsäcke; zwei preußische Aerzte sind hier und es sollen auch Schwestern kommen. Erstere sind sehr tüchtige und thätige junge Männer. Bei dem großen Andrange von Kranken wurden alle Fußkranke von den innern Kranken geschieden und in der Kirche untergebracht; meine Pflegerinnen übernahmen das Verbinden, und so bin ich in diesem Moment innerlich recht zufrieden. Wir haben bereits 40 Kranke in Bettstellen, ebenso

[11] viele liegen auf frischgestopften Strohsäcken, die Zimmer sind gereinigt, ja, staunen Sie nur! Wir haben schon unsere Kranken in Sectionen eingetheilt; ein großes dreifensteriges Zimmer ist die chirurgische Section mit elf Betten. Leider sind auch Typhus, besonders aber Ruhrkranke da. Das Wasser ist hier überall schlecht, die Hitze außerordentlich, die Märsche sehr anstrengend, und so entstehen Krankheiten, die aber zum Glück, wenn Hülfe

rechtzeitig da ist, leicht vorübergehen. Mein Gott, man erfindet so viel, warum befaßt sich niemand damit, bequeme Fußbekleiduug für die Soldaten zu erfinden, sowie eine Art Pastillen, die dem Verderben nicht ausgesetzt sind, den Durst löschen und den Magen nicht angreifen. Wie nichts ohne bittern Beigeschmack ist, so durfte auch ich mich nicht einem heitern Gefühle hingeben. Von seiten der freiwilligen Krankenpflege ist ein Herr von B.-H. hier thätig, der mir mit seinem ganzen Wesen gar nicht gefällt, sein rigouröses Benehmen ist so deprimirend. Gott gebe, daß es nicht viele solche gibt! Johanniter ist er nicht-Sie, meine Marie, werden meine Angst begreifen, Sie wissen, was ich 1866 von dieser Seite gelitten habe[12]. Um mich ist es mir nicht zu thun, aber die Sache leidet, wenn nicht passende Elemente mit der Ueberwachung der freiwilligen Krankenpflege betraut werden. Nun, keine Schwarzsehereien! Gute Nacht, meine liebe Freundin; sehen Sie nach meiner Jenny[13]. Werden Sie nicht muthlos! Es umarmt Sie im Geiste

Ihre
Marie.

---

12 Über den Einsatz des Johanniterordens nach der Schlacht bei Königgrätz schreibt Julius Naundorff, *Unter dem rothen Kreuz. Fremde und eigene Erfahrungen auf Böhmischer Erde und den Schlachtfeldern der Neuzeit*, 1867: „daß er an diesem oder jenem Orte durch ein nicht ganz correctes Auftreten, durch eine nicht glückliche Wahl seiner Vertreter, durch schwankende Entschließungen seine außerordentlichen Hülfsmittel und seinen heilsamen Einfluß schmälerte", S. 400. Er führt dazu mehrere Beispiele an und zitiert auch aus Briefen Marie Simons: zersplitterte Hilfe, fehlender Überblick, mangelhafte Logistik, organisatorische Unfähigkeit, Formalismus, Standesdünkel, verantwortungslose Ärzte.

13 Eugenie Olga Engler geb. Simon; 1854–1905; geboren als Jenny Krüger; bei Marie Simon aufgewachsen und kurz vor deren Tod adoptiert; verheiratet mit dem Dresdner Hofphotographen Hugo Carl Engler.

[12] **Zweiter Brief**

Saarbrücken, 15. August 1870.

Meine gute Marie!

Meine Ahnung hatte mich in Homburg nicht getäuscht; es gab Kränkungen für uns und zwar dadurch, daß ein Mann, welcher so viel als gar kein Herz hat, eine Behörde vertreten soll, eine Behörde mit den Insignien der Internationalität[14] und Humanität. Ich theilte Ihnen schon mit, daß man geistliche Schwestern erwarte, und ich freute mich wie ein Kind, daß wir ihnen vorgearbeitet hatten; da es aber doch noch viel zu thun gab, erklärte ich, noch einen Tag mit meinen Pflegerinnen zu bleiben; ich hatte ja auch von Herrn von Götz noch keine Nachricht. Auch wollte ich die angekommenen Schwestern, die uns ersetzen sollten – sie gehörten zum Orden der „Mägde Christi" – erst noch kennen lernen. Die Thätigkeit dieses Ordens ist eine verschiedene, soviel ich weiß, nicht immer Krankenpflege. Ich überzeugte mich bald, daß die, welche hier waren, gar keine Uebung in der chirurgischen Krankenpflege hatten; auch fehlte es ihnen an Umsicht, und die Bewohner waren gegen sie eingenommen. Ich wollte dies alles ein

[13] wenig ebnen, ignorirte das taktlose Benehmen Herrn von B.-H.'s uns gegenüber um der Sache willen, und sagte den Schwestern, daß ich noch einen Tag verweilen wolle, und glaubte alles geordnet. Ein junger Pater, sehr ungern in Homburg geduldet, ging bei den Schwestern aus und ein, auch ihm erklärte ich, daß ich noch einen Tag helfen wolle. Aber dies alles ersparte uns einen recht unangenehmen Conflict nicht. Die Schwe-

---

[14] Die „Internationalität" war in Artikel 6 der Rotkreuzkonvention vom 22. August 1864 verankert: „Die verwundeten und kranken Militärs sollen ohne Unterschied der Nationalität aufgenommen und verpflegt werden." Heute ist dieses Prinzip wesentliches Element des Rotkreuz-Grundsatzes der Unparteilichkeit.

stern hatten auf einmal das Spital verlassen, wir meinten, in der Absicht die Kirche zu besuchen; eine ließ sogar einen Kranken, dem am Kopfe Blutegel gesetzt waren, allein liegen ohne ihn jemandem zu übergeben, sodaß das Fortbluten beinahe ernstliche Folgen gehabt hätte. Anstatt der Schwestern kam im Laufe des Tags der Delegirte, Herr von B.-H., und erklärte uns in einer sehr unritterlichen Weise, daß die Schwestern nicht eher zurückkehren würden, bis wir das Spital verlassen; und er müsse darauf bestehen, daß wir uns entfernten, denn er habe hier zu gebieten und habe nicht uns, sondern die Schwestern gerufen. Hätte ich nicht alles aufgeboten, so wäre es mit dem Comitè wie mit den Einwohnern zu einem ernsten Conflict gekommen. Diese hatten meine Pflegerinnen schätzen gelernt und wollten uns durchaus nicht hergeben. Meine Marie, Sie können denken, daß, wenn ich frei gewesen wäre, ich dieses Benehmen unbedingt nicht ruhig hingenommen hätte, da der Delegirte durchaus nicht die Eigenschaft besaß, weibliche Krankenpflege zu beurtheilen; um wie viel weniger kann er sie beaufsichtigen! Viele ersetzen diese Unkenntniß der Verhältnisse durch ihr humanes, nobles Wesen, sie haben Herz für die Kranken; aber auch dies konnte ich bei Herrn von B.-H. nicht entdecken. Mein

[14] Gott, wie wird das noch gehen; wie viele gute Kräfte werden dadurch unbenutzt bleiben! Die Ueberzeugung, daß es vielleicht ebenso werden kann wie 1866, bringt mich zur Verzweiflung. Alle die Herren, die über freiwillige Krankenpflege zu bestimmen haben, möchte ich einzeln aufsuchen und ihnen solche eclatante Fälle zur Beurtheilung vorlegen. Glauben Sie mir, weiter bedürfte es nichts; sie würden dann gewiß im Interesse der Sache die ungeeigneten Elemente entfernen; Engherzigkeit und Selbstsucht würden nicht zur Geltung kommen; wie sollen sie es aber hindern, wenn sie es nicht erfahren! Jetzt im Anfange wäre vieles möglich, was nachher, wenn die

Verhältnisse bewältigender werden, nicht mehr zu ebnen ist. Haben unlautere Kräfte einmal Gesinnungsgenossen gefunden und sich mit ihnen zufammengethan, so ist es dann für die competenten Behörden eine Unmöglichkeit einzugreifen. Eine Allianz unter Menschen von nicht gerade edler Gesinnung ist ein schwer zu durchbrechendes Bollwerk. Im Jahre 1866 habe ich oft beobachtet, wie unreine Elemente einen heiligen Respect vor dem Grafen Eberhard Stolberg, Grafen Maltzahn, Grafen Solms und andern hatten, und wie sie sich alle erdenkliche Mühe gaben, diese Herren irrezuführen. Ich bin fest überzeugt, daß es 1870 nicht anders wird, denn die Sorte ist nicht ausgestorben. Ich habe mir ein Taschenbuch angelegt, wo ich meine Beobachtungen notiren werde; es soll Stoff für späteres Nachdenken geben. Jetzt zur Sache. Da wir auf solche Weise aus dem Spital verwiesen wurden, war es nöthig, Homburg sogleich zu verlassen. Wir begaben uns auf den Bahnhof und warteten dort viele Stunden, endlich nahm uns ein Proviantzug

[15] auf; wir kamen aber nur bis Bexbach, ungefähr dreiviertel Stunden von Homburg, und blieben hier über Nacht. Auf dem nämlichen Zuge war ein großer für die Armee bestimmter Transport Schlachtvieh. Die armen Thiere waren ganz verschmachtet, aber der Lieferant wollte sie weder tränken noch füttern. Abgesehen von den Leiden der Thiere war mir der Gedanke schrecklich, daß dieses Vieh, das offenbar schon mehrere Tage kein Wasser bekommen hatte und sicher krank und ungenießbar geworden wäre, unsern Soldaten zur Nahrung dienen sollte. Da niemand da war, der sich um die Sache kümmerte, so machte ich Lärm und mit der Drohung, ich würde der Proviantverwaltung Anzeige machen, und diese würde das Vieh erst dann übernehmen, wenn es thierärztlich untersucht und gesund befunden sei, setzte ich es endlich durch, daß der Lieferant

das Vieh tränkte und fütterte. Es ist das freilich keine Kleinigkeit, mehrere hundert Stück Vieh aus den Eisenbahnwagen aus- und wieder einzuladen; sie haben die ganze Nacht dazu gebraucht und über 100 Thaler Kosten gehabt. Wenn für das Transportiren des Viehes nicht besser gesorgt wird, so wird es mit der Zeit an Fleisch mangeln. Bei diesen eminenten Transporten von Militär, Munition, Proviant, Lazarethgegenständen, Gefangenen, Verwundeten, Kranken langen das Betriebsmaterial und die Bahnstränge nicht aus. Der Dienst des Personals ist ein fast übermenschlicher, es ist großartig, was geleistet wird, aber noch größer sind die Anforderungen. Wir kamen nach Neukirchen und Friedrichsthal. Die Schlacht bei Forbach[15] war geschlagen, man brachte Verwundete und Gefangene. Der Eisenbahn-

[16] vorstand hier bat dringend für sie um Brot; die Gefangenen waren so verhungert, daß es einen erbarmte. Die Ortschaften sind arm und die Bewohner hatten bereits hergegeben, was sie besaßen; wol war eine Erquickungsstation da, aber kein Brot. Bei meinem Transport hatte ich auch nichts, was dieses ersetzen konnte. Mit unserm Zuge aber gingen etliche zwanzig Wagen Brot; der Lieferant war mit in unserm Packwagen, und mit ihm verständigte ich mich: da niemand da war, der eine officielle Quittung geben konnte, so kaufte ich ihm eine Quantität Brot ab und übergab es dem braven Eisenbahnvorstande, der mit einer solchen Wärme des Herzens für die Unglücklichen Sorge trug.

Wir fuhren weiter nach Sulzbach und Dudweiler; hier nahm ich mir einen Leiterwagen und fuhr nach Saarbrücken voraus; denn ich wollte nicht noch einen Tag verlieren. Auf dem Bahnhofe hier in Saarbrücken geht es sehr lebhaft zu. Von Herrn von Götz konnte ich nichts er-

[15] 6. August 1870; auch Schlacht bei Spichern, Speichern oder Spicheren genannt.

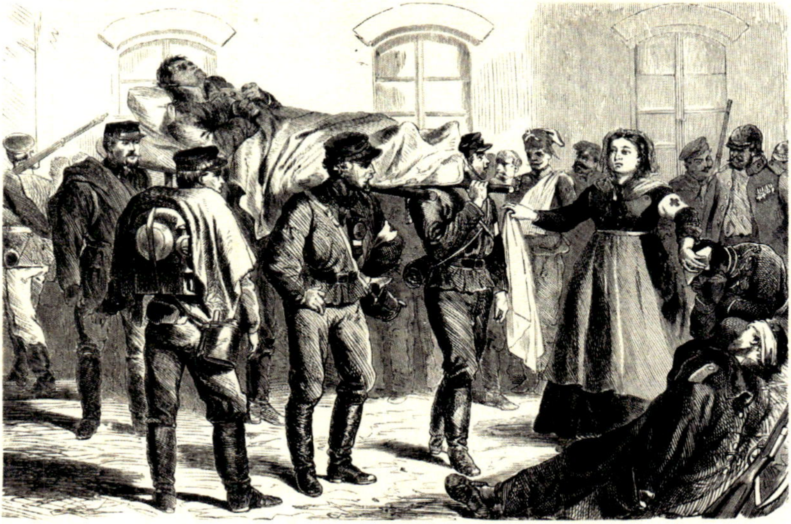

Frau Simon in ihrer Thätigkeit unter den Verwundeten.

Abb. 8: *Frau Simon in ihrer Thätigkeit unter den Verwundeten.* Die Zeichnung von Otto Clemens Fikentscher, der 1870/71 als Kriegsberichterstatter unterwegs war, wurde in vielen populären Zeitschriften abgedruckt

fahren. Niemand wußte mir Auskunft zu geben, in welcher Weise ich verwendet werden sollte. Da es ziemlich spät am Tage war, so ging ich nach der Stadt, um womöglich ein Unterkommen zu finden, was wir seit Alzey fast nicht wieder gehabt hatten. Auch hier war wenig Hoffnung dazu; ich entschloß mich daher, uns einquartieren zu lassen; selbst das hielt schwer. Quartierbillets hatte ich zwar bekommen, aber Aufnahme konnte ich nicht finden, weil alles mit Militär und Mitgliedern der freiwilligen Krankenpflege überfüllt war. Jetzt ging ich selbst auf das Quartieramt; dort war ein Herr anwesend, der mir, nachdem ich mein Anliegen vorgebracht, in der herzlichsten Weise sein Haus anbot. Er ging sofort mit mir

[17] dahin; freilich ist es auch schon sehr voll; etliche zwanzig Verwundete liegen hier und viele von der freiwilligen

Krankenpflege. Unser Wirth, Herr Eduard Karcher[16], einer der bedeutendsten Industriellen der Stadt, ist jeder Zoll ein Cavalier, ohne seinen Stand als Kaufmann hintanzusetzen; seine Frau ist bildschön und elegant, ohne daß sie darauf einen Werth legt; alles ist so natürlich an ihr. Die liebevolle Art, mit der man uns behandelt, ist sehr wohlthuend. Der ganze Hausstand ist äußerst nobel; man hatte in einem prachtvollen Salon unsere Betten aufgeschlagen.

Die Stimmung gegen die freiwillige Krankenpflege ist nicht gut. Es sind gegen vierzig Johanniter hier, und da ist es natürlich, daß es Differenzen gibt; ebenso mehrere hundert Diakonissinnen, Barmherzige Schwestern und Felddiakonen[17], meist ohne Beschäftigung, aber doch alle mit Verpflegung einquartiert; das macht die Einwohner unzufrieden. Meine Stellung ist auch recht peinlich, da ich eigentlich nicht weiß, woran ich bin. Graf Rex ist hier, aber er gehört nicht zu der Abtheilung, wo ich bin; er ist sehr wohlwollend, mit ihm möchte ich thätig sein; auch Herr von Krieger und Herr von Globig sind hier. Graf Solms ist der Vorstand für die freiwillige Krankenpflege auf hiesiger Station; er war im Jahre 1866 in Rechanitz, und ist ein energischer bestimmter Mann, der weiß, was er will. Ich stehe freilich nicht besonders in seiner Gunst. Er machte mir 1866 den Vorwurf, daß ich zu specifisch sächsisch sei; man hat ihn irregeführt, und er

---

[16] Eduard Karcher, 1818–1895 in Saarbrücken, Unternehmer mit Cristallerie, Farbwaren, Blechwaren, Eisenhütte, Gutsbesitzer, Mitglied der Preußischen Abgeordnetenkammer.

[17] Felddiakone sind junge Männer, die nach Schulung im Krankenhaus Verwundete und Kranke auf dem Schlachtfeld und in Lazaretten pflegen, aber auch Trost und Zuspruch spenden. Sie sind zu Gehorsam gegenüber militärischen Vorgesetzten verpflichtet und tragen Rotkreuz-Armbinden. Gegründet wurde diese diakonische Einrichtung zu Beginn der deutschen Einigungskriege von dem evangelischen Theologen und Sozialpädagogen Johann Hinrich Wichern.

selbst konnte mich zu wenig beobachten. Das hilft nun einmal nichts, und ich fühle überall durch, daß man auch in diesen Kreisen von Vorurtheilen gegen mich be-

[18] fangen ist. Ein Theil der Johanniter duldet mich zwar, glaubt mir aber so wenig wie möglich Freiheit im Handeln gestatten zu müssen; von andern dagegen bin ich oft auf eine freundschaftliche Art aufmerksam gemacht worden, wie ich handeln soll. Ich möchte dieses wohlwollende Benehmen gegen mich recht gern vergelten und – da hier so enorm gegen die Johanniter intriguirt wird, daß mir um der Sache willen bange wird – gern die Fäden zerreißen, oder doch bloßlegen; aber ich fürchte verkannt zu werden.

Ich sitze hier wie auf Kohlen, ich möchte gern den Truppen nach, denn es bereitet sich etwas vor: es ist eine merkwürdige Schwüle. Der Bahnverkehr ist sehr gestört; ach Gott! was soll werden, wenn er ganz aufhört! Die Truppenbewegung ist eine ungeheuer lebhafte. Ich habe das Schlachtfeld von Spicheren[18] gesehen; daß die Deutschen siegten, grenzt ans Wunderbare; denn die Stellung der Franzosen war eine äußerst günstige. Es ist, als ginge Frankreich einem Verhängniß entgegen.

Ich war heute mit meinen Pflegerinnen und dem Gepäck fünfmal auf der Bahn, immer hieß es, daß ich einen der Militärzüge benutzen könne, um weiter vorzukommen; ich wurde aber jedesmal wieder zurückgeschickt. Es ist so schwer, die mir von unserm Verein übergebenen Sachen fortzubringen, und dem hiesigen Depot darf ich sie nicht übergeben; ich muß alles aufbietem daß ich nicht mit leeren Händen vorkomme; denn es wird immer schwieriger, und ich fürchte, daß man infolge

---

[18] Vgl. Fußnote 15; Spichern ist ein Dorf bei Forbach in der Nähe von Saarbrücken.

von Verkehrsstörungen in Verlegenheit gerathen wird. Es ist ein glücklicher Zufall, daß ich hier Eisenbahnbeamte

[19] von 1866 antraf; sie haben meine Wagen auf ein todtes Gleis geschoben.
Endlich bekomme ich ein Schreiben von Herrn von Götz, worin er mir anzeigt, daß andere Dispositionen getroffen seien und daß ich mich mit meinen Pflegerinnen dem Prinzen Reuß[19] (er ist Stellvertreter des Fürsten Pleß[20]) zur Verfügung stellen möge. Sie können sich denken, meine gute Marie, wie schrecklich es ist, wenn man nicht weiß, wem man angehört, aber auch nicht nach eigener Ueberzeugung handeln darf. Von meiner Wohnung bis zur Bahn brauche ich eine halbe Stunde, und Droschken sind nicht zu haben; ich bin so erschöpft, daß ich mich kaum auf den Füßen erhalten kann, und doch mußte ich den Prinzen Reuß aufsuchen; glücklicherweise fand ich ihn auf dem Bahnhofe. Wie ich ihm mein Anliegen vortrug, meinte er in einer sehr wohlwollenden Weise, ich möchte wol am liebsten beim 12. Armeecorps thätig

---

19 Heinrich XIII. Prinz Reuß zu Köstritz (1830–1897), preußischer General der Kavallerie und Mitglied des Herrenhauses, nimmt als Vertreter des Johanniter-Ordens 1863 an der ersten Rotkreuzkonferenz in Genf teil und wird zu deren Vizepräsident gewählt. Prinz Carl von Preußen beauftragt ihn mit der Einrichtung einer Organisation für die freiwillige Betreuung und Versorgung von Kriegsverwundeten. Prinz Reuß wird Präsident des am 17. Februar 1864 in Berlin gegründeten „Vereins zur Pflege verwundeter und erkrankter Krieger", dem unmittelbaren Vorläufer des Deutschen Roten Kreuzes. 1870 wird er Stellvertreter des Königlichen Kommissars und Militärinspekteurs der freiwilligen Krankenpflege bei dem Norddeutschen Bundesheere.

20 Fürst Hans Heinrich XI. von Pleß (1833–1906), Großgrundbesitzer, Montanindustrieller, Politiker und Johanniter, wird zu Beginn des Krieges durch Allerhöchste Kabinettsorder von König Wilhelm von Preußen zum Königlichen Kommissar und Militärinspekteur der freiwilligen Krankenpflege bei dem Norddeutschen Bundesheere berufen. Er ernennt die Landes-, Provinzial- und Bezirksdelegierten für sämtliche Staaten der Norddeutschen Bundes sowie die Delegierten für das Feld.

sein; ich sagte ihm aber, daß ich, wenn ich auch anfangs dazu bestimmt gewesen sei, es doch kaum festhalten könne, da man nicht wisse, wann unsere Truppen ins Feuer kämen, mir aber vor allem daran liege, mich nützlich zu machen. Der Prinz versprach mir Weiterbeförderung. Vielleicht findet sich eine Gelegenheit, durch die That zu beweisen, daß ich einer freundlichen Behandlung nicht unwerth bin.
Jetzt, gute Marie, muß ich aufhören und mich reisefertig machen, denn es kann jede Minute die Nachricht kommen, daß ich weiter muß. Ich habe mir einen meiner Packwagen wohnlich einrichten, d. h. ein paar Bund Stroh hineinlegen lassen; wer weiß, wie lange er uns

[20] wieder als Nachtquartier dienen wird. Grüßen Sie meinen Mann und die Jenny, sie soll brav sein. Sobald ich kann, schreibe ich wieder. Adieu, mein Herz. Es küßt Sie aufs herzlichste

Ihre
Marie.

[21] **Dritter Brief**

St.-Marie-aux-Chenes, 31. August 1870.

Meine gute Marie!

Schreckliche Tage liegen hinter uns, mein Herz ist so schwer, ich weiß nicht, wo ich Worte finden soll, um zu sagen, was ich empfinde.
Nach Abgang meines Briefes vom 15. August gab es für mich noch verschiedene Kämpfe in Saarbrücken. Aber ich wußte, woran ich war, da mir der Prinz Reuß durch seine große Freundlichkeit und Humanität neuen Muth zum Handeln gegeben hatte; ich war nicht mehr so zaghaft, sondern fest entschlossen, mir selbst eine Thätigkeit zu suchen.

Am 16. August kamen von Dresden die Herren von Carlowitz, von Miltitz und von Kiel, auch Herr Commissar Schaarschmidt. Herr von Carlowitz brachte mir einen Brief von unserer theuern Kronprinzessin, das war ein lichter Moment für mich; denn es war die erste Nachricht von der Heimat und gerade von ihr! Wie ich auf den Bahnhof kam, traf ich den Johanniter Kammerherrn von Boxberg. Den Grafen Solms hatte ich gebeten, mich so schnell wie möglich von Saarbrücken weiter zu be-

[22] fördern; denn dort war meines Bleibens nicht. Ein bestimmter Bescheid konnte mir nicht gegeben werden; auch wartete ich immer noch auf eine Antwort von Herrn von Götz. Nachmittags kam Herr Commissar Schaarschmidt mit der Nachricht, ich möchte so schnell als möglich kommen, es ginge ein Eisenbahnzug nach Remilly. Ich war erst unentschlossen, ob ich mich ihm mit meinen Pflegerinnen anschließen sollte; da ich aber hörte, daß Kammerherr von Boxberg und Herr von Kiel auch dabei seien, so gingen wir, ohne daß ich eigentlich wußte, ob das, was wir gewählt, auch das Richtige sei. Die Organisation war ja so streng und ich als eine Person, die nicht zu gehorchen verstünde, bekannt. Wir fuhren 5 1/2 Uhr abends in Saarbrücken ab, mußten aber zwischen Saarbrücken und Remilly auf den Schienen liegen bleiben, weil wegen Anhäufung der Züge in Remilly der unserige nicht angenommen werden konnte. Mit uns fuhr der Pastor Düsselhof aus Kaiserswerth mit einer Anzahl Diakonissinen, auch Graf Kleist und mehrere Repräsentanten der freiwilligen Krankenpflege. Kammerherr von Boxberg sowol als auch die Herren von Kiel und Schaarschmidt waren sehr aufmerksam gegen uns. Ersterm hatten wir es zu verdanken, daß, als wir nach Remilly kamen, unsere Wagen stehen bleiben durften. Bei dem furchtbaren Andrange von Menschen war uns der Schutz der Herren sehr willkommen. Anfangs wurde bestimmt, daß wir hier

bleiben sollten, da bereits Verwundete von der Schlacht vom 14. und 16. August[21] angesagt waren. Die Herren hatten schon ein leer stehendes Haus für uns ausfindig gemacht, es war das des Malers Rollan[22]; das Herz hätte einem mögen vor die Füße fallen beim Anblick der schreck-

[23] lichen Verwüstungen, die hier angerichtet waren: prachtvolle Zeichnungen und Bilder waren zerrissen und lagen in den Winkeln herum. Es that mir um so weher, als ich hörte, daß der Besitzer durch sein Talent ein Waisenhaus und mehrere wohlthätige Anstalten gegründet. Der ganze Ort, auch das Schloß und viele der herrschaftlichen Besitzungen waren in gleicher Weise verwüstet. Als man Lazarethe einrichten wollte, fehlte es an Verschiedenem. Nun handelte es sich darum, ob wir hier bleiben oder weiter gehen sollten. Während wir noch überlegten, kam zufällig Herr von Götz und ich freute mich, daß ich mich Herrn von Boxberg angeschlossen und keine Zersplitterung veranlaßt hatte. Es wurde nun bestimmt, daß wir weiter vor nach Pont-à-Mousson sollten. Die Herren schafften Wagen herbei, unsere Sachen wurden aufgeladen und so fuhren wir nachmittags 4 Uhr nach Pont-à-Mousson ab; die vier Herren aber, von Kiel, von Boxberg, von Götz, und Schaarschmidt, blieben zurück, sie bezeichneten uns den Weg und wollten uns nachkommen. Unsere Colonne mußte aber wegen des vielen Verkehrs eine andere Tour einschlagen und wir kamen nun erst im Finstern in Pont-a-Mousson an, ohne mit unsern Herren zusammenzutreffen. Hier durchzukommen war lebensgefährlich, die ganze Stadt war alarmirt; man brachte Verwundete, die man nicht aufnehmen wollte, man schlug die Thüren ein; der Wirrwarr war grenzenlos. Unsere Wagen waren in

---

21 Schlacht bei Mars la Tour.

22 Auguste Rolland, 1797–1859, Anwalt, Architekt und Maler, von 1834–1850 Bürgermeister von Rémilly in Lothringen.

einer schmalen Gasse aufgefahren bis dicht an die Häuser heran, um der vorüberfahrenden Artillerie Platz zu bieten, und damit die Wagen nicht zu Schaden kämen. Die Pferde mußten ausgespannt werden, während wir auf den Wagen sitzen blieben. Es hatte sich unterwegs die wies-

[24] badener Colonne der freiwilligen Krankenpflege unter Führung des Herrn Dr. Zeis, aus etwa 24 Mann bestehend, angeschlossen; sie waren bemüht, uns und unsere Sachen zu schützen. Ein Theil ging unsern Herren entgegen, jedoch ohne sie zu finden; ich hatte bestimmt darauf gerechnet, sie hier zu treffen; ich hatte kein Dispositionsrecht, konnte nun also, da sie nicht da waren, auch nicht handeln. Unserm Colonnenführer, dem Unteroffizier Fleischer, vom sächsischen Trainbataillon[23], sind wir ganz besondern Dank schuldig, er hielt die Vorspannbauern zusammen, die gern mit ihren Pferden davongegangen wären; auch sonst schützte er uns nach Kräften. Inzwischen war es Mitternacht geworden; es wurde Generalmarsch geschlagen: Prinz Friedrich Karl rückte mit seinen in der Stadt befindlichen Truppentheilen aus. Sie können denken, beste Marie, in was für einer schrecklichen Lage wir waren; aber Gott hält in solchen Momenten seine schützende Hand über die, die er nicht verlassen will. Es war für mich wahrlich keine Kleinigkeit, mir waren die Pflegerinnen anvertraut; doch ich muß sagen, sie benahmen sich musterhaft bis auf die zwei freiwilligen, die nicht gehorchten und ihre Aufregung nicht bemeistern konnten, indem sie sich von mir trennten und die Wagen verließen; zwar in durchaus keiner übeln Absicht, denn sie wollten den Verwundeten beistehen. Solche Hülfe war aber in diesem Augenblicke unmöglich. Glücklicherweise fanden sie sich wieder. Es war unterdessen

[23] franz. train „Wagenzug, Tross, Fuhrwesen“, Bezeichnung für das militärische Transportwesen.

etwas freier auf der Straße geworden. Unser Unteroffizier suchte die Vorspannpferde wieder herbei, die während dieses Gewühles auf das Feld gebracht worden waren; die wiesbadener Herren hatten am Seminar einen

[25] Platz gefunden, wo wir unsere Wagen unterbringen konnten. Das Seminar selbst lag voll von Verwundeten, und Massen von Wagen mit Verwundeten beladen, die nicht untergebracht werden konnten, standen noch auf den Straßen herum. Wir besannen uns nicht, brachen die Kirche auf, da man sie uns nicht gutwillig öffnete, und suchten nun hier die Armen unterzubringen. Zunächst sahen wir uns nach Stroh und sonstigem Material um, worauf wir sie betten konnten. In dem Seminar lagen mehr als tausend Verwundete, und eine ebenso große Anzahl mußte die Nacht noch untergebracht werden. Die kaiserswerther Diakonissen waren bereits im Seminar in Thätigkeit; meine Albertinerinnen aber übernahmen in Gemeinschaft mit den wiesbadener Diakonen die Pflege der Verwundeten in der Kirche; es war hier kein Plätzchen leer, alle Gänge waren belegt. Wir suchten ein Faß Wein zu bekommen und das war das Einzige, was wir, mit Wasser vermischt, den armen erschöpften Menschen geben konnten. In der Seminarküche waren katholische Schwestern, welche mit großer Bereitwilligkeit, soweit es ihnen möglich war, für die Verpflegung der Verwundeten sorgten. Es war eine schreckliche Nacht, meine theure Freundin; in dieser einen Nacht habe ich mehr als funfzig Jahre gelebt und gelitten; ich hatte nur eine Bitte zu Gott, um Kraft zum Ausdauern; mir ahnte, es käme noch Schlimmeres.

Meine armen Pflegerinnen waren sehr erschöpft; ich konnte ihnen nicht einmal etwas bieten, um ihre Kräfte aufzufrischen; denn der letzte Rest von den Mundvorräthen, die ich für unsern eigenen Bedarf mitgenommen hatte, war in der Nacht auf den Straßen vertheilt worden.

Abb. 9: Marie Simon an einer Balustrade

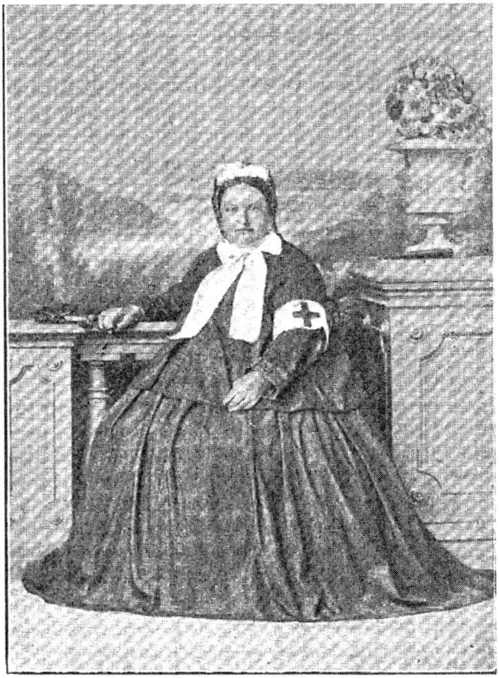

Fr. Marie Simon.

[26] Ich machte mir um meine Pflegerinnen schwere Sorge, denn die Strapazen während der Reise und während unserer, wenn auch kurzen Thätigkeit waren nicht gering und ihnen ganz ungewohnt. Ich hatte mich bereits mit den Diakonen dahin verständigt, daß wir vorderhand bleiben und uns hier nützlich machen wollten. Unsere dresdener Herren aber, die im Laufe des Vormittags kamen – sie hatten unterwegs ein Nachtquartier genommen – brachten uns die Nachricht, daß wir sofort aufbrechen und weiter vor nach Metz zu gehen sollten. Von meinen aus Dresden mitgeführten Vereinsvorräthen hatte ich bisjetzt noch nichts als hier etwas Verbandzeug und Medicamente und später, auf Wunsch des Herrn

Schaarschmidt, eine Kiste Wein an die wiesbadener Diakonen abgegeben. Ohne Frühstück, ohne etwas genossen zu haben mußten meine Pflegerinnen von dem Verbinden fort und auf unsern mit Kisten bepackten Leiterwagen; wir fuhren gegen 12 Uhr mittags ab. Die Hitze war grenzenlos, die Colonnen wirbelten einen Staub auf, daß wir kaum die Augen öffnen konnten. Alle Ortschaften, welche wir passirten, waren in größter Aufregung, wir hörten Kanonendonner, sahen Feuerscheine, die von den brennenden Dörfern herrührten, von einzelnen Staffetten erfuhren wir, daß die Sachsen mit im Feuer wären. Wir fuhren aufs gerathewohl bis um 8 Uhr abends, da kamen wir auf eine Anhöhe, wo wir in gerader Linie kaum eine Stunde vom Schlachtfelde entfernt waren; wir vernahmen ganz deutlich das Kleingewehrfeuer und sahen das Ausblitzen der feuernden Gewehre; der Himmel war roth vom Feuerschein. Unsere Wagen wurden auf ein Feld gefahren, die Nacht war kalt und feucht. Unser aller

[27] hatte sich eine große Verzweiflung bemächtigt, daß wir hier still liegen bleiben mußten, anstatt Hülfe bringen zu können; auch war es sehr beängstigend, nicht zu wissen, ob die Unserigen die Schlacht gewonnen. Einzelne Soldaten, welche sich im Getümmel der Schlacht von ihren Truppentheilen getrennt hatten, gesellten sich zu uns, viele darunter leicht verwundet; sie brachten keine guten Nachrichten. Doch endlich hörten wir Hurrah rufen und nun wußten wir, daß der Sieg für uns entschieden war. Es war eine lange fürchterliche Nacht; bis zum Aeußersten erschöpft, konnte man doch nicht ruhen. Als der Tag anfing zu grauen, erkannten wir, daß dort, wo wir hielten, ein Vorpostengefecht stattgefunden haben müsse. Wie mir eigentlich zu Muthe war, kann ich Ihnen nicht beschreiben, und doch galt es jetzt zu handeln, denn es war nicht Zeit an uns zu denken. Wir brachen nach dem Schlachtfelde auf. Da wir nur die Colonnenwege fahren konnten,

wurde es 10 Uhr, ehe wir St.-Marie erreichten. Alles, was ich auf der Tour bis nach St.-Marie und St.-Privat gesehen und gehört, ist nicht geeignet zum Niederschreiben; es war schrecklich, aber wir hatten Muth, keins klagte, jedes wollte helfen. In St.-Marie trafen wir mit dem Kammerherrn von Lüttichau zusammen, er schickte uns nach St.-Privat. Hier wurden unsere Wagen auf ein Feld gefahren[24]; Kammerherr von Boxberg und ich sollten in das nächste Dorf, wo bereits ein preußisches Feldlazareth in Thätigkeit war; wir fanden indeß daselbst keine Verwendung und kehrten nach St.-Privat zurück. Unterdeß hatten sich die wiesbadener Felddiakonen nebst den Herren Schaarschmidt und von Götz über das Schlachtfeld zerstreut, es nach Verwundeten abzusuchen. St.-Privat

[28] stand noch in vollen Flammen, fast alles, auch die Kirche war ausgebrannt, nur wenige Häuser waren verschont geblieben. Kammerherr von Lüttichau rief mir zu, ich sollte Häuser occupiren, damit man die Verwundeten darin unterbringen könnte. Nach langem Hin- und Herirren fand ich eine große Scheune und mehrere daranstoßende Gebäude, welche vom Feuer bisher verschont geblieben waren; wenn auch die Nebenhäuser noch brannten, so war doch der Wind günstig und ich besann mich nicht lange. Die Scheunen waren voll Gerölle; ich hielt jeden

---

24 Diese Szene, die sich am 19. August 1870 ereignet hat, beschreibt Georg Horn, Berichterstatter für *Die Gartenlaube*. Er war von einem sächsischen Offzier gefragt worden, ob er Marie Simon nicht gesehen habe. Nein, war die Antwort; kurz darauf begegnet dem Berichterstatter ein großer, offener, mit Stroh und Kisten bepackter Leiterwagen; „mitten auf demselben thronte, gleichsam als unumschränkte Herrscherin, eine dicke Frau in den vierziger Jahren, mit rothem, vergnügten Gesichte, angethan mit einem dunkel carrierten Schawl und einem runden, dunklen Strohhut – die könnte man als Madame Simon aus Dresden taxieren, dachte ich mir in einer ironischen Anwandlung der Gedanken.“ *Die Gartenlaube* 1870, Heft 40, S. 655. Vgl. auch das ausführliche Zitat im Kapitel „Zwölf Berichte von Zeitzeugen“ S. 343-346.

Soldaten, der noch gesunde Glieder hatte, an, beim Ausräumen mit behülflich zu sein und ich muß es zur Ehre unserer Truppen sagen, daß ich keinen vergebens um Beistand gebeten habe. Da hätten Sie auch Herrn von Kiel sehen sollen, mit welcher Energie er thätig war. Wie unsere Diakonen die ersten Verwundeten brachten, hatten wir ihnen bereits ein weiches Strohlager bereitet. Auch das gegenüberliegende Pfarrhaus, in dem zwar keine Thür und kein Fenster ganz war, worin aber doch noch einige Zimmer so ziemlich erhalten waren, richteten wir zum Lazareth ein, und wir waren glücklich, mehrere inzwischen herbeigetragene Offiziere nicht in die Scheune legen zu müssen. Unterdessen hatten unsere Herren die Wagen mit den nöthigen Sachen zu uns herfahren lassen; zum Abladen und Aufstellen der Kisten war kein Plätzchen frei und so mußten wir die Kisten auf den Wagen selbst öffnen. Was wir mitbrachten war nicht wenig und doch war es so gut wie nichts dem gegenüber, was wir brauchten. Das Schlachtfeld von Königgrätz bot viel Trauriges, aber es war ein Kinderspiel gegen das, was uns hier vor Augen lag. Wir hatten kein Wasser und

[29] kein Brot. Hier thaten mir die Kisten, die nach meiner besondern Vorschrift vom leipziger Zweigverein durch Herrn Lampe-Bender gepackt waren, deren ich zwölf, für jedes sächsische Feldlazareth eine, mitgenommen hatte und die solche Dinge enthielten, die nach meiner Erfahrung auf dem Schlachtfelde ganz besonders nöthig, aber selten vorhanden sind, weil sie von den Sanitätsbehörden nicht mitgeführt werden, diese Kisten thaten mir jetzt große Dienste; außer Verbandzeug, Medicamenten, den nöthigsten Erquickungen u.s.w. enthielten sie auch Olivenöl, Laternen und kleine Lichtchen; und hätten wir das nicht gehabt, so hätten wir die Nacht im Finstern zubringen müssen. Diesen schrecklichen Mangel an allem so kaum Entbehrlichen kann man niemand Einzelnem zum Vorwurf machen,

er ergab sich aus den Verhältnissen; es fehlte an Transportmitteln und die Ortschaften waren verlassen. Am meisten mußten wir leiden unter dem Mangel an Wasser, wir empfanden recht bitter, wie viel schlimmer Durst thut als Hunger. Um nur etwas Fleischextract oder Thee zubereiten zu können, mußten wir jedes Tröpfchen Wasser, was sich in den Cisternen zusammengezogen hatte, benutzen; jeder wer nur konnte war ausgegangen, um Wasser zu suchen, aber Stunden im Umkreis war keins in hinreichender Menge und Güte zu finden. Die Zahl der Verwundeten war unübersehbar. Eine grausenhafte Nacht! Brennende Häuser, todte Menschen und Pferde wo man ging und stand; fortwährendes Ab- und Durchmarschiren der Truppen; dazu das Jammern der Verwundeten, was besonders bei den Franzosen hervortrat, während die Unserigen ihre Schmerzen weit ruhiger trugen. Da wir keine Schildwachen hatten, wechselten Unteroffizier

[30] Fleischer und einige sächsische Soldaten, die das Fahren der von den Spannbauern verlassenen Wagen übernommen hatten, als Wachmannschaften miteinander ab und erhielten uns so unsere Vorräthe. Der 19. August[25] war mit seinem Schrecken und Jammer noch nicht zu Ende: abends vermißte ich zwei meiner Pflegerinnen, Mitternacht war längst vorüber und sie waren noch nicht zu sehen; ich hielt sie für verloren; wo sollte ich sie suchen? Ich getraute mir nicht, meine Besorgniß und Angst unsern Herren mitzutheilen, diese waren selbst zu niedergebeugt von dem Erlebten; sie hatten gethan, was in ihren Kräften stand, aber solchen Anstrengungen waren sie nicht gewachsen. Ihnen und uns eine ordentliche Lagerstätte zurechtzumachen war unmöglich und doch bedurften alle so sehr der Erholung; das Einzige, was mich

---

[25] Die beiden Schlachten bei Mars la Tour am 16. und bei Gravelotte am 18. September 1870 hatten auf beiden Seiten 100.000 Verwundete und Tote gefordert.

in all diesem Elend aufrecht erhielt, war der feste Glaube an Gott und die Zuversicht, daß er helfen würde. Die Stunden der Nacht brachten die Bilder des Tages mit doppelt grellen Farben wieder vor die Seele. Welchen Jammer werden die nächsten Nachrichten in viele Familien bringen! Wie mancher brave Soldat wurde heute der Erde übergeben; auch mein engeres Vaterland hat Schweres betroffen. Diesen Nachmittag war das Begräbnis unserer Offiziere: des Generals Craushaar, seines Schwiegersohnes und vieler andern, deren Familien mir so sehr am Herzen liegen. Wie freudig schlägt sonst jede Brust bei unserer Volkshymne[26], heute haben mir ihre Klänge fast das Herz zerrissen, als sie über die Gräber der Gefallenen hin erschallten und die Fahnen sich darüber neigten. Ich konnte nicht einmal so recht aus Herzensgrunde beten. Gegen 1 1/2 Uhr kamen auf einmal die

[31] beiden vermißten Pflegerinnen mit großen Krügen voll Wasser zurück; sie hatten auf der Fahrt über das Schlachtfeld eine Wasserpfütze bemerkt; dorthin waren sie gegangen, weiter als zwei Stunden. Mitten in der Nacht über ein Schlachtfeld gehen, was das heißt, kann nur der beurtheilen, der überhaupt weiß, was ein Schlachtfeld ist.

Es waren die ersten Thränen, die ich seit längerer Zeit vergoß, Thränen des Dankes zu Gott und der Freude, daß er seine Hand so wunderbar über die Braven gehalten; denn ein Wunder war es, daß sie nicht zu Grunde gegangen. Für mich war es ein sicheres Zeichen, daß ich neuen Muth schöpfen sollte; ich gelobte aufs neue, alles zu thun, was in meinen Kräften stünde, und nicht nachzulassen in meinem Wirken; ich fühlte mich stark zum Handeln und dankte Gott, wie die Nacht vorüber war.

---

[26] Da es in Sachsen nie eine offizielle Staatshymne gab, ist wahrschlich das in den „Soldatenliedern für die Sächsische Armee“ von 1842 enthaltene Sachsenlied gemeint: „Gott sei mit dir mein Sachsenland, blüh frei und fröhlich fort.“

Wir konnten uns alle sagen, daß wir den vergangenen Tag nicht hatten verloren gehen lassen, wenn auch das, was geschah, im Vergleich zu dem großen Elend, nur ein Tropfen im Meere war. Am andern Morgen, am 20. August, ging jede von uns mit mehr Muth daran zu schaffen und Hülfe zu bringen. Wir mußten nun unser Hauptaugenmerk auf die Verpflegung richten, was hätte sonst alles andere genützt, die Verwundeten mußten erfrischt und genährt werden. Wiederum wandte ich mich hierbei an jeden gesunden Soldaten der mir unter die Hände kam, mir beizustehen, und wiederum wurde mir stets meine Bitte erfüllt. Nicht weit von St-Privat lag eine preußische Truppenabtheilung, die eine 2 auf der Schulter trugen, Artillerie des 2. Armeecorps. Sie werden es merkwürdig finden, meine gute Marie, daß ich dieselbe nicht näher bezeichnen kann, denn sie war es, die

[32] mich außergewöhnlich unterstützte; ich gäbe viel darum, wenn ich die Namen der Einzelnen, die ich mir aufgezeichnet, nicht verloren hätte. Von ihnen und einem Sachsen, Namens Walter, vom 107. Regiment, habe ich im Freien Kochen gelernt, sie haben mir Kochgeschirre zusammengesucht und die Cisternen bewacht, damit uns das Wasser nicht weggeholt würde; die Offiziere schickten nach entfernten Orten, um solches in Fässern herbeizuschaffen. Auch Commissar Schaarschmidt und einige von der wiesbadener Colonne hatten sich Fässer zu verschaffen gewußt, um Wasser zu holen. Freilich war das, was wir nun bekamen, sehr schlecht, aber es war doch ein großes Glück, daß wir überhaupt welches hatten. Von einer preußischen Militärproviantcolonne, die durch St.-Privat durchpassirte, und die ich anhielt, bekamen wir Reis, Salz, Kaffee und lebendes Vieh. Auch etablirte sich hier das erste Feldlazareth unsers Armeecorps unter Stabsarzt Dr. Pfotenhauer, der mit großer Energie zu Werke ging. Der wachthabende Offizier, dessen Namen

mir leider auch entfallen, unterstützte uns ganz vortrefflich; er ließ die Todten durch seine Soldaten in dem Orte zusammensuchen und begraben; die Massen der todten Pferde wurden dadurch fortgebracht, daß man Züge an ihre Beine befestigte und die Thiere dann mittels vorgespannter Pferde aus dem Dorfe schleifte.

Endlich kamen auch noch Wagencolonnen gefahren, um die transportabeln Verwundeten abzuholen. Ich fühlte Boden unter den Füßen; es war als wenn Gottes Segen auf allem ruhte, was wir begannen; man hatte uns als die erkannt, die wirklich nützen wollten, einerlei in welcher Gestalt. Offiziere und Soldaten kamen uns

[33] entgegen; selbst aufs höchste erschöpft, waren sie doch immer zur Hülfe bereit.

Unter unsern Verwundeten war Oberlieutenant von K. und von B., Hauptmann von B. und ein Freiwilliger B. (letztere zwei sind nicht zu retten), ferner Oberlieutenant von M. vom Augusta-Grenadierregiment hier im Pfarrhause untergebracht; auch dieser ist ziemlich schwer verwundet, aber doch nicht hoffnungslos. Gott sei Dank, daß Pfotenhauer da ist und die Schwerkranken Lagerstätten finden. Es ist doch gar zu hart, wenn die armen Verwundeten bei einer solchen Opferfreudigkeit noch so viel entbehren müssen; denn alles, was man thut, ist ja nur so wenig. Wie schrecklich, wenn Brot und Wasser kaum zu schaffen ist! Wir hatten schon seit mehrern Tagen kein Brot. Sie können nun denken, mein theures Herz, wie ich jubelte, als der Diener des Herrn Oberlieutenant v. K. zu mir trat und mir mit freudestrahlendem Gesichte meldete, er habe eine Kammer mit Mehl entdeckt· Daß ich mich hier nicht besann zuzugreifem brauche ich wol nicht erst zu sagen. Es handelte sich nun darum, Sauerteig zu schaffen; Backöfen waren vorhanden. Es wurde ein Pferd aufgetrieben, und der Entdecker des Mehles, der, wie sich herausstellte,

Fleischer und Bäcker in einer Person war (er hieß Günther), mußte eine Feldbäckerei aufsuchen und Sauerteig auftreiben, und er suchte nicht vergebens. Jetzt war uns geholfen, denn der Mehlvorrath war ziemlich bedeutend. Auch hatten wir noch Gehülfen unter den Soldaten gefunden; nun wurde geschlachtet, gebacken und gekocht, meine Pflegerinnen konnte ich zu den Verwundeten schicken, denn ich behalf mich mit den Soldaten. Im Laufe des [34] Vormittags hatte man noch eine große Masse Geschirre zum Kochen u. s. w. zusammengesucht und herbeigetragen; und nun war unsere Thätigkeit geregelt wie eine Maschine, indem alles zusammengriff und Hand in Hand wirkte.

Der Abend des 20. August hatte schon etwas Ermuthigendes für uns. Obgleich noch mehrere tausend Verwundete in dem kleinen Orte lagen, wovon reichlich zwei Drittel Franzosen waren, so hatten wir doch schon eine Art Uebersicht gewonnen, natürlich nur soweit sie in solchen Verhältnissen möglich ist; und daß wir etwas thun konnten, verdanken wir der Aufopferung unserer Herren, besonders aber der thatkräftigen Unterstützung der gesunden Soldaten. Jeder legte Hand an, wo es galt, selbst wenn er noch so ermüdet war. Man behandelte mich mit so viel Rücksicht, daß ich mich, so müde und erschöpft ich selbstverständlich sein mußte, doch aufrecht erhalten konnte. Meine Pflegerinnen leisteten Uebermenschliches. Man mache sich nur ein Bild von der Situation und den Anforderungen, die sie stellte, wo fast jedes Plätzchen, das vielleicht noch nie Menschen aufgenommen, Verwundeten zur Lagerstätte diente. Unerschrocken durchsuchten die Pflegerinnen jeden Winkel bei spärlichster Beleuchtung, denn wir hatten uns immer noch kein Licht weiter verschaffen können; das, was ich mit mir führte, war das einzige, und wir mußten damit sehr sparsam umgehen. Meine beiden freiwilligen Pflegerinnen, erlagen zuletzt doch den anhaltenden Strapazen;

die andern aber hielten muthig aus, sie hatten sich Sectionen gebildet und übernahmen abwechselnd die Nachtwache, während ich mich einige Stunden niedergelegt hatte. Die Soldaten – Walther an der Spitze – kochten die

[35] ganze Nacht hindurch, damit diejenigen, die am andern Morgen auf den Transport kämen, nicht ganz hungerig abzugehen brauchten; von einer vollständigen Verpflegung mußte allerdings abgesehen werden. Obgleich ich sehr gespart hatte, so waren die Mittel, die ich mit mir führte, doch erschöpft. Mir blieb aber die frohe Hoffnung auf neue Vorräthe, da Herr Kürsten, der nach Dresden gegangen war, um welche zu holen, jede Stunde zurückerwartet wurde.

Am 21. August ganz in der Frühe kamen mehr als funfzig Soldaten geführt von einem preußischen Offizier und mehrern Unteroffizieren, sie brachten große Feldkessel geschleppt. Der Offizier sagte mir in der herzlichsten Weise, wie er einsehe, daß wir allein es nicht erzwingen könnten, er habe deshalb im Bivuak Kaffee kochenlassen und ich möchte über seine Vertheilung bestimmen; zugleich erklärte er sich bereit, auch für mehrere hundert Mann Fleisch und Gemüse kochen zu lassen. Es war preußische Infanterie. Schelten Sie mich nicht, meine gute Marie, daß ich weder den Namen des Offiziers, noch die Nummer des Regiments nennen kann; ich hatte sie mir aufgeschrieben, aber in dem so großen Wirrwarr sind meine sämmtlichen Notizen verloren gegangen; ich werde mich aber bemühen, die Namen dieser Helfer in der Noth wieder zu erfahren; denn so viel Edelmuth und Gefühl für die Kameraden ist ein leuchtendes Beispiel, das nicht mit Stillschweigen übergangen werden darf. Wie ganz anders sind doch unsere Kinder als die Franzosen; es sind hier eine Menge französischer Aerzte, aber nur wenige kümmern sich um ihre Verwundeten und sie kommen einem dabei vor, als wären sie von Sinnen. Wir haben, was wir

[36] hatten, redlich mit ihnen getheilt. Herr von Götz, der uns verlassen hat, um die andern Ortschaften aufzusuchen, hat stets nach dem Princip der Internationalität gehandelt, und Herr von Kiel, der der französischen Sprache mächtig ist, hat sich meist mit um die Franzosen gekümmert. Gegen Abend kam der Johanniter Baron von Heineke, ein in Berlin lebender Russe, zu uns mit einer großen Anzahl Wagen voll Liebesgaben; er überließ uns eine ziemlich bedeutende Menge Vorräthe und ermahnte uns, nicht zu sparen; er käme in einigen Tagen wieder. Als es finster wurde, war ich fast verstimmt, daß ich noch eine große Masse Essen übrig hatte; unsere Herren, die das Vertheilen der Speisen mit besorgten, wurden damit fast überall abgewiesen, alle, auch die Franzosen, waren vollständig satt; es wäre mir schrecklich gewesen, wenn das Essen hätte verderben sollen. Im Buch des Schicksals war es aber anders beschlossen. Es kam aus St.-Marie ein Herr zu uns (er war mit sehr viel Orden geschmückt, ich glaube er war Arzt), dieser schil-. derte uns, was für Noth dort herrsche und wie viele so gut wie noch gar nicht gegessen hätten; die Anzahl der dort liegenden Verwundeten wäre so groß, daß sie, obwol fünf Lazarethe eingerichtet seien, sie doch noch nicht übersehen werden könnten. Wir waren nun sehr erfreut, daß ich noch für mehrere hundert Essen übrig hatte; der Herr war sofort bereit, dasselbe nach dem dreiviertel Stunde von St.-Privat entfernten St.-Marie schaffen zu lassen.

Inwischen kam auch Herr von Lüttichau und Herr von Götz; ersterer sagte mir, daß ich, da ich hier nicht, mehr so nothwendig sei, nach St.-Marie gehen sollte. Es wurde mir nicht leicht, St.-Privat schon wieder zu

[37] verlassen; ich hatte ja hier kaum erst Boden unter den Füßen gewonnen; auch waren Herr von Boxberg, von Kiel und Schaarschmidt krank und durften, wenn ihr Zustand nicht bedenklich werden sollte, nicht länger

da bleiben; von meinen Pflegerinnen konnte ich auch auf zwei nicht mehr rechnen, denn die eine war in ihrer Gesundheit zu sehr angegriffen und die andere paßte nicht für diese Verhältnisse; und die übrigen waren doch anhaltend zu sehr angestrengt gewesen, als daß ich nicht um sie fürchten sollte. Aber trotz alledem mußte ich doch thun, was die zwingenden Umstände erheischten, und ich ließ sofort einpacken, was in St.-Privat nicht mehr gebraucht wurde, hauptsächlich Geschirre, da Herr von Lüttichau sagte, daß wir in St.-Marie nichts finden würden. Auf Wunsch des Herrn von Lüttichau schickte ich noch denselben Abend meine Sachen nach St.-Marie,und versprach, den andern Morgen nachzukommen. Ich berieth mich nun noch mit Herrn Oberstabsarzt Pfotenhauer über die Versorgung unserer Pfleglinge und er beorderte einen Stabsarzt in das Pfarrhaus, damit die Schwerverwundeten, besonders Herr von B., von K. und von M., die unser Fortgehen sehr beklagten, zuverlässige Hülfe hätten. St.-Marie war zum Glück nicht weit entfernt, und so konnte ich ja mit Dr. Pfotenhauer in Verbindung bleiben. Den andern Morgen überließ ich es den drei Mädchen, die bisher ungebeugt bei mir ausgehalten hatten, ob sie mit den beiden andern und unsern Herren nach Hause gehen oder bei mir bleiben wollten; ebenso wurde es mir freigestellt. Ich konnte unmöglich zurückkehren, und wie sehr war ich gerührt, als mir die zwei Albertinerinnem Agnes Aßmann und Marie Heinze und meine

[38] Dienerin Marie Schneider, erklärten, sie würden bei mir bleiben und hingehen, wo ich hinginge. Schwer war mir zu Muthe, als sich unsere Herren, die sich einem Transport Verwundeter anschlossen, zum Aufbruch anschickten; mir stiegen allerhand Zweifel auf, ob meine Kräfte ausreichen würden, ob ich wol würde meine Aufgabe lösen können. In dem Augenblick, als sich die Wagen in Bewegung setzen, kommt Herr Kürsten und ich muß ge-

stehen, eine größere Freude habe ich wol selten empfunden; der brave junge Mann hatte sich tapfer durchgeschlagen. Ich sah es als ein gutes Zeichen für mich an, und mein Entschluß war fester denn je, auszuhalten und Gott anheimzustellen, was er über mich beschließen würde. Herrn Kürstens Sendung war freilich nicht von Erfolg gekrönt worden; in Manheim, wo er eigentlich Mittel erhalten sollte, hatte man ihm nichts gegeben; er war gezwungen nach Dresden zu gehen. Hier war es ihm nicht viel besser gegangen. General von Reitzenstein[27] hatte ihm zwar aus besonderer Rücksicht auf mich einiges mitgegeben; Geld aber, um das ich dringend gebeten, war ihm verweigert worden. Und hätte Herr Kürsten sich nicht von meinem Mann etwas Geld für mich geben lassen, so würde ich nicht gewußt haben, was ich anfangen sollte. Wüßten diese Herren, was sie durch dieses engherzige Gebaren gerade hier verbrochen, ich glaube kaum, daß sie ruhig schlafen könnten. Ich hatte zwar vom Vereine 300 Thaler mitbekommem damit aber doch bisher den ganzen Transport geführt; sechs Pflegerinnen und ein Depotdiener waren meiner Führung anvertraut, in Alzey und Homburg hatte ich den maroden Soldaten, die weiter geschafft werden sollten, weil sie von ihren Truppentheilen ab-

[39] geschnitten waren und deshalb keinen Pfennig Geld besaßen, kleine Unterstützungen gewährt, damit sie auf dem Weitermarsche in der Sonnenglut sich, wo sie nichts erhielten, etwas Erfrischung verschaffen könnten. Zwar

---

[27] Generalmajor Eduard Christoph Freiherr von Reitzenstein, 1800–1871, war Vorsitzender des Landesvereins zur Pflege im Felde verwundeter und erkrankter Krieger im Königreiche Sachsen. Ab August 1870 war er der vom Commissar und Militär-Inspectuer der freiwilligen Krankenpflege beim dem Norddeutschen Bundesheere ernannte Delegierte für das Königreich Sachsen. Er hatte die Aufgabe, die freiwillige internationale Hilfstätigkeit einheitlich zu leiten. Freiherr von Reitzenstein war 1867 von der Pariser Rotkreuz-Konferenz mit einer Silbermedaille ausgezeichnet worden.

verstößt dies gegen unsere Statuten, nicht aber gegen die Humanität; man tadelt mich zwar von der Verwaltung aus, aber die Geber, deß bin ich sicher, werden mich deshalb nicht schelten. Es ist unverzeihlich, wenn hinter dem grünen Tisch Engherzigkeit Raum faßt. Aber auch solche Kränkung muß mit in den Kauf genommen werden; mein Muth soll durch dieses Gebaren nicht erschüttert werden.
Der gute Kürsten war thatkräftig zur Hand, vergaß seine Strapazen und machte sich auf den Weg, um aus dem Depot in Remilly Mittel für uns zu holen; Götz, dem er von Haus aus als Secretär bestimmt war, bedurfte seiner nicht, mir aber konnte er bei seiner Vielseitigkeit großen Nutzen schaffen.

Ich mußte nun in St.-Marie wieder von vorn anfangen, hatte aber Glück, denn der Erste, der mir begegnete, war der Generalstabsarzt Dr. Löffler[28]. Er machte mich sofort auch mit dem Chefarzt Dr. Valentini bekannt, indem er mich demselben aufs wärmste empfahl. Kammerherr von Lüttichau, Graf Rex und Herr von Stammer waren hier und verfügten über nicht unbedeutende Vorräthe. Was mich sehr freute, war, daß auch Generalarzt Dr. Benno Schmidt aus Leipzig hier war; auch das Lazarethdepot unter Oberlieutenant von Criegern kam hierher, und so ging es besser, als wir erwartet hatten. Wir suchten nun Herr der Situation zu werden und richteten unser Augenmerk besonders aus die Ver-

[40] pflegung. Auch hier gab es kein Wasser; Eis fehlte leider gänzlich, und was das bei Schwerverwundeten sagen will, kennt wol ein jeder. Brot hatten wir aber

---

[28] Dr. Friedrich Löffler, 1815–1874, preußischer Generalarzt, nahm für das Königreich Preussen 1863 an der internationalen Konferenz in Genf teil und unterzeichnete 1864 für Preußen die erste Genfer Konvention. Auf der Pariser Rotkreuz-Konferenz 1867 wurde er mit einer Silbermedaille ausgezeichnet.

aus unsern Mehlvorräthen von St.-Privat, und ehe die zu Ende gingen, war bereits wieder ein großer Vorrath von Weizen entdeckt worden. Auch hier fanden wir von seiten der mobilen Truppen große Unterstützung. Der Oberlieutenant Heller läßt in einer in der Nähe befindlichen Mühle unter Aufsicht des Militärs den gefundenen Weizen mahlen, und ich lasse ununterbrochen backen, sodaß wir Brotmangel hier nicht mehr zu befürchten haben. Auch durch das Commando des Herrn Oberlieutenant von Criegern haben wir wesentliche Unterstützung; er hat zwar nur 60 Mann, aber sie stehen uns fast alle zur Verfügung.

Unser 5. und 6. Feldlazareth unter Oberstabsarzt Nedon und Tanner, und drei preußische, das 6., 7. und 8. vom Gardecorps, sind hier etablirt. Der Krankenbestand überstieg anfänglich 6000 Mann und bei unserer Ankunft waren noch zwei Drittel derselben da. An Differenzen fehlte es da nicht. Da wo alles durch die Umstände so sehr erschwert ist, gibt es doch mitunter Momente, wo der eine oder andere beginnt unmuthig zu werden. In der Hauptsache aber war ein Zusammenwirken sehr bald erzielt, und ich darf wol ohne Ueberhebung sagen, daß ich dabei nicht unthätig geblieben bin. Die Hospitalverwaltungen und besonders die Aerzte thun mir so leid, die ungünstigen Ortsverhältnisse drücken sie nieder, und doch muß gehandelt werden. Die Kirche ist mit Verwundeten fast überfüllt. Es ist rührend, wie die Aerzte und das ganze Sanitätspersonal sich dieselben angelegen sein lassen, wie

[41] sie die Patienten aus der Kirche heraustragen auf den Friedhof in die frische milde Luft an ein sonniges Plätzchen und sie sorgsam in ihre Decken hüllen oder dieselben neben ihnen aufhängen, daß sie vor jedem Zug geschützt sind. Manchen haben sie ihr Lager auf einem Leichensteine zurecht gemacht. Da liegen nun Deutsche und Franzosen, die sich eben noch wüthend bekämpft, friedlich nebeneinander

auf einem Friedhofe, sie die Lebenden, die erst ihr Leben eingesetzt und es jetzt doch nicht lassen möchten, unter den Todten. Vorüber ist alle irdische Leidenschaft, hier herrscht Friede und Versöhnung.
Am 23. August nachts kam uns eine seltene Hülfe: fünf englische Damen, in Begleitung des Herrn Dr. Anderson und noch einiger Herren mit einem Transport sehr bedeutender Vorräthe. Obgleich ich kaum wußte, wo ich die Damen unterbringen sollte, so war ich natürlich sehr erfreut über solche unerwartete Hülfe. Ich überlegte nicht lange und suchte ein Behältniß für sie zu beschaffen, so gut ich es eben im Stande war, es war eine Art Bodenkammer in zwei Abtheilungen. Die Sachen, welche die Damen mitbrachten, waren wahrhaft musterhaft: Instrumente, prachtvolle Gummigegenstände, Medicamente, Milch- und Fleischextract in großen Massen, kleine Filter, die auch das schlechteste Wasser genießbar machten, und schönes Verbandzeug. Es gab anfangs einige Schwierigkeiten, denn die Engländer wollten ihre Sachen selbst verwalten, was den Bestimmungen unserer Herren entgegen war; aber man einigte sich bald, da man Hülfe sehr nothwendig brauchte. Ich überzeugte mich, daß die Damen in einem geregelten Hospitale Bedeuteudes geleistet haben würden, für die hiesigen Verhältnisse aber

[42] paßten sie nicht, dazu fehlte es ihnen besonders auch an praktischem Ueberblick. Es waren Damen von durchgängig höherer gesellschaftlicher Bildung, und um so dankenswerther war es, daß sie solche Strapazen und Entbehrungen freiwillig auf sich nahmen.

Kaum hatte ich mich hier ein wenig eingerichtet, so hätte ich eigentlich schon wieder weiter gehen sollen, denn Graf Rex, Herr von Götz und Herr von Stammer wurden abgerufen. Dagegen kamen hierher die Johanniter Major von Ustin und Herr von Zschanimer und ein Depotverwalter, Herr Schott aus Frankfurt a. M., der,

soviel ich weiß, auch in London ein Geschäft hat. Wollte
ich mein begonnenes Werk nicht im Stich lassen, so
mußten wir hier bleiben; ich verständigte mich mit unsern
Herren dahin, daß, wenn sie mich brauchten, sie mich sofort
rufen lassen möchten. Anfänglich war es für uns nicht
leicht, wir mußten uns erst das Vertrauen der neu-
angekommenen Herren erwerben; doch es gelang uns bald.
Ein Glück für uns, daß Oberlieutenant von Criegern
noch hier blieb. Kurz nach der Abreise unserer Herren
kam Herr Heineke mit einer großen Sendung, die
er mir in St.-Privat versprochen; er hatte mich be-,
reits dort gesucht und da er mich da nicht mehr an-
getroffen, mehreres an die Lazarethe abgegeben; das
übrige brachte er uns hierher. Auch Herr Kürsten kam
am 25. August mit fünf Wagen voll Wünschenswerthem
aus Remilly zurück; auch von Corny aus, aus dem Depot
des Herrn Baron von Zedlitz, wurden wir lebhaft unter-
stützt, und so waren wir über den Berg. Ich konnte
schon wieder Sachen, die hier nicht mehr gebraucht wur-
den, zurückstellen, damit, wenn ich abgerufen würde, ich

[43] nicht mit leeren Händen zu gehen brauchte. Auch die
übrigen Hospitäler, hauptsächlich St.-Privat, leiden keine
Noth mehr; wir stehen mit ihnen in Verbindung und
unsere Herren besuchen sie häufig.
Was uns viel Kummer und Sorge machte, war die
Evacuation nach Pont-à-Mousson; einen so weiten Trans-
port von zehn Stunden vertragen nur wenige, und doch
mußten die armen Menschen fortgeschafft werden; es
zeigt sich hier die Ruhr und auch der Typhus, die Hitze
macht die Ausdünstung der Schlachtfelder immer bedroh-
licher. Wenn man gar nicht weiß, wo aus noch ein, da
sendet Gott oft schnelle Hülfe. Ich war von Ars aus,
das 2 1/2 Stunden von hier entfernt ist, aufmerksam ge-
macht worden, daß von da täglich leere Eisenbahnwagen
zurückgingen, und daß man die Kranken anstatt nach

Pont-à-Mousson doch lieber nach Ars bringen und von da aus mit der Eisenbahn weiter befördern möchte; es gelte nur, die Sache zu vermitteln. Ich berieth mich mit dem Generalarzt Dr. Schmidt; er stellte mir seinen Wagen zur Verfügung und ich fuhr mit Herrn von Görtz (einem Freunde von Hans von Berlepsch, den ich, wie Sie wissen, vom Jahre 1866 her hoch achte) nach Ars. Von den Eisenbahnbeamten sowol als auch von seiten des Etappencommandos wurde unser Vorhaben auf das bereitwilligste unterstützt; ich fand unter den erstern Bekannte von 1866 her, und Herr von Görtz kannte mehrere Offiziere, und so erreichten wir unsern Zweck vollständig. Es wurde uns gesagt, daß jeden Tag um 11 Uhr morgens ein Zug von Ars nach Heidelberg abgehen sollte; wir hätten nur dafür zu sorgen, daß die Kranken zur rechten Zeit in Ars eingebracht würden, denn die Züge müßten noch bei

[44] Tage über die Grenze kommen, da man auf französischem Gebiete nachts nicht fahren könne. Das war nun ein großes Glück! Nun konnten wir, was irgend transportabel war, von den Schlachtfeldern fortbringen, und die, welche zurückbleiben mußten, um so besser versorgen. Da die Lazarethe in Ars und Corny viel günstiger als die unserigen gelegen waren, so wurde beschlossen, es sollten erst die dem Schlachtfelde am nächsten und so viel ungünstiger gelegenen geräumt werden.

Ich hätte wol kaum gedacht, daß ich meinen Geburtstag in der zweiten Hälfte meines Lebens zweimal auf dem Schlachtfelde zubringen sollte[29]. Was drängen sich einem da für schmerzliche Betrachtungen auf! Man freut sich wol, etwas errungen zu haben, doch wenn man es genauer betrachtet, ist es dem großen Jammer gegen-

[29] Marie Simons Geburtstag ist der 26. August 1824. 1866 war sie an ihrem Geburtstag auf den böhmischen Schlachtfeldern; 1870 in St.Marie-aux-Chenes in der Nähe von Metz.

über ein Nichts. Warum sind die physischen Kräfte so wenig ausgiebig! Es ist fürchterlich, wenn man sich fragen muß, wirst du morgen noch etwas leisten können? Ist es überhaupt nicht vermessen, was du thust? Meine Pflegerinnen haben eine nach der andern Ruhranfälle bekommen, auch mir ging es nicht besser; wir wollten uns alle nicht werfen lassen und haben es vermocht, uns aufrecht zu halten. Ob es aber nicht auf Kosten unserer Gesammtkräfte geschieht? Habe ich ein Recht, daß ich zulasse, daß sich die Kinder nicht schonen können? Was wird aus ihnen werden, wenn ich unterliege! Alle diese Skrupel machen mir täglich Sorge und Qual, und doch ist es ein Etwas, das mich zum Handeln treibt; ich will auch deshalb nicht mehr grübeln, sondern es ganz der Vorsehung überlassen, wie sie mich führt. Habe ich doch Ursache zufrieden zu sein mit dem, was wir erreichten.

[45] Wie glücklich fügte es sich nun wieder, daß ich in Ars Bahnbeamte traf, die ich von 1866 her kannte und die sich in Opferfreudigkeit für die Verwundeten ihren ohnedies schon so schweren Dienst freiwillig noch schwerer machten.

Durchaus keine leichte Sache ist es, bequeme Wagen aufzutreiben, um die Schwerverwundeten so weit transportiren zu können. Viele müssen deshalb nun doch hier bleiben, und jeder Tag in dieser Atmosphäre ist so gefährlich, selbst für die Gesunden! Graf Solms und Graf Stolberg und mehrere Johanniter bieten alles auf, um den Transport zu ermöglichen. Unsere Aerzte sind in Verzweiflung; die Entbehrungen und Anstrengungen sind kaum zu beschreiben, und die Unmöglichkeit, mit aller Mühe und Sorgfalt vieles doch nicht erreichen zu können, ist unsaglich niederdrückend. Deshalb ist es immerhin ein Glück, daß wir die Verwundeten zum Theil fortbringen, den Transport von zwei bis drei Stunden halten doch viele aus, die sonst ganz zu Grunde gehen müßten.

Nun muß ich Ihnen noch erzählen, wie ich es in diesen wenigen Tagen hier eingerichtet habe. Als ich hierher kam, hatten unsere Herren, Graf Rex, Kammerherr von Lüttichau und die genannten Herren, von einem ziemlich großen Hause, ähnlich unsern Bauernhäusern, die untern Räume in Beschlag genommen, bestehend aus zwei Stuben und einem Vorhaus, da wohnten sie mit ihren Bedienten und hatten auch ihre Vorräthe aufgestellt. Der Schuppen und die obern Räume des Hauses, eine Art Boden in zwei Abtheilungen, von denen die eine gedielt, die andere zur Aufbewahrung von Getreide bestimmt war und direct mit

[46] der Scheune in Verbindung stand, sollten, so war es bestimmt, zur Aufnahme von Verwundeten dienen, da deren Unterbringung so sehr schwer war. Was konnten wir Gesunde aber für die Verwundeten und Kranken thun, wenn wir kein Local für uns hatten? Und Kranke können nicht wohl in einem und demselben Raume mit den Vorräthen untergebracht werden. Mein Plan war schnell entworfen, ich suchte den Chefarzt auf, und da mich Generalarzt Löffler demselben auf das wärmste empfohlen hatte, so hatte ich bald meine Absicht erreicht. Das Haus wurde ganz zu unserer Verfügung gestellt; und da die Küchenräumlichkeiten hier bei weitem nicht ausreichten, suchte ich noch ein kleines Nachbarhaus für diese Zwecke einzurichten. Wir übernahmen die Verpflegung der Kranken, die in den Häusern umher lagen, und auch für unsere Herren ließ ich mir angelegen sein zu sorgen, soweit es eben die Umstände und die Mittel erlaubten.

Da nun ein größerer Raum für uns gewonnen war, so machte ich es möglich, daß man sich zuweilen, besonders abends, dort zusammenfand. Unsere Herren, die Chefärzte, die Offiziere vom Commando hatten auf diese Weise einen Mittelpunkt gefunden, und das war für die gemeinsame Sache von großem Werth. Wie leicht fassen bei so großer Ueberbürdung von Obliegenheiten allerhand Misverständnisse Platz, und wie viel Zeit und Kraft geht durch eben solche Misverständnisse dem Ganzen, für das doch jeder arbeiten will, verloren. Indem man sich öfter sah, verstand man sich aber leichter und arbeitete sich nun mehr in die Hände. Das erstaunte Gesicht des Grafen Rex schwebt mir noch vor den Augen, als ich am zweiten Abend meines Aufenthalts zu ihm sagte,

[47] er möchte die Chefärzte zum Abendbrot einladen, und er mir zur Antwort gab: „Aber wir haben ja nichts." Ich beruhigte ihn jedoch über diesen Punkt, und so nahm er meinen Vorschlag an. Mir war um den Küchenzettel nicht bange, da es uns an frischem Fleisch nicht mangelte; auch hatte ich mir bereits Kartoffeln zu verschaffen gewußt. Bisher hatten sich unsere Herren recht traurig behelfen müssen, sie lebten meist von Schinken, Wurst und Brot, aufgelöstem Fleischextract u.s.w., und was ihnen von ihren Bedienten gekocht wurde, war nicht besonders schmackhaft. Als ich daher mit einer guten Griessuppe debutirte und später noch Thee auftrug, war man sehr zufrieden. Es hat mich oft gerührt, wenn ich sah, wie diese Herren, die doch meist tüchtig verwöhnt sind und die hier wahrlich keine leichte Aufgabe hatten, sich oftmals mit so Wenigem begnügten. Bei der schlechten Verpflegung und der ungesunden Atmosphäre geht es sehr über die übermäßig angespannten Kräfte, ja über die Gesundheit. Die Ausdünstungen hier sind schrecklich, man wird es erst gewahr, wenn man in anderer Luft gewesen ist; als ich von Ars zurückfuhr, wo viel Wasser und Wald ist, fiel mir der Unterschied recht auf. Ich mußte bitterlich weinen, weil ich die Armen von ganzer Seele beklagte, die gezwungen sind, hier auszuhalten; daß ich dabei nicht an mich dachte, werden Sie mir, meine liebe Freundin, glauben. Es haben sich auch bereits Cholerafälle gezeigt, nicht im Orte selbst an den Verwundeten, aber an den eingebrachten Maroden.

Am 27. August früh erklärten unsere Engländerinnen, daß sie in dieser Thätigkeit nicht ferner bleiben wollten, sie wünschten in geregelte Hospitäler zu gehen. Es gab

[48] Differenzen, da sie ihre Sachen, über die Herr von Götz als Delegirter bereits quittirt hatte, wieder mit fortnehmen wollten. Es würde mir leid gethan haben, wenn wir nicht in voller Eintracht hätten scheiden können; bei uns gab es jetzt keine große Noth mehr und es war ja gleich, wo die Damen ihre Sachen verwertheten; so trat ich denn vermittelnd dazwischen, und sie nahmen nur die vollen Kisten mit; alles, was angerissen war, blieb zurück. Sie überließen mir 1 1/2 Centner Fleischextract, auch Milchextract, Verbandzeug, verschiedene Instrumente und Medicamente und manches andere recht Nützliche. Ich beklagte ihren Fortgang, wenn ich auch eine Sorge weniger hatte, denn ich mußte doch für ihre Verpflegung mit aufkommen, und der Raum, den sie einnahmen, fehlte mir sehr. Es ist ein eigenes praktisches Volk, die Engländer! Sie hätten sehen sollen, meine gute Marie, wie sich diese Damen ihre Bodenkammern so comfortabel eingerichtet, alte Kisten zu Toilettentischen umgewandelt u.s.w. Ich möchte wissen, ob sie nach der Methode der Miß Nightingale[30] geschult waren; überhaupt läge mir viel daran die freiwillige Krankenpflege in England selbst

---

[30] Florence Nightingale, 1820–1910, entwickelt nach ihren Erfahrungen im Krimkrieg ein Organisations- und Ausbildungsmodell in der Krankenpflege: Berufsanfängerinnen werden vor allem durch erfahrene Pflegekräfte ausgebildet. Learning by doing ist das wesentliche Prinzip in der 1860 gegründeten Nightingale School of Nursing im Londoner St. Thomas' Hospital. Damit revolutioniert sie die bis dahin von Ärzten dominierte Krankenpflege. Im Gegensatz zu Henry Dunant, der auf zivile, im Friedenszeiten geschulte Freiwillige setzt, sieht sie die Zuständigkeit für die Hilfe auf den Schlachtfeldern ausschließlich bei der staatlichen und militärischen Verwaltung. Auf der Pariser Rotkreuz-Konferenz 1867 erhält Floirence Nightingale eine Goldmedaille. Marie Simon wird von Zeitgenossen „die deutsche Nightingale" genannt.

in der Ausübung zu sehen. Ich muß gestehen, daß mir die Damen, wenn sie auch für die wirren Verhältnisse unsers Schlachtfeldes nicht geeignet waren, doch imponirten; in geregelten Hospitälern hätten sie, wie ich schon erwähnte gewiß sehr Tüchtiges geleistet wenn auch nicht in Militärlazarethen, wo selbstständiges Handeln der Pflegerinnen nicht ausführbar ist.
Unsere sächsischen Felddiakonen machen mir recht viel Freude; das Vorurtheil was man bei der Gründung dieses Instituts hatte, war ganz unbegründet. Haupt-

[49] sächlich ist Herr Pastor Petzold mit seinem thätigen und dabei so bescheidenen Wesen ein gutes Beispiel, alle gehen mit einer wohlthuenden Pietät zu Werke. Die von Dr. jur. Strecker geführten offenbacher Felddiakonen, die uns hier sehr unterstützt haben, sind mit Herrn von Lüttichau weiter vorgegangen. Auch Barmherzige Schwestern (wir verdanken sie der Vermittelung des Malteserritters Grafen Saurma) pflegen hier; glücklicherweise herrscht zwischen den verschiedenen Vereinen recht gutes Einvernehmen.

Wenn ich nach Hause komme, werde ich eine mich alterirende[31] Angelegenheit genauer untersuchen; es sind mir zwölf Albertinerinnen gesandt worden, und heute erfuhr ich, daß ein Herr von M., der sie hergeleiten sollte, sie in Saarbrücken im Stiche gelassen hat. Sollte sich das bestätigen, dann weiß ich nicht, wie das der Herr verantworten will. Mein Gott, welchen Nutzen hätten sie schaffen können, wenn wir am 19. August[32] über sie hätten verfügen können!
Nun gebe nur Gott, daß es keine neue Schlacht gibt, ehe wir hier aufgeräumt; es würde mir wehe thun, wenn

---

31 sich aufregen, sich ärgern.

32 Gemeint sind die Schlachten von Mars-la-Tour und Gravelotte mit 100.000 Toten und Verwundeten auf beiden Seiten.

ich weiter sollte, ohne zu wissen, was aus den Zurückbleibenden wird. Major A. wird wol nicht sobald fortkönnen. Oberstlieutenant von K., der evacuirt werden sollte, zieht vor, hier zu bleiben; hoffentlich hat er es nicht zu bereuen. Oberlieutenant B. ist nicht zu retten. Die Generale von Geyer und von Linke sind hier, um ihre verwunderten Söhne zu pflegen. Mit Hauptmann von B. geht es sehr schlecht; es ist nur gut, daß er keine Schmerzen hat. Der Freiwillige wird auch schwerlich davonkommen. Oberlieutenant von Criegern macht

[50] mir rechte Sorge; ich fürchte, er bekommt den Typhus. Den übrigen Offizieren geht es leidlich und sie werden sobald als möglich auf den Transport gebracht werden.

Aus den benachbarten Hospitälern bekomme ich öfters Nachrichten, da viele Aerzte hier fassen, und es ist mir immer recht leicht ums Herz, wenn sie nicht mit leeren Händen wieder fortgehen müssen. Leider kann ich die in der Umgegend liegenden Verwundeten nicht selbst aufsuchen, da mir die Zeit zu knapp zugemessen ist; es thut einem schon wohl, wenn man nur ein wenig mit für sie sorgen kann. Freilich bringt es der Seele eine größere Befriedigung, wenn man sich um die einzelnen Kranken und Verwundeten selbst kümmern und sich ihrer Pflege widmen kann; aber ihre Versorgung im großen, die Verpflegung der Massen, ist doch auch eine lohnende und sehr nöthige Thätigkeit. Die Erfahrungen, die ich auf diesem Gebiete sammele, hoffe ich, so Gott will und ich gesund nach Hause komme, zum Nutzen des Ganzen recht gründlich zu verwerthen.

Was wird der nächste Tag bringen? Es liegt eine drückende Schwüle in der Luft, man spricht von einer baldigen entscheidenden Schlacht; ich male mir mitunter traurige Bilder. Ich kann Ihnen nicht sagen, meine theuere Freundin, wie schrecklich mir zu Muthe ist. Es ist, als ob eine Nemesis[33] dieses Frankreich vernichten wollte. Unser Kronprinz hat die stolzesten preußischen Truppen, die Garde, mit unter seinem Befehle; hier vor Metz hat dieselbe furchtbare Verluste gehabt, und doch soll sie, wie man hört, wieder zuerst mit zur Aktion kommen. Auch unsere Kinder, die sich hier so brav geschlagen, sollen mit dabei sein.

[51] Man sagt, die Truppen marschirten auf Chalons zu; dann heißt es wieder, sie hätten plötzlich ihren Marsch geändert. Sollte es zu einer großen Schlacht kommen, dann ist meines Bleibens hier nicht länger; dann gilt's; denn gerade unmittelbar danach fehlt es ja stets am meisten. Wenn nur meine Kräfte ausreichen! Unsere Herren werden mich wol rufen lassen, nur ist kein Verlaß darauf, da alle Verbindungen gestört sind; es ist schrecklich, abgeschnitten zu sein; man bekommt zumeist die Nachrichten so spät, daß sie keinen Werth mehr für einen haben, und muß sich in seinen Entschlüssen oft vom Ungefähr bestimmen lassen.

Heute gab es vor Metz einen Ausfall; es wird tüchtig geschossen. Krankheiten aller Art sollen in der Festung sein, man spricht von vielen Tausenden, die am Typhus daniederlägen. Die wenigen Bewohner, die hier sind, machen einen traurigen Eindruck.

Den 29. August traf mich die Todesnachricht des Hauptmanns von Berlepsch und des Oberlieutenants von Blohm. Obgleich ich darauf vorbereitet war, so hat es mich doch tief ergriffen. Ich danke nur Gott, daß die Evacuation nach Ars im Gange ist; unsere Herren nahmen sich dieser Angelegenheit mit vollem Eifer an, und so dauerte es nicht lange und die hiesigen Hospitäler waren bis auf ganz schwer Verwundete geleert und wir vermochten nun diesen eine sorgfältigere Pflege zu-

---

33 ausgleichende Gerechtigkeit.

theil werden zu lassen. Am 30. August konnte ich den Herren Oberlieutenants von K. und von M. mein Wort halten und auch sie durften auf den Transport in die Heimat gebracht werden. Gott sei Dank, beide sahen

[52] trotz ihrer schweren Verwundung in dem bequemen Johanniterwagen recht behaglich aus.

So wird nun die Zahl unserer Kranken hier mit jedem Tage kleiner, die Hospitäler können in den nächsten Tagen aufgelöst werden, unsere sächsischen sind bereits auf Marschbereitschaft. Es kommt dann ein preußisches Reservelazareth hierher, um die zurückgebliebenen Kranken zu übernehmen. Die Barmherzigen Schwestern, die wir hier haben, sind sehr tüchtig; es sind Borromäerinnen. Die Oberin ist auf mein Bitten bereit, sich der bessern Verpflegung der Kranken mit anzunehmen und, wenn ich abberufen werde, meine Thätigkeit im Depot weiter zu führen. Es wäre mir zu schrecklich, wenn ich die armen Menschen, die ich obendrein noch ein bischen verwöhnt habe, verlassen sollte, ohne zu wissen, daß sie in gute Hände kämen. An Mitteln fehlt es ja nicht mehr, und jeden Tag kommen noch große Transporte mit Liebesgaben hierher. Wir haben jetzt so viel, daß es mir möglich war, bedeutende Vorräthe anzusammeln die ich mit fortnehmen will, da sie hier bei der geringen Anzahl von Kranken nicht mehr nothwendig sind; es werden kaum hundert hier bleiben. Ich habe mir die Aufgabe gestellt, solche Sachen anzusammeln, die besonders unmittelbar nach einer Schlacht am nothwendigsten gebraucht werden, die aber gewöhnlich nicht gleich zu beschaffen sind. Ich würde übrigens bei weitem nicht so viele Vorräthe ansammeln, nicht in dem Umfange für die kommenden Fälle sorgen können, wenn nicht Oberlieutenant von Criegern mit seinem Reservedepot noch hier wäre. Darin kann ich alles, was hier nicht mehr gebraucht wird, unterbringen, und auf ihn rechne ich

[53] auch beim Weitertransport, denn mit meinem an Zahl so geringen Personal und verhältnißmäßig wenigen Transportmitteln könnte ich ihn nicht bewältigen.

Ich bin herzlich froh, daß es mit meinen Pflegerinnen wieder besser geht und daß sie den festen Muth haben auszuharren; so klein ihre Zahl auch ist, sie sind doch tüchtig eingerichtet und ich kann mich auf jede einzelne fest verlassen. Auch mehrere Soldaten, die kränklich und zum schweren Dienste untauglich sind, habe ich mir für meine Zwecke herangezogen; ich arbeite gern mit Soldaten, sie sind an Disciplin und Gehorsam gewöhnt, während man bei Civilpersonen oft viel Zeit braucht, ihnen diese unentbehrlichen Eigenschaften beizubringen.

Was nun meine Stellung hier anbelangt, so kann ich wol sagen, daß sie mir Freude macht, wir haben uns das Vertrauen unserer neuen Herren in vollem Maße erworben. Man hat sich auch überzeugt, daß, sobald es sich um Kranke und Verwundete handelt, ich streng international, d. h. ohne engherzige Beschränkung auf unsere Sachsen zu Werke gehe, ja daß ich Ausnahmen selbst bei Gesunden zu machen im Stande bin. St.-Marie ist ein Mittelpunkt für den Verkehr geworden; es vergeht kein Tag, wo nicht Johanniter und Malteser, überhaupt Repräsentanten der freiwilligen Krankenpflege, sich hier zusammenfinden oder hier durchpassiren; so ist Graf Solms-Sonnewalde, Graf Theodor Stolberg hier, auch Prinz Adalbert von Preußen war unser Gast. Es gereicht mir zu wahrhafter Genugthuung, wenn ich da und dort auch für die Passanten mit sorgen kann; denn es ist weit und breit in der Umgegend selbst für schweres

[54] Geld nichts zu haben. Mein Princip ist und bleibt, selbst wenn es den Vereinsbestimmungen entgegenläuft, daß man die Gesunden für die Kranken mit zu erhalten suchen muß. Unter unsern Gästen sind auch vier russische Aerzte, dar-

unter Herr Dr. Grimm ans Petersburg, der mir durch sein bestimmtes Wesen imponirt. Ich machte ihn mit Generalarzt Dr. Benno Schmidt bekannt und hoffe, daß er etwas Tüchtiges leisten wird; die andern drei werden schwerlich hier bleiben.

Mein hiesiger Aufenthalt wird nicht mehr lange dauern; es haben bereits Kämpfe stattgefunden; ich bin jede Minute darauf gefaßt, abgerufen zu werden.

Wenn nur Gott meine heiße und innige Bitte erfüllt und mir Kraft und Ausdauer verleiht!

Sobald es mir irgend möglich ist, schreibe ich wieder. Gott sei mit Ihnen!

Ihre
Marie.

[55] **Vierter Brief**

Douzy, 12. September 1870.

Endlich traf uns und Herrn Kürsten, der allein vorgegangen war, in St.-Marie die Nachricht, sofort aufzubrechen; ich fühlte mich leicht und fast ohne Sorge, wir hatten ja in St.-Marie alles geregelt, und sollten weiter vor nach Sedan zu, wo unsere Hülfe gewiß dringend nöthig war. Die Schlachten vom 29. und 30. August[34] waren bereits geschlagen; etwas Bestimmtes über den Ausgang und die Opfer dieser Kämpfe konnten wir allerdings nicht erfahren. Unser 5. und 6. und ein preußisches Feldlazareth brachen sofort auf und ich schloß mich mit meinen Pflegerinnen, Herrn Kürsten den sächsischen Felddiakonen und dem Lazareth-Reservedepot des Herrn Oberlieutenant von Criegern an. Wir kamen den ersten Tag über Auboué, Mouthier, Briey nach Etain; hier

[34] Schlacht bei Beaumont und Gefecht bei Rouart, die im Vorfeld der Schlacht von Sedan stattfanden.

sollte Quartier gemacht werden, und es waren deshalb schon einige vorausgeschickt worden. Kurz vor der Stadt ergoß sich über uns noch ein tüchtiges Regenwetter und wir wurden bis auf die Haut durchnäßt. Unterkommen aber war schwer zu finden; denn es lag viel Militär im Orte und es sollten überdies noch 3000 Gefangene unterge-

[56] bracht werden; und hätte uns Herr von Criegern nicht das für ihn bestimmte Zimmer abgetreten, so hätten wir auf den Wagen liegen bleiben müssen. Die Aufregung in der Stadt war schrecklich; Verpflegung konnten wir nur gegen Bezahlung erlangen. Den andern Morgen um 7 Uhr fuhren wir weiter über Azannes, Damvillers u.s.w. bis auf ein Dorf bei Stenay, denn Stenay selbst war zu überfüllt, um darin unterzukommen. Da es hier sehr an Aerzten fehlte, so suchte uns das Etappencommando sammt unsern Lazarethen und Diakonen aufzuhalten; wir hatten nun zwar noch keine bestimmte Ordre und hofften sie erst unterwegs zu finden, konnten aber doch hier nicht bleiben, da man uns jedenfalls weiter vorn noch viel nöthiger brauchte. Die Gegend zwischen Etain und Stenay ist wunderschön und reich an prächtigen Weinbergen; aber die Truppen hatten schon Ernte darin gehalten, was mich sehr traurig machte; denn sie werden nun unsere Hospitäler füllen. Zudem sind für die Einwohner doch diese Verwüstungen schrecklich! Man spricht überall davon, daß die Franzosen aufs neue geschlagen sind; sollte es sich bestätigen, so wäre es zwar ein großes Glück für uns, aber bei der Aufregung der Bevölkerung auch ein neuer Grund zur Sorge. Auf der ganzen Tour mußten wir gewahr werden, daß wir dem Schlachtfelde immer näher kamen, etwas Bestimmtes konnten wir aber nicht erfahren.

In Stenay suchte ich mir einen bequemern Wagen zu verschaffen, ich konnte das Fahren auf unserm mit Kisten bepackten Leiterwagen kaum mehr ertragen. Der gute Kürsten lief bis spät am Abend danach herum; auch ein Pferd und Geschirr war natürlich nöthig; der Wacht-

[57] meister von unserm 5. Lazareth unterstützte uns dabei. Den andern Morgen fuhr ich mit Herrn von Criegern voraus, er hatte erfahren, daß ich nach Villiers gehen sollte; Herr Kürsten und die Pflegerinnen blieben bei der Colonne des Herrn von Criegern, die einen andern Weg einschlagen mußte; das 5. und 6. Feldlazareth und die Felddiakonen trennten sich von ihr bei Beaumont. Gegen Mittag kam ich nach Douzy und traf hier Herrn von Götz und Herrn von Kalisch als Delegirte; auch Herr Regierungsrath von Criegern[35], der Bruder des Oberlieutenants, und Graf Maltzahn waren anwesend, und es wurde bestimmt, daß ich hier thätig sein sollte. Ich fuhr nun wieder zurück, der Colonne entgegen, weil Hülfe dringend nöthig war. Diese war nun freilich noch sehr weit zurück, da sie der schlechten Wege halber nicht rascher fortgekonnt und auch noch obendrein in andere Colonnen gerathen war. Meine Pflegerinnen hatten schon fest geglaubt, mich nicht wiederzufinden, und Herr Kürsten wollte sie bereits unterwegs einquartieren, da der Führer der Criegern'schen Colonne erklärte, die Pferde seien zu erschöpft, um noch weiter zu können. Meine Getreuen

---

35 Friedrich Constanz von Criegern-Thumitz, 1834 bis 1895, Jurist, seit 1870 Regierungsrat im Ministerium des Innern des Königreichs Sachsen; einer der Gründungsväter des Roten Kreuzes in Sachsen. Bereits 1866 hatte König Johann ihn in die Königliche Lazarettkommission berufen, die sich im Sinne der Genfer Konvention von 1864 um die freiwillige Krankenpflege kümmert. Ab 1869 ist er Vetreter Sachsens im „Central-Komitee der Deutschen Vereine zur Pflege im Felde verwundeter und erkrankter Krieger", an dessen Gründung er maßgeblich beteiligt war. Ab 1872 wird er Vorsitzender des Landesvereins zur Pflege verwundeter und erkrankter Krieger im Königreich Sachsen, nimmt an vielen wichtigen nationalen und internationalen Rotkreuz-Konferenzen teil und schreibt ein *Lehrbuch der freiwilligen Kriegs-Krankenpflege*, das 1891 erscheint.

aber hatten erklärt, sie würden die Wagen nicht verlassen, darauf fußend, daß ich zu ihnen sagte: „In keinem Falle die Wagen zu verlassen, bis sie Nachricht von mir hätten.“ Ihr Vertrauen und ihr Gehorsam machten mir Freude. Wir bestimmten nun die Vorspannbauern, uns, so spät es auch war, nach dem noch mehrere Stunden entfernten Douzy zu fahren, wenngleich die Wege fast bodenlos waren und der Regen in Strömen herniedergoß. Unsere Wagen waren zwar meist zugedeckt, aber bei solchem Wetter nützte das nicht viel.

[58] Ich war recht verstimmt; in Douzy, davon hatte ich mich schon überzeugt, waren keine großen Vorräthe, und die, welche ich mitbrachte, wurden nun auch durch die Nässe zu Schanden. Zu all den Unbequemlichkeiten, die man schon erleiden muß, die Sachen fortzubringen, kommt nun noch der Kummer, daß sie unterwegs trotz aller Vorsicht vielleicht nutzlos werden. Es kann sich niemand nach der bloßen Beschreibung eine Vorstellung machen, was es heißt, tagelang auf schlechten Leiterwagen, mit halbverhungerten Pferden und mit einer Kategorie von Fuhrleuten zu fahren, die das nicht freiwillig thun, sondern zu ihrem Dienste gezwungen sind; dazu noch total zerfahrene Straßen, oft nur improvisirte Colonnenwege, und allerhand Entbehrungen obendrein.
Wir kamen ziemlich spät nach Douzy. Ich lud meine Vorräthe ab und legte sie mit zu denen, die Herr Regierungsrath von Criegern hierher gebracht hatte, getrennt von dem Depot der Herren von Götz und von Kalisch Meine Pflegerinnen brachte ich zunächst mit großer Mühe und Noth in einer Küche unter, wo etwas Feuer gemacht wurde und sie sich trocknen konnten. Diesen Aufenthalt hatten wir der Freundlichkeit der beiden Diener des Oberstabsarztes Dr. Beyer und des Dr. Schlesinger zu verdanken, denn es war ihr eigenes Quartier; auch ihren frischgekochten Abendkaffee theilten sie mit den Pflegerinnen.

Nachdem ich mit dem Abladen der Sachen fertig war, wobei mich Herr Kürsten sehr unterstützte, indem er die Wagen, welche auf dem Markte aufgefahren waren, beaufsichtigte und nebenbei das Abladen mit besorgte, trat nun die Frage auf, wo eine Schlafstelle finden? Herr Generalarzt Professor Thiersch[36] hatte mir zwar ein Stüb-

[59] chen angeboten, indeß eignete sich dasselbe seiner Lage wegen nicht für mich. Unsere Herren gaben sich vergebens alle Mühe, für uns etwas ausfindig zu machen; es lagen ja gegen 1500 Schwerverwundete in dem kleinen Orte; auch das Haus, in dem die Schwestern abgetreten waren, war von oben bis unten mit Verwundeten gefüllt. Da halfen uns wieder jene beiden Diener aus der Noth, sie stellten uns ihre Küche ganz zu unserer Verfügung für die Nacht und behalfen sich ohne Schlafstelle. Ich sah wiederum, wie human der Soldat ist, wenn er in gebührender Weise behandelt wird; es war wirklich rührend, wie der eine der Burschen mir erklärte: „Eine Nacht wird's schon gehen, wir sind ja gesund.“ Wüßte man nur in der Heimat, wie kümmerlich man sich hier behelfen muß! Die Herren von Kalisch und von Götz hatten eigentlich gar kein Quartier; ein feuchtes, ganz ungesundes Behältniß neben ihrem Depot war ihre und noch mehrerer Herren Lagerstätte. Die offenbacher Colonne unter Dr. jur. Strecker, 42 Mann, die schon in St.-Marie mit uns gearbeitet, war in einem Gartenhause untergebracht, dessen größter Theil noch fürs Depot benutzt war. Meine erste Aufgabe am andern Morgen war, mich über die Räumlichkeiten im Orte zu orientiren und womöglich ein Local für unsere

---

[36] Carl Thiersch, 1822 bis 1895, einer der bedeutendsten Chirurgen des 19. Jahrhunderts in Deutschland, seit 1867 Hochschullehrer in Leipzig; dient im Deutsch-Französischen Krieg in Gravelotte, Sédan und Paris als konsultierender Generalarzt des sächsischen XII. Armee-Korps.

Zwecke zu finden. Es wollte mir aber nicht glücken; die Aerzte, zumal Herr Oberstabsarzt Beyer, gaben nichts her, was irgend für Kranke zu benutzen war. Wir mußten froh sein, daß wir unser erobertes kleines Unterkommen, die Küche, behalten konnten. Die beiden Burschen, denen sie eigentlich gehörte, schickten sich in das Unvermeidliche und machten gute Miene zum bösen Spiel.

[60] Herr Dr. Schlesinger, der in demselben Hause untergebracht war, hatte auch weiter nichts als das Plätzchen, wo sein Bett stand; die Küche war auch sein Aufenthalt mit gewesen. Doch im Guten geht alles! Ich hatte nun festen Fuß gefaßt und war entschlossen, mir nach und nach das ganze Haus zu erobern; ich muß mich eben im Anfang mit den kleinsten Behältnissen begnügen, um mir die Herren Aerzte nicht aufsässig zu machen; aber ich werde mein Ziel schon erreichen, sie sind alle recht zugänglich. Unsere Herren freilich haben vergebens für sich und das Depot um Quartier geworben; die Schuld wird wol daran liegen, daß sie auf einmal zu viele oder zu große Zimmer verlangt haben.

Im Übrigen sind die Verhältnisse hier viel günstiger wie in St.-Marie, wir haben wenigstens keinen Mangel an Wasser und Brot. Das 9., 11. und 12. sächsische Feldlazareth sind hier etablirt. Generalarzt Dr. Thiersch soll, wie ich höre, nicht viel Vertrauen zu meiner Thätigkeit haben; er ist aber ein nobler Charakter, und wenn er sieht, daß es mir ernst ist zu nützen, gleichviel in welcher Stellung, so wird er schon anderer Ansicht werden. Obgleich es hier tüchtig aus dem Schlamme zu arbeiten gibt, so macht mir die Arbeit doch Freude; gleich im Anfange wurde mir, in aller Beschwerlichkeit, auch wieder eine rechte Ermunterung. Herr Professor Carus brachte mir ein ganzes Packet Briefe aus der Heimat, darunter sechs von unserer theuern Kronprinzessin; leider mußte ich daraus ersehen, daß sie meine Briefe nicht erhalten hatte. Ich will ihre Liebe und Güte durch mein Handeln zu vergelten suchen, sie soll nicht irre an mir werden. Mir ist es so sehr schwer, einen Moment zum Schreiben

[61] zu finden. Jede Viertelstunde muß gespart werden, damit die Hülfe nicht zu spät kommt. Es sind furchtbar viel Schwerverwundete hier, die leichtern bringt man so rasch wie möglich auf den Transport. Es muß hier bedeutend mehr Todte und Verwundete gegeben haben als am 18. August. Alle Hospitäler ringsherum sind überfüllt; sie werden meist alle von unsern Herren aufgesucht; unseres ist fast das nächste bei Sedan.

Die ersten Tage unsers hiesigen Aufenthaltes vergingen fast einförmig mit dem Einrichten; wiederum fassen wir die Verpflegung besonders ins Auge. Beim Auspacken mußten wir uns sehr elend behelfen, da wir keinen richtigen Platz für unser Depot hatten; auch in Betreff des Küchenraums sind wir schlecht bestellt. Fast nichts in den Häusern ist in gehörigem Stande; mitunter findet man kaum Thüren, an Schlösser ist gar nicht zu denken. Da wir keine Wachen haben, so muß unser Depotdiener und der des Herrn von Criegern im Depot schlafen. Neue Pflegerinnen hoffe ich in den nächsten Tagen zu bekommen, da mir bereits gemeldet ist, daß sie unterwegs sind. Die verwundeten Offiziere, deren wir sehr viele haben, sind alle so leidlich untergebracht. Mehrere, darunter der General von S. und Lieutenant von G., hatte man über Belgien evacuiren wollen und sie bis zur Grenze geschafft; da man ihnen aber hier unendliche Schwierigkeiten machte, so mußten sie unter einem furchtbaren Regenwetter wieder umkehren. Mir thut es im Herzen bitter weh, wenn ich sehe, was ein Verwundeter alles über sich ergehen lassen muß; man gewinnt die armen Menschen so lieb, sie sind so anspruchlos und ertragen Schmerzen und Entbehrungen mit wahrer Engels-

[62] geduld. Unter den verwundeten Offizieren ist auch Herr von T., derselbe, der 1866 so schwer verwundet war; glücklicherweise ist es diesmal nicht gefährlich; ferner von O., von M., P. u. a.; sie müssen alle wie die vorher genannten um jeden Preis bald fortgebracht werden. Es ist gut, daß ich einen bequemen Wagen habe; auch das bairische Commando, das hier steht, wird noch einige dergleichen schaffen. Diese Baiern sind jetzt vom Herrn Generalarzt Thiersch, ihrem Landsmann, zum Bau einer Baracke engagirt, die in einem prachtvollen Garten ausgeführt wird und in wenigen Tagen fertig sein soll. Darauf freue ich mich unendlich; dann kommen die Schwerverwundeten alle dorthin – schon spare ich, was ich kann, an frischen Sachen, damit nicht etwa Pyämie[37] mit hineingetragen wird. Die Locale, die wir jetzt zu unserer Verfügung haben, sind gar zu eng belegt; und bereits treten Ruhr und Typhus auf, ja wir haben auch einige Fälle von Blattern zu beklagen gehabt.
Neulich Abend, es war schon 11 Uhr vorüber, brachte man uns noch 34 Verwundete (6 Offiziere, 28 Soldaten). Denken Sie, wie entsetzlich! Man hat sie auf das bloße Gerücht hin, daß über Belgien evacuirt wird, aus einer Entfernung von mehr als zehn Stunden hierher geschafft; während sie nach Pont-à-Mousson, wo sie auf die Eisenbahn kommen konnten, kaum weiter gehabt hätten. Die vielen Repräsentanten der freiwilligen Krankenpflege, die wir auf dem Kriegsschauplatze haben, sollten sich doch unbedingt die Aufgabe stellen, die Lazarethverwaltungen von allem in Kenntniß zu setzen, was auf den Verkehr und die Evacuation Bezug hat. Da die Telegraphenleitung nur in den äußersten Fällen zu

[37] besonders schwere Form der Blutvergiftung mit zahlreichen Eitererregern im Blut.

[63] benutzen ist, so müßten durch Stafetten genaue und ausführliche Berichte regelmäßig verbreitet werden. Das geht ja bei der Truppe; sollte es nicht auch im Interesse der Verwundeten möglich sein? Ein solcher Transport wie der eben erwähnte steht nicht vereinzelt da. Es hatte den ganzen Tag geregnet, alles war durchnäßt, die Menschen zitterten vor Frost; sie waren von Dorf zu Dorf gefahren, aber überall hatte es geheißen, daß die Lazarethe complet seien und niemand mehr aufgenommen werden könnte. Ist das nicht entsetzenerregend? Dieses Completsein der Lazarethe verstehe ich nicht. Gerade bei diesem Fall habe ich die Erfahrung gemacht, wie viel auf den Chefarzt ankommt. Auch hier hätten die armen Menschen beinahe dasselbe Schicksal gehabt, wenn nicht Oberstabsarzt Dr. Beyer und Dr. Schlesinger beieinander gewesen wären. So schwer es nun auch war, Unterkunft zu schaffen, so waren doch beide Herren bereit zu helfen, und es dauerte nicht lange, so war ein frisches Strohlager bereitet. Es ist keine Kleinigkeit für das Pflegepersonal, nach einem ohnedies schweren Dienste zu einer so späten Zeit noch so viele Menschen unterbringen zu müssen, und noch dazu in verschiedenen Häusern. Während Oberstabsarzt Dr. Beyer alles in Ordnung brachte, mußte ich in aller Eile für die Erquickung der Armen sorgen; ich brauchte noch einiges dazu aus dem Depot, welches unter Aufsicht des Herrn von Kalisch stand. Dessen Vertrauen hatte ich mir noch nicht so weit erworben, daß er mich allein dahin gehen ließ; da er selbst schon im Bett war, mußte sein Diener die Controle übernehmen. Die Ermächtigung, welche er hatte, stimmte aber nicht ganz mit dem, was erforderlich war, überein,

[64] und so mußte denn ohne Erlaubniß genommen werden, was gebraucht wurde. Ich möchte wissen, meine liebe Marie, ob die civilisirte Welt diese Handlungsweise als Diebstahl oder so etwas Aehnliches bezeichnen wird; wäre

dies der Fall, dann steht es mit mir schlecht; in St.-Marie mußte ich in den ersten Tagen, wo die Herren vom Depot, die mich kannten, abgereist waren, und die neuen mich noch nicht genug kannten, oft zu dieser einzig übrigbleibenden Auskunft meine Zuflucht nehmen. Das sind die Folgen davon, wenn Herren Dinge zu leiten haben, die in das Ressort der Frauen gehören. Könnten sich doch die Herren der Schöpfung dazu entschließen, die Frauen da walten zu lassen, wo sie allein im Stande sind, mit Erfolg zu wirken; dann würde das Personal in den Feldlazarethen nicht so furchtbar überbürdet werden, es würde auch besser für seinen Dienst erhalten bleiben, wenn Frauen da wären, die für dasselbe sorgten. Seuchen würden nicht so überhandnehmen, wenn Frauen die Vorrathskammer, die Verpflegung, das Wäschedepot unter ihrer Verwaltung hätten. Ich wollte, wenn sich mir Gelegenheit dazu böte, schon in der Praxis den Beweis für meine Behauptung führen, ich wollte schon zeigen, wie die einzelnen erwähnten Verwaltungszweige gehandhabt werden müssen, ich wollte mir schon die geeigneten Kräfte für ein jedes Fach heranbilden. Hier ruht zu vielerlei auf mir, als daß ich eins gründlich zu thun im Stande wäre. Bald bin ich Vermittlerin und Friedensstifterin bald muß ich Wohlfahrtspolizei üben, dann wieder für die Verproviantirung sorgen, mitunter avancire ich auch zum Depotverwalter; dies aber nur sehr langsam; denn man sagt, ich hätte keinen Sinn zum Sparen, und an-

[65] dere meinen wieder, ich kümmerte mich zu viel darum, wie die Sachen verwendet würden. Ueber mein improvisatorisches Talent für die Küche bin ich selbst erstaunt-Aber so vielerlei ich auch zu besorgen, mit so unzähligen Personen ich auch zu thun habe, alles geht im Guten, streiten thue ich mich nur im äußersten Nothfalle. Aber so viel habe ich erfahren, die Branche, in der man im Kriege thätig ist, muß man durch und durch praktisch

kennen, man übernimmt sonst eine zu große Verantwortung; es ist nur zu störend für das Ganze, wenn nicht die rechten Persönlichkeiten am rechten Platze sind. Dieser Punkt muß bei Herren und Frauen viel strenger ins Auge gefaßt werden, der bloße gute Wille genügt nur in den seltensten Fällen. Wie schlimm es in diesem Punkt um die Organisation der freiwilligen Krankenpflege bestellt ist, fiel mir schon auf der Reise zum Heere, besonders in Saarbrücken auf. Damals, noch bevor die größte Noth eintrat, wäre es an der Zeit gewesen, diejenigen, die der freiwilligen Krankenpflege ihre Dienste anboten, einer Musterung und einer Klassification zu unterwerfen, die Spreu von den Körnern zu sondern und die brauchbaren Elemente an die richtige Stelle zu setzen. Es gehörte nicht viel Scharfsinn noch Kenntniß der Verhältnisse dazu, um die herauszufinden, die wirklich um der Sache willen hinauszogen. Man war doch mit der Annahme der sich Meldenden gar zu leichtfertig umgegangen. Dadurch erwies man der guten Sache einen schlechten Dienst. Die unbrauchbaren, unreinen Elemente, mit denen der ganze Organismus der freiwilligen Krankenpflege versetzt war, lähmten denselben in seinen Functionen; wie viele brauchbare Kräfte wurden

[66] durch sie aus dem Wege gedrängt, wie viele Kranke und Verwundete durch sie verwahrlost, wie stark von ihnen gerade die Depots in Anspruch genommen, welches Mistrauen, ja zuweilen welche gehässige Meinungen beim Publikum und bei den Militärbehörden gegen die Träger des rothen Kreuzes überhaupt durch sie erregt! Mir schien die freiwillige Krankenpflege im Jahre 1866 fast in einem bessern Einvernehmen mit dem Publikum und den Militärbehörden zu stehen. Die Behörden sollten aber auch die unschuldig Verlästerten in ihren Schutz nehmen, d. h. gehässige Angriffe gehörig untersuchen, daß die Angehörigen der Verwundeten sich daheim nicht un-

gegründeter banger Sorge hingeben. Ich muß Ihnen doch, liebe Freundin, eine kleine für unsere Stellung bezeichnende Geschichte erzählen. Neulich saß Graf Einsiedel-Wolkenburg, Delegirter bei der IV. Armee, mit mehrern Herren in einem Restaurant; einer derselben tritt ihn aus Versehen auf den Fuß und bittet ihn um Entschuldigung. „Keine Ursache", entgegnet der Graf mit Ruhe, „ich gehöre zur freiwilligen Krankenpflege."
Auf mich macht die Eintheilung der freiwilligen Krankenpflege den Eindruck eines großartigen Concerts, das tüchtige Kräfte ausführen, wobei aber die Instrumente verwechselt sind, wo man dem Violinvirtuosen das Fagot, dem Cellisten die Trompete, dem Harfenisten die Baßposaune gegeben hat, wenn auch freilich manchmal einer auf mehrern Instrumenten zu spielen versteht. Nun muß das Schicksal wollen, daß ein pathologischer Anatom oder Gott Mars zum Dirigenten ernannt wird und daß das Concert ohne Probe stattfinden soll, dann können Sie sich ein Bild machen, liebe Freundin, wie es hier manch-

[67] mal zugeht; und da wir einmal bei der Musik sind, so wissen Sie ja, daß man nach den Märschen und Tänzen der größten Virtuosen oft weder marschiren noch tanzen kann. Wir brauchen für unsere Verhältnisse hier Rhythmus und Harmonie, und die sind nicht zu erlangen, wenn jeder seine Meinung durchsetzen will, selbst auf die Gefahr hin, ins Ganze störend einzugreifen.

Wenn nur bald neue Pflegerinnen kommen, ich brauche sie zu nothwendig. Ich begreife nicht, warum unser Verein die Albertinerinnen Herrn Kürsten nicht mitgegeben hat, sie würden in St.-Marie und auch hier immer sehr am Platze gewesen sein, und ich hätte sie mir schon zu allem eingerichtet. Mit den drei Mädchen, die ich jetzt bei mir habe, kann ich es kaum länger erzwingen. Es sind zwar noch vier französische Schwestern mit hier, aber es sind Lehrerinnen und keine Krankenpflegerinnen.

Mir ist bange, daß wir unterliegen; ich selbst bin sehr danieder. Es ist ein schmerzliches Bewußtsein, daß die physischen Kräfte mit dem Herzen und dem Wollen nicht gleichen Schritt halten; auch muß man sich sagen, daß man eigentlich nichts so recht gründlich thun kann, weil man überall und in verschiedenen Branchen thätig sein muß. Aber hier sehe ich recht deutlich, was der gute Wille und die Liebe zur Sache alles vermag; denn es gibt keine Branche, wo ich nicht meine Pflegerinnen verwenden muß, und es geht recht gut. Es macht mir Freude, wie meine Dienerin, die doch von Haus aus gar keine Idee hat von Krankenpflege und ähnlichen Verhältnissen, wie sie hier vorliegen, sich eingerichtet hat; für mich verwende ich sie schon seit Pont-à-Mousson nicht mehr; sie hat einen Bruder bei der Armee und es

[68] ist ihr Herzenssache, für die Verwundeten und Kranken zu sorgen. Hier habe ich so recht den Beweis, daß gesellschaftliche Bildung ohne Bildung des Herzens nichts Außergewöhnliches für die Krankenpflege zu leisten im Stande ist; die Bildung des Herzens ist unbedingt die Hauptsache. Diese Erfahrung mache ich täglich, und sie soll mir in unserm Verein zur Richtschnur dienen. Der Versuch, den wir gemacht haben, weltliche Pflegerinnen zu bilden, ist kühn; es ist noch eine offene Frage, ob wir es dahin bringen, daß wir uns den geistlichen Genossenschaften an die Seite stellen können. Im Frieden und in geregelten Verhältnissen mag es wol gehen; aber auf dem Kriegsschauplatze, wo die Menschen verwildern und nur das achten, was sie unbedingt achten müssen, ist es eine Sache ernster Besorgniß. Der Rubicon ist überschritten. Ich habe zwar nur ein kleines Heer, aber ich habe es bewährt gefunden und ich kann mich darauf verlassen; denn die Kinder haben Disciplin, Selbstachtung und eine Opferfreudigkeit, die mich rührt; sie können den Neuhinzukommenden ein fester Halt sein.

Mit Herrn von M., der die ihm anvertrauten, an mich gewiesenen Pflegerinnen in Saarbrücken im Stich gelassen hat und noch geäußert haben soll, er habe den Kram satt, werde ich nach meiner Zurückkunft ernstliche Abrechnung halten. Ich erfuhr dieser Tage vom Inspector des 12. sächsischen Feldlazareths, Herrn Voigt, daß er sich der Albertinerinnen in Saarbrücken bis zu ihrer Rückreise nach Neustadt a. d. Hardt, wo sie thätig sein sollten, angenommen hat. Ich bin ihm für diesen Schutz von ganzem Herzen dankbar

Am 8. September war ich so glücklich, Herrn Major P.

[69] und 13 andere Offiziere, darunter mehrere bairische, durch Herrn Kürsten nach Pont-à-Mousson schaffen lassen zu können, wozu uns das bairische Commando Wagen geborgt hat. Ueberhaupt sind die Baiern hier sehr lieb und freundlich. Die Pionniere, 250 an der Zahl, die an der Baracke bauen, haben mir Handwerksleute geschickt, um die Thüren und Schlösser in Stand zu setzen und mich in jeder Weise zu unterstützen.

Der 9. September war ein rechter Freudentag für mich; er brachte mir thatsächliche Beweise von dem wohlwollenden und energischen Handeln unserer hohen Präsidentin. Kammerherr von Erdmannsdorf und Herr Kaufmann Gmeiner überlieferten uns einen sehr bedeutenden Transport mit aller Sorgfalt gewählter Sachen, die alle gerade recht nothwendig waren. Ihre königl-Hoheit hatte mein Schreiben von St.-Marie an das Directorium des Internationalen Hülfsvereins zu Dresden empfangen und daraus ersehen, wie dringend wir Hülfe brauchten, das fühlte ich in allem durch. So hatte denn auch Kammerherr von Erdmannsdorf die bestimmtesten Weisungen zur Eile erhalten und kam nun gerade zu rechter Stunde; ich hätte den edeln Gebern in der Heimat wol gegönnt, mit eigenen Augen zu sehen, was sie hier Gutes gestiftet! Für mich war nach der bittern

Erfahrung von St.-Marie das Vertrauen, welches man jetzt daheim auf mich setzte, so ermuthigend, daß ich mir fester denn je gelobte, durch mein Handeln zu beweisen, wie ich dieses Vertrauens nicht unwerth sei. Es kamen aber nicht allein Lebensmittel und Lazarethbedürfnisse, sondern auch persönliche Hülfe. Medicinalrath Dr. Fiedler[38] und Hofarzt Brauer[39]. Ersterer ist bereits in

[70] voller Thätigkeit, ich gewinne ihn täglich lieber; das ist ein Mann von Herz und hier ganz an seinem Platze. Wie freute er sich, als er mir mittheilte, er sei jetzt hier Assistent bei seinem dresdener Assistenten Dr. Hardenstein, seinem nunmehrigen Vorgesetzten. Mit Geheimrath Thiersch, der unwohl war, aber wieder ziemlich hergestellt ist, stehe ich mich schon recht gut; er behandelt mich sehr wohlwollend; ich habe mir vorgenommen, meinen Empfehlungsbrief von Herrn Präsident Walther nicht an ihn abzugeben; ich wäre zu glücklich, wenn ich mir sein Vertrauen auch ohnedem erwerben könnte. Die übrigen Herren sind gleichfalls freundlich und gut; nur Herr Oberstabsarzt Beyer glaubt es seiner Stellung schuldig zu sein, daß er hier und da einmal brummt, wenn ich auf einmal gar zu viel verlange.

Die Baracke ist nun fertig. Hier sieht man so recht, was in der Zeit der Noth ein umsichtiger Mensch mit einem warmen Herzen werth ist. Wir haben diesen Bau dem Herrn Geheimrath Thiersch zu danken. Seine Landsleute, die bairischen Pionniere, haben ihn wie aus der Erde gezaubert. Was für ein Segen ist er für uns!

---

38 Carl Ludwig Alfred Fiedler, 1835 bis 1921, leitender Arzt am Stadtkrankenhaus Dresden-Friedrichstadt, königlicher Leibarzt, Geheimer Medizinalrat; Mitglied im Direktorium des Albertvereins; ab 1914 erster gewählter Vorsitzender der Deutschen Lebens-Rettungs-Gesellschaft DLRG.

39 Carl Emil Brauer, 1832 bis 1888, Hof- und Militärarzt in Dresden, königlicher Leibarzt; war bereits 1866 nach der Schlacht bei Königgrätz mit Marie Simon tätig.

Ueberall macht sich schon Pyämie geltend und nun haben wir doch wieder Platz für die Kranken! Mir that es leid, daß ich die Pionniere während ihrer Arbeit nicht so recht regaliren[40] konnte. Sehen Sie, mein Herz, die Leute arbeiten, ohne daß man sie dafür bezahlt; sie üben also neben ihrem militärischen Dienst noch freiwillige Krankenpflege. Ich muß aber sparen, da wir eigentlich immer noch aus der Hand in den Mund leben, und in erster Reihe müssen doch die Kranken und was dazu gehört, ins Auge gefaßt werden. Ich schämte mich ordent-

[71] lich, als ich ihnen, wie sie fertig waren, weiter nichts als ein paar Kisten Cigarren geben konnte. In solchen Zeiten kann man tüchtige Arbeitskräfte nicht hoch genug anschlagen. Mit dem Einrichten der Baracke wollte ich Herrn Geheimrath Thiersch überraschen; deshalb mußte ein kleines bischen intriguirt werden, und ich fand bei meinem Vorhaben überall Unterstützung. Man erzählte ihm, es würde wol noch einige Tage dauern, bis die Baracke belegt werden könnte; den folgenden Tag mußte er einer Ope-. ration wegen nach auswärts, und als er abends zurückkam, fand er die Baracke bereits belegt; alle hatten sich wie die Kinder auf die Ueberraschung gefreut; jeder liebt und ehrt ihn und möchte ihm alles zu Gefallen thun. Ich war nicht dabei, wie er nach seiner Rückkehr die Baracke besichtigte und belegt fand; es wurde mir aber von den Aerzten erzählt, wie er wohlgefällig geschmunzelt habe: Ja, ja, Einigkeit macht stark.

Unser Depotchef, Kammerherr von Kalisch, hat nun auch Vertrauen zu mir gefaßt, und man läßt mich überhaupt jetzt schon viel freier handeln. In meinem Hause habe ich zu der Küche nach und nach einige Zimmer erlangt. Um die Typhuskranken getrennt von den Verwundeten lagern zu können, hat Geheimrath Thiersch mit

[40] Reichlich bewirten, mit etwas erfreuen, versorgen, beschenken.

Oberstabsarzt Beyer ein Auskunftsmittel eigener Art gefunden. Auf dem Bahnhofe stehen circa vierzig leere Güterwagen, diese hat man als Typhusstation hergerichtet, das Beste, was in solcher Lage für diese Kranken geboten werden konnte. Für das Wartepersonal und die Aerzte ist es freilich fürchterlich anstrengend, für die Kranken aber recht vortheilhaft, sie liegen da luftig. Das 11. Lazareth hat jetzt mehr als die Hälfte des hiesigen Krankenbestandes,

[72] es muß dreifaches Küchenpersonal haben; auf der Bahnhofstation, wo mehr als zweihundert Kranke zu versorgen sind, wird gekocht. Medicinalrath Fiedler hat diese Station, die schwerste und undankbarste von allen, besonders ins Auge gefaßt. Da Ruhr und Skorbut ebenfalls epidemisch aufzutreten scheinen, so ist für derartige Kranke ein großer Güterschuppen eingerichtet. Der Skorbut mag wol zum Theil mit von dem vielen Speckessen herrühren, an das sich nicht alle Soldaten gewöhnen können.

Um die einigermaßen wieder Genesenen von den Schwerkranken zu trennen, und da doch nur die, welche liegen müssen, in den Eisenbahnwagen bleiben können, habe ich ein größeres Local im Orte selbst eingerichtet. Endlich sind, Gott sei gelobt, acht neue Pflegerinnen angekommen; auch mein Pflegesohn[41] kam mit, ferner Frau Hauptmann von S., Herr von B. und noch mehrere andere. Es war gut, daß ich ein paar Zimmer frei hatte, sonst hätten wir sie alle gar nicht unterbringeu können.

---

41 Josef Slatinski, 1834–1890, österreichischer k.u.k. Hauptmann, nach der Schlacht bei Königgrätz zunächst vermisst, später in Kriegsgefangenschaft, wurde – so berichtet Elise von Mellenthin in ihren *Briefen einer freiwilligen Krankenpflegerin aus den Kriegen 1864, 1866, 1870/71* – zur Rekonvaleszenz nach Dresden geschickt und Marie Simon nahm sich seiner liebevoll an. Da er infolge seiner schweren Verwundung dienstunfähig geworden war, blieb er in Dresden und wurde Anstaltsinspector in der 1872 eröffneten Deutschen Heilstätte für Invaliden und Kranke zu Loschwitz bei Dresden. Nach einem Bericht der Dresdner Nachrichten vom 24. Februar 1877 hatte Marie Simon ihn inzwischen „an Sohnesstelle angenommen".

Frau Hauptmann S. fand ihren schwerverwundeten Mann als Leiche; er ist die Nacht vor ihrer Ankunft gestorben. Auch der zweite Herr von B. ist gefallen; ach Gott, wie viele Opfer haben die Tage von Sedan[42] wieder gekostet! Man hofft auf Frieden, aber ich kann nicht recht daran glauben; obgleich Frankreich in Trümmern liegt, so fühlt man doch, daß es noch lange nicht zu Ende ist. Gott weiß, wann wir zurückkommen!

Ich habe jetzt wieder so viel mit dem Einrichten zu thun, daß es seine Weile dauern mag, ehe ich wieder schreiben kann. Die neuangekommenen Pflegerinnen werden sich wol kaum alle für die hiesigen Verhältnisse eignen; sie einzuschulen ist jetzt gerade sehr schwer, weil [73] man kaum Zeit dazu hat; recht nützen können nur die, welche zu jeder Thätigkeit bereit sind und mit eigenen Augen sehen, wo etwas zu thun ist. In dem Hause des Herrn Professor Thiersch ist ein Fräulein Wensin, eine Deutsche von Abkunft; sie versorgt die Kranken in ihrem Hause mit großer Gewissenhaftigkeit und macht sich auch gleichzeitig in andern Häusern nützlich; freilich kümmert sie sich am liebsten um die Franzosen; aber das thut nichts; denn diese müssen auch versorgt werden.

Gestern war ein Kurier von Herrn von Fabrice, dem sächsischen Gesandten in Brüssel, hier. Unsere Kronprinzessin, die immer Feuer in unsere Sache zu bringen bestrebt ist, hat auch in Betreff der Evacuation über Belgien energische und erfolgreiche Schritte gethan. Wie mich das so innig freut und von neuem ermuthtigt! Wieder ein Beweis, was das Herz alles vermag; wenn es zu

---

[42] Schlacht bei Sedan in der Nähe der belgischen Grenze am Ufer der Maas am 1. und 2. September 1870. Der deutsche Sieg ist vorentscheidend für den Ausgang des Krieges. Am 2. September kapituliert Napoleon III. mit 4.000 Offizieren, 97.000 Mann, über 300 Feldgeschützen, 70 Metrailleusen, 150 Festungsgeschützen und 10.000 Pferden.

helfen gilt, so findet es stets Mittel und Wege. Herr von Fabrice hat mir auch einen recht lieben Brief geschrieben, worin er sagt, daß, wenn er uns hier irgendwie nützen könnte, ich es ihn sofort wissen lassen möge; er wäre zu allem gern bereit. Aus Leipzig kommt uns auch bald Hülfe; Herr Dr. Carus von dort ist wieder mit einem bedeutenden Transport unterwegs. Dagegen höre ich leider, daß man in Dresden den Damen unsers Vereins durch Engherzigkeit ihre Aufgabe sehr erschwert. Könnten sich doch die Herren entschließen, nur die Verwaltung und Beschaffung solcher Sachen, die in ihr Ressort einschlagen, zu übernehmen und den Damen das zu überlassen, was ihnen zukommt.
Krankheiten aller Art treten jetzt hier recht energisch auf; Gott sei Dank, daß wir die Baracke haben! Ich

[74] wünschte, unsere Damen sähen sie. Sie steht etwas abgelegen in einem prachtvollen Garten, der die seltensten Blumen und Früchte enthält. Da kein Local zur Einrichtung der Küche vorhanden ist, so wird in der Küche des 11. Lazareths, zu dem die Baracke wie die Typhusstation auf dem Bahnhof gehört, mit für sie gekocht; freilich ist so die Verwaltung bedeutend erschwert und viel Personal dazu erforderlich. Leider sind mehrere Lazarethgehülfen und auch der Koch erkrankt.

Die offenbacher Colonne wird meist zur Evacuation benutzt, sie kann uns in der Pflege wenig nützen. Den Transport der Kranken von einem Local ins andere oder in die Baracke besorgt sie. Es ist mir eine große Erleichterung, daß ich nicht für ihre Verpflegung zu sorgen brauche, da sie das selbst thun, was ich sehr praktisch finde. Herr Pastor Petzold mit den sächsischen Felddiakonen hatte es in St.-Marie auch so eingerichtet. Es thut mir recht leid, daß ich diese nicht hier habe, aber man erwartet stündlich neue sächsische Felddiakonen. Wenn es solche Männer sind, wie die unter Petzold's

Führung, dann wird ihre Ankunft ein großes Glück sein; denn die Epidemie greift um sich, und es muß alles aufgeboten werden, daß die Verwundeten, die nur einigermaßen transportabel sind, fortgebracht werden.

Sobald ich irgend kann, schreibe ich wieder. Es umarmt Sie im Geiste

Ihre
Marie.

[75] **Fünfter Brief**

Douzy, 24. September 1870.

Mein Tagebuch, liebe herzige Freundin, kommt ins Stocken; jeder Tag bringt etwas Neues zu schaffen, und man kann nicht nach einem im voraus entworfenen Plane handeln. Ich habe zwar Hülfe an den Pflegerinnen und es sind auch wieder sächsische Felddiakonen unter Führung des Grafen zur Lippe angekommen, aber die Situation wird immer ernster, das Pflegepersonal erliegt, es ist ein Wunder, daß wir uns noch aufrecht zu erhalten vermögen. Drei neuangekommene Pflegerinnen liegen an der Ruhr, eine von den Barmherzigen Schwestern ist an den Blattern gestorben, mehrere der Felddiakonen haben Typhus; ich muß mir mit Soldaten helfen; diese halten eher noch etwas aus, denn sie sind an Strapazen gewöhnt. Es ist ein Glück, daß es uns nicht an Mitteln fehlt; wir können für Gesunde und Kranke sorgen, sonst erläge alles. Die Eisenbahnstation ist sehr stark belegt, aber jetzt doch zu übersehen. Medicinalrath Dr. Fiedler konnte leider nicht länger hier bleiben, an seiner Stelle ist jetzt Dr. Richter aus Dresden. In der kurzen Zeit, die Dr. Fiedler hier war, hat er

[76] Unendliches geleistet; wüßte der Stadtrath von Dresden, wie es hier steht und was er hier nützen kann, er würde ihn gewiß nicht zurückrufen; für das Krankenhaus fände

er ja auf kurze Zeit gewiß einen Stellvertreter. Dr. Richter ist sehr tüchtig, aber ich fürchte, daß er unterliegt; die Epidemie nimmt zu sehr überhand. Um nur einigermaßen Luft zu machen, habe ich hier ein größeres Local räumen lassen und nahm die Ruhr- und Typhusreconvalescenten, sobald es einigermaßen ging, von der Eisenbahnstation dahin, um sie mit aller Vorsicht zu verpflegen und mir an ihnen für später eine Hülfe heranzuziehen. Sie werden sich freilich in Ihren geregelten Verhältnissen daheim darüber wundern, wie wir uns hier behelfen müssen; ja, ja, mein Herz, in der Noth wird der Mensch erfinderisch. Auf meiner Station, die man das Freßcommando nennt, habe ich augenblicklich 72 Mann; viele schon habe ich herangefüttert, die sich in den Spitälern und Stationen nützlich machen können, und ich preise Gott für diese neugeschaffene Hülfe. Es wird immer evacuirt; ich höre leider, daß es über Belgien auf Schwierigkeiten stößt, man fängt schon an, Ausstellungen zu machen. Was soll dann werden? Wir haben ja hier nicht blos Verwundete, sondern auch viele, die an Epidemien daniederliegen; in Lazarethen. die so unmittelbar auf dem Schlachtfelde liegen, treten ja immer verschiedene Krankheiten epidemisch auf. Nun soll man allerdings solche Kranke, die Ruhr, Typhus oder dergleichen haben, in Feldlazarethen nicht aufnehmen; theoretisch läßt sich das wol aufstellen, aber was soll man denn mit den armen Menschen machen, die auf dem Marsche krank werden? Sie müssen in die nächsten Spitäler gebracht werden, und ist

[77] der Chef des Spitals nur irgend human, so wird er sie aufnehmen. Es gibt allerdings auch solche, die sich streng an die Bestimmungen halten und die Ankommenden zurückweisen, indem sie sagen, die Lazarethe seien complet. Dieses Completsein der Lazarethe bringt mich oft zur Verzweiflung. Wenn nur da für künftige Fälle eine Auskunft gefunden werden könnte! Hier sollte die

freiwillige Krankenpflege eintreten und Lazarethe für innere Krankheiten errichten, damit solche Kranke von den Verwundeten getrennt werden könnten. Der Militäretat gewährt nur so viel Personal, als er für eine bestimmte Anzahl Kranker nothwendig erachtet, aber er denkt nicht an genügenden Ersatz, wenn in außergewöhnlichen Fällen das Personal der Ueberbürdung erliegt. Ich kann mir wohl denken, daß von militärischer Seite ein solches Reservepersonal nicht gehalten werden kann, ohne störend in die Organisation einzugreifen; es mag wol zuviel Kosten verursachen und wie sollte denn das Reservepersonal beschäftigt werden, wenn es nicht gebraucht wird? Das ist ein Platz für freiwillige Thätigkeit. Ich bin leider so vollständig fremd in allem, was in den letzten Jahren in der Krankenpflege theoretisirt und projectirt wurde; mir blieb so wenig Zeit zum Lesen, aber ich muß es nachholen und die Theorie an der Praxis prüfen. Es kommen einem sonst Uebelstände unter die Hände, denen so leicht und einfach abzuhelfen wäre, wenn sich die, welche hier die officiellen Bestimmungen zu treffen haben, immer gründlich mit denen beriethen, die praktische Erfahrungen gesammelt. Was nützen die Erfahrungen alle, wenn sie nicht Gemeingut werden sollen und man sich nicht entschließen kann, seine Meinungen

[78] der bessern Einsicht und Ueberzeugung zu überliefern? Es ist noch viel Selbstsucht und Engherzigkeit in der freiwilligen Krankenpflege vertreten, und ehe diese nicht beseitigt sind, wird nichts Ganzes. Es fehlt oft am Verständniß, um die Situation richtig ins Auge zu fassen, es mangelt an tüchtiger Frauenhülfe. Wenn ich die Frauenthätigkeit im Felde so hoch anschlage, so will ich nicht sagen, daß das für ganz Europa gelten soll; ich habe Deutschland im Auge; daß ich dabei nicht auf die Türkinnen rechne, ist selbstverständlich; von den Engländerinnen kann ich mir kein richtiges Bild machen; die

Französinnen mögen sich im merkantilischen Fach und in den Salons recht gut zurechtfinden; aber für das Haushaltungsfach traue ich ihnen, sobald es über ihre bestimmte Sphäre hinausgeht, kein Talent zu. Die Slawinnen ahmen wol meist den deutschen Frauen nach, wenn sie es auch niemals zugestehen werden. Doch, wo bin ich hingerathen? Mein Plauderstündchen mit Ihnen, meine theure Marie, vermisse ich recht; ich bin so gewohnt, in Ihrer Gesellschaft laut zu denken, daß meine Gedanken gleichsam mit mir durchgehen. Ich will alle diese Sachen aufsparen bis ich wiederkomme; vieles bildet noch ein Chaos, es muß in ruhigerer Zeit Gestalt und Form gewinnen. In vielem verstehe ich mich selbst nicht; Sie wissen ja, wie sehr ich von meinen Gefühlen abhängig bin und wie oft ich mich selbst irreführe. Ich will Ihnen lieber Thatsachen erzählen.
Obgleich unsere Verhältnisse nicht sehr günstig sind, so gelingt uns doch Vieles, weil jetzt ein einmüthiges Zusammenwirken erzielt ist. Das 11. und 12. Lazareth gehen miteinander Hand in Hand. Regierungsrath

[79] von Criegern ist mit seinem lebhaften Wesen hier recht am Platze. Sein Bruder ist abgereist; ich bin sehr froh, daß seine Krankheit einen so günstigen Verlauf genommen; es war ein versteckter Typhus schon in St.-Marie und das Fieber packte ihn immer wieder. Die Herren von Götz und von Kalisch sind fort. Als Herr Medicinalrath Dr. Fiedler noch hier war, haben wir angefangen, die umliegenden Spitäler zu regeln. Die Deutschen ließen wir zumeist hierher bringen, selbst Schwerverwundete, die eigentlich kaum transportabel waren; sie wurden entweder auf fahrbaren Tragbahren hergebracht, oder wenn das nicht möglich war, wurden sie stundenweit getragen, weil die Kräfte zu sehr zersplittert worden wären, wenn einiger weniger Schwerverwundeter wegen die Feldlazarethe hätten etablirt bleiben müssen.

Es macht mich recht glücklich, wenn ich da, wo sich Schwierigkeiten oder Collisionen erheben, vermittelnd eintreten und etwas Nützliches durchsetzen kann. Ich bin zwar schon einige male wegen eigenmächtigen Handelns angeklagt, doch noch niemals verurtheilt worden; man kann eben unter so außergewöhnlichen Verhältnissen zuweilen nur dann etwas leisten, wenn man die Verhältnisse überspringt. Den officiellen Behörden ist manchmal ein Mittelding wie ich ganz erwünscht, und so ernte ich zuweilen Lob für Sachen, für die andere wegen Misbrauch der Dienstgewalt zur Rechenschaft gezogen würden. Ein Beispiel: Bei uns war Mangel an gutem, schwerem Wein für Kranke und Gesunde; sollte nicht alles der Epidemie unterliegen, so mußte man für kräftige Nahrung sorgen. Requirirt soll nicht werden. Ich höre, daß im Hause des Generals Wehrmann ein bedeutender Vorrath

[80] an schwerem Weine liegt. Das Haus ist verlassen; es dient als Lazareth; die Beamten dürfen sich an dem Vorrathe nicht vergreifen, sie dürfen nur kaufen, aber niemand ist da, der verkauft. Ich berathe mich mit Herrn Regierungsrath von Criegern; er ist damit einverstanden, daß man die Vorräthe für die Lazarethe gewinnen soll. Der Maire wurde geholt, der Vorrath verzeichnet und taxirt, wir nehmen den Wein und geben dem Maire Bons dafür; es waren gegen ein paar tausend Flaschen.

Vor einigen Tagen erhielt ich von einem hier durchgehenden Transport ein lebendes Rind, und wie ich die Quittung dafür geben wollte, sagte mir der die Colonne führende Offizier: „Was glauben Sie? Welcher deutsche Soldat wird sich von Ihnen eine Quittung geben lassen?“

Auch eine Partie Schafe haben wir auf gleiche Weise erlangt; überhaupt treffe ich da, wo es auf die Entscheidung der Militärbehörden ankommt, nur in den seltensten Fällen auf Schwierigkeiten. Das sollen Sie aus folgendem Falle ersehen: Die meisten Bewohner Douzys waren mitsammt ihrer Habe über die Grenze nach Belgien gegangen, über 200 Stück Kühe, Pferde u. dergl. hatten sie auf das neutrale Gebiet gebracht. Ich setzte mich mit dem Maire in Verbindung und suchte von ihm für unsere Zwecke Arbeitskräfte zu erhalten, die ich von seiten unsers Vereins bezahlen wollte. Ich bekam wol auch Butter, Milch u.s.w., aber immer erst aus Belgien; niemand wollte sein Vieh herbringen aus Angst, es würde ihnen wegrequirirt werden; wir dürfen es freilich nicht, aber öfters kommen Requisitionen von den mobilen Truppen und da, wo alle Ordnung aufgehoben ist, wird selten dem Benachtheiligten sein volles Recht. Zu mir hatte

[81] man Vertrauen gewonnen; ich hatte mich auch schon, da wir kein Militärcommando hier hatten, mit den Einwohnern gut stellen müssen, damit unsere Depots nicht den Plünderungen preisgegeben wurden. Ich sann nun nach, wie uns und den Einwohnern jetzt zu helfen sei. Ich erklärte dem Maire, ich wolle für die Armen im Orte, soweit thunlich, mit sorgen, wenn er die Bewohner zur Rückkehr bewegte. Ich sagte ihm, daß wir das Recht hätten, ein Wachcommando von mehrern hundert Mann zu verlangen, das die Gemeinde zu verpflegen habe; wir würden dies aber nicht thun, wenn uns die Einwohner dazu nicht durch ungebührliches Benehmen zwängen, und wenn sie uns im Interesse der Verwundeten beistünden. Diese Vorstellungen halfen; die Bewohner zeigten sich zugänglich und gefällig, unvernünftige Forderungen wurden nicht an sie gestellt. Um das Ganze nun in ein noch besseres Gleis zu bringen, beschloß ich, auf der Commandantur in Sedan den Versuch zu machen, ob es nicht von ihr zu erwirken sei, daß den Leuten ihr Vieh vor Requisitionen gesichert werde, im Falle sie es aus Belgien zurückholten. Nachdem ich dem dortigen Etappencommando den Sachverhalt dargethan, war dasselbe sofort bereit, mir einen Schutzschein auszustellen, der alles

das vor Requisitionen sicherte, was ich im Interesse der Lazarethe zu schützen für nothwendig fand. Das war gewiß ein großer Act von Vertrauen, da man mich doch in Sedan so gut wie gar nicht kannte. Ich war glücklich über meine Errungenschaft, und erklärte nun dem Maire von Douzy, daß er binnen zwei Tagen alles Vieh, welches in den Wäldern oder sonst irgendwo versteckt gehalten würde, einbringen solle; diejenigen, die mehr als

[82] 2 Kühe besäßen, hätten für den Schutz, der ihnen nun zutheil geworden, von jeder Kuh täglich einen Liter Milch gratis an die Hospitäler zu liefern; alles übrige sollte ihnen mit baarem Gelde sofort bezahlt werden. Wenn wir frisches Schlachtvieh nothwendig hätten, möchte die Gemeinde diejenigen Stücke bezeichnen, die sie verkaufen wollte, und auch das sollte sofort bezahlt werden; zugleich erklärte ich aber auch, daß wir ohne Rücksicht jedes Stück Vieh, das wir versteckt fänden, als herrenloses Gut behandeln würden. Jetzt geht alles vortrefflich, wir haben was wir brauchen. Ich bin wahrhaft stolz auf meine diplomatische Errungenschaft und habe sie Herrn Oberstabsarzt Beyer zu Füßen gelegt; ihm übergab ich den Schutzschein.

Wenn man sich nur verhundertfachen könnte! Alles erfordert Zeit, und doch hat man deren so wenig, wenn wir auch jetzt sozusagen über den Berg sind. Unser Krankenbestand würde bedeutend geringer sein, wenn wir nicht aus den Spitälern der Umgegend wieder Zuschuß bekämen, den wir freilich von Rechts wegen nicht nöthig hätten, aufzunehmen. Unsere Lazarethe gelten aber in der ganzen Umgegend als Muster, und unser Depot ist jetzt so reichlich versehen, daß wir überall hin abgeben können, zumal da wir, trotzdem wir an keiner fahrbaren Eisenbahn liegen, doch großen Zufluß haben. Das energische Eingreifen unsers Vereins zur rechten Zeit hat Segen gebracht; das wird gewiß der hohen Präsidentin wie allen andern eine Beruhigung sein. Auch ist hier ein Zusammenfluß von vielen Repräsentanten der freiwilligen Krankenpflege. Da ich, wie Sie wissen, zu den Menschen gehöre, die vom Erfolg getragen werden, so

[83] fühle ich mich jetzt recht zufrieden: ich kann nützen und ich habe mir Vertrauen erworben.
Es macht mir große Freude, daß ich auch da und dort für solche, die ihre Angehörigen hier suchen und nur in den seltensten Fällen ein Unterkommen finden, und ohne mein Zuthun in die größte Verlegenheit kommen würden, mit sorgen kann; Verpflegung könnten sie sonst sicherlich erst recht nicht finden, denn selbst für schweres Geld ist hier kaum etwas zu haben. Vor einigen Tagen brachte die Generalin S. ihren amputirten Sohn hierher, er wurde in unserer Baracke untergebracht, war aber leider nicht zu retten. Es ist schrecklich, die arme Mutter hat bereits einen Sohn bei Metz verloren, sie ist in einem fürchterlichen Zustande. Es war schwer, für sie und ihre Tochter ein Unterkommen zu finden. Wer mich recht gedauert hat, war Fräulein von T., sie kam, um ihren Bruder zu pflegen, nach La Moncelle, hat ihn aber nicht retten können. Hofarzt B. (unsere Herren kümmerten sich immer um die umliegenden Spitäler, ich konnte es leider nicht direct thun) erzählte mir, daß das arme Kind bei der Leiche ihres Bruders unter stockfremden Menschen sei. Ich fuhr mit ihm hinaus, um sie zu überreden, zu uns zu kommen, und dankte Gott, daß ich mich von der augenblicklichen Bewegung hatte bestimmen lassen. Es war herzzerreißend: ein junges Mädchen, ganz auf sich angewiesen, in einem Kriegslazareth mitten auf dem Schlachtfeld, ohne ein weibliches Wesen trostlos seinem Schicksal überlassen! Und doch kostete es Mühe, ehe sie sich entschloß, mit mir zu gehen; sie wollte sich von der Leiche ihres Bruders nicht trennen; er hatte sie vor seinem Tode gebeten, sie möchte ihn nicht hier lassen.

[84] Sie konnte die Schwierigkeiten, die damit verknüpft waren, nicht überwinden. Das war wieder ein Moment, wo ich Gott so recht innig dankbar war, daß ich mir Vertrauen und einigen Einfluß errungen hatte. Wie erhebend war es für mich, als das Gesicht des armen Kindes vor schmerzlicher Freude strahlte, da ich ihr die Versicherung gab, sie könnte die Leiche ihres Bruders mit in die Heimat nehmen, dazu würde ich ihr schon verhelfen. Unsere Herren besorgten das Nöthige, und so ist sie am 22. September in die Heimat gereist, nachdem ich zuvor die Leiche über Belgien geschickt. Die Herren der offenbacher Colonne, die immer bei der Hand sind, sobald ich einen außergewöhnlichen Dienst von ihnen verlange, haben diese Angelegenheit besorgt. Von unsern sächsischen Felddiakonen kann man in gleicher Weise stets der Hülfe versichert sein, sie sind opferfreudig und zuverlässig; so haben sie mir neulich insbesondere den Nachhausetransport des Portepéefähnrichs von R. aus Hannover ermöglicht, der sehr schwer verwundet und kaum zu transportiren war, aber doch fortgebracht werden mußte, wenn er nicht hier hätte zu Grunde gehen sollen.

Uebrigens sollten die, welche auf den Kriegsschauplatz kommen wollen, um ihre Angehörigen zu pflegen oder, wenn sie gestorben, ihre Leichen mit in die Heimat zu nehmen, immer erst sehr ernstlich mit sich zu Rathe gehen, ehe sie diesen Entschluß ausführen. Sie können hier nur in den seltensten Fällen ein Unterkommen finden; ja selbst wenn sie Angehörige bei der Armee und Empfehlungen von allen Seiten haben, kommen sie doch oft, zumal wenn es Damen sind, in die größte Verlegenheit und bereiten solche auch andern; niemand hat Zeit, sich mit

[85] ihnen zu befassen; nur wenn sie von vornherein auf ein Unterkommen sicher rechnen können, sollten sie die Reise wagen. Auch sollte man die Leichen der Krieger nur dann in die Heimat schaffen, wenn sie noch nicht beerdigt oder in einer

zum Transport geeigneten Weise eingesargt sind. Das Aufmachen der Massengräber, um nach Angehörigen zu suchen, dürfte nicht stattfinden; es ist gegen die Pietät, die man den Todten schuldet, und gegen die Gesundheit der Lebenden gesündigt. Man soll die Todten lieber in ihrer Ruhe lassen, zumal dann, wenn das Ausgraben nicht ohne Verantwortung andern gegenüber geschehen kann. Nun gar, wenn gemeine Speculanten, wie das oft vorgekommen, den Schmerz der Angehörigen pecuniär benutzen und ausbeuten. Ich kenne vom Jahre 1866 her mehrere Fälle, daß große Summen zur Sicherstellung von Grabstätten einzelner oder zur Auffindung von Leichen hergegeben wurden, die man den Angehörigen der Gefallenen geradezu in betrügerischer Weise abnahm. Damals und jetzt wieder habe ich erfahren, mit welchen Schwierigkeiten und Misständen das Ausgraben und Fortbringen der Leichen verbunden ist, und ich möchte hier jeden warnen und zur Vorsicht dringend mahnen. Ein Kriegsschauplatz erregt so verschiedene Gefühle, erweckt so tausendfältige und verworrene Bilder in der Seele, daß man oft kaum im Stande ist, dasjenige zu erkennen, was sie vorstellen; das bewegte Heute wird durch das noch bewegtere Morgen verdrängt; vor den Augen und in der Seele geht es oft wirr durcheinander; ich bin nur immer glücklich, wenn ich mir nach jedem vollbrachten Tage sagen kann, daß er kein verlorener war. Wenn nur die Kräfte ausreichen und keine Unter-

[86] brechung in meinem Wirken stattfinden muß. Ich empfinde es als einen rechten Segen, daß hier unter allen, die in gleicher Richtung thätig sind, ein solches Einverständniß herrscht. Was mir auch immer sehr wohlthuend ist, das ist die Hingebung der Offiziersburschen zu ihren Herren, wenn diese verwundet sind; sie ertragen so viel Beschwerden und Entbehrungen und haben eine Ausdauer und Opferfreudigkeit, die nicht zu beschreiben ist. Ich

frage mich immer, woran es liegt, daß man bei den Militärkrankenwärtern nicht diese Opferfreudigkeit findet. Ich meine, man müßte sie besser bezahlen und ihnen überhaupt eine etwas leichtere Existenz schaffen, daß sie ihren schweren Beruf besser ertragen könnten. Man müßte auch eine geeignetere und strengere Wahl treffen und nur diejenigen von der Truppe ins Auge fassen, welche sich freiwillig melden. Ich bedaure recht, mich bisher so wenig um das Militärsanitätswesen gekümmert zu haben, ich denke es aber nachzuholen. In Frankreich habe ich viel gelernt, vieles ist anders als im Jahre 1866; vieles, was damals gut war, paßt hier gar nicht her; aber doch finde ich mich schneller hinein als jemand, der von früher her gar keine Idee von einem Schlachtfeld hat.
Gestern hatte ich einen großen Spaß. Wie ich Ihnen schon schrieb, habe ich mir hier eine Reconvalescenten-station gegründet; damit nun die Leutchen nicht über-müthig werden, hat Oberstabsarzt Dr. Beyer, um sie doch einigermaßen zu beschäftigen, ein Wachcommando aus ihnen gebildet; wir haben also jetzt vor unserm Depot drei Posten, die sich je nach Bequemlichkeit ab-lösen, und wenn ihnen das Schildwachstehen zu sauer wird, sich dazu setzen. Es sieht höchst komisch aus: alle Truppen-

[87] gattungen und alle Staaten sind hier vertreten: Cavalerie und Artillerie, Preußen und Baiern und Sachsen, und der Wachcommandant ist ein Wachtmeister von den bai-rischen Chevauxlegers, der meldet sich jeden Morgen mit großer Gewissenhaftigkeit bei mir zum Rapport (denn dieses Commando gehört mir), tauscht die geleerten Wein-flaschen gegen volle um und nimmt alles, was noch dazu gehört, in Empfang. Jeden Morgen werden vom Arzte diejenigen bestimmt, die andauernde Arbeit vertragen und in den Lazarethen behülflich sein können, während wir zum Postenstehen nur die Schwächern verwenden, denen die frische Luft ganz vortrefflich zu statten kommt.

Diese sind freilich ganz eigenthümlich costümirt, mit Shawl, Filzschuhen, Mütze u. s. w., überhaupt in einer nicht eben stramm militärischen Art. Heute nun kam ein Offizier, der mit einem Commando hier durchzog, ganz entrüstet zu uns und wollte meine Schildwache bestraft wissen, da sie nicht zeitig genug ins Gewehr gegriffen, ja sogar Schildwache gesessen hätte. Wie ich ihm aber nun in aller Ruhe den Sachverhalt auseinandersetzte, besichtigte er lachend diese unsere Einrichtung und mußte zugeben, daß sie sehr praktisch sei. In diesen Tagen gehen wieder etliche 30 Mann, die gesund sind, zur Truppe; sie sind auch hier nicht so dringend nothwendig, da immer wieder neue herkommen, die sich erholen müssen. Wer uns jetzt beobachten würde, würde es kaum für möglich halten, daß wir auf dem Kriegsschauplatze, mitten unter feindlicher Bevölkerung wohnen; denn wir leben hier zusammen wie in einer großen Familie. In dem Orte selbst haben wir uns manche Arbeitskraft geschaffen, indem wir dasjenige, was

[88] auf dem Hierhertransport gelitten und sich für die Kranken nicht mehr eignete, an die Armen abgaben; was freilich hätte unterbleiben müssen, wenn mich unsere Herren in meiner Thätigkeit engherzig beschränkt hätten. In unserm Hause ist es wie in der Ressource[43]. Abends kommt Herr Generalarzt Thiersch, liest seine Zeitungen und schweigt stundenlang, wenn es sein muß, in minbestens acht todten und lebendigen Sprachen. Aber jeder der Aerzte freut sich, daß er da ist; sie kramen gegenseitig ihre interessanten Fälle aus und sind glücklich, wenn der Herr Generalarzt da und dort einmal zustimmend nickt oder belehrend erörtert. Alle hängen mit größter Pietät an ihm; er ist aber auch ein wirklich edler Mensch. Ich freue mich wie ein Kind, daß ich mir sein Vertrauen

---

[43] Zufluchtsort.

erworben habe; ich fühle, wenn er auch nicht viel Worte macht, doch durch, daß er mit mir nicht unzufrieden ist. Neulich stellte er mir seinen Lehrer, den Generalarzt Strohmeier, vor; nie habe ich ihn so vergnügt und heiter gesehen als an diesem Tage; man sah aus allem, wie hoch er seinen einstigen Lehrer verehrt. Der Abend war ein wirklich heiterer, und die Herren Doctoren mußten manche Ironie hinnehmen, denn darin ist niemand dem Generalarzt Thiersch gewachsen.

Die Abende werden schon ziemlich kalt, und die Verwundeten und Kranken in der Baracke, den Eisenbahnwagen und den Güterschuppen machen mir Sorge. Wie man sagt, soll nun gar die Evacuation über Belgien aufhören; unsere Kranken sind aber meist in solch einem schlimmen Zustande, daß sie den Transport per Achse nicht vertragen. Wenn sie nun hier bleiben müssen, und die Jahreszeit immer schlechter wird, dann weiß ich nicht,

[89] was noch werden soll; die Locale sind nur in den seltensten Fällen heizbar. Nun liegt zwar Douzy an der Eisenbahn, Locomotiven fahren hin und her, aber solange die Festung Montmédy nicht in deutschen Händen ist, kann uns die Bahn nichts nützen. Generalarzt Thiersch hat allerlei Projecte gemacht, um der Sorge mit der Evacuation abzuhelfen, und sich auch mit dem Commando in Sedan darüber berathen; gestern Abend machte er mir (doch ich weiß nicht recht, ob im Ernst oder im Spaß, mich zu foppen) den Vorschlag, ich möchte als Parlamentär nach Montmédy gehen; vielleicht könnte ich es erreichen, daß man uns, wenn die Bahn nicht zerstört sei, Erlaubniß ertheilte, die Verwundeten an der Festung vorüber transportiren zu lassen; die Einwohner hätten ja auch selbst ein Interesse daran, daß die Spitäler aufgelöst würden. Hätte ich nicht besondere Rücksichten auf unsern Verein zu nehmen, so würde ich mich nicht lange besinnen, diesen Vorschlag auszuführen. Im Jahre 1866 haben die Ver-

wundeten und Kranken in unsern böhmischen Spitälern durch die große Humanität der beiden Festungscommandanten von Josephstadt und Königgrätz unendlich viel Nutzen gehabt; es gereicht mir noch jetzt zur besondern Genugthuung, daß ich es war, die das damals vermittelte. Was damals ging, ließe sich jetzt wol auch machen und ich denke, die französischen Commandanten sind doch auch Menschen. Vielleicht wird es doch noch das letzte Mittel sein, um den Uebelständen mit der Evacuation abzuhelfen.

Hier werde ich nun wol nicht mehr sehr lange bleiben; weiter vor gibt es viele Lazarethe für Kranke, der Typhus scheint ernstlich um sich zu greifen. Herr Regierungsrath von Criegern ist vorgegangen, um sich zu orientiren,

[90] wo es an Hülfe fehlt. In der Nähe von Sedan ist ein bairisches Lazareth mit 500 Kranken, in Rethel ist eins von unserm Armeecorps; unsere Herren, besonders Herr von Criegern und früher auch Herr Medicinalrath Fiedler, der jetzt fort ist, nehmen bei allen ihren Ausflügen in die umliegenden Lazarethe kleine Kisten mit, die ich mit Medicamenten, verschiedenem Verbandzeug, Nahrungs- und Erquickungsmitteln vollgepackt habe; sie sind leicht transportabel und eine große Hülfe, wo es an Mitteln fehlt. Unser Depot habe ich mir jetzt so übersichtlich eingerichtet, daß mein Pflegesohn und eine meiner Pflegerinnen es fast selbständig führen. Es ist gut, daß ich etwas kaufmännische Kenntnisse besitze, denn die Depots müssen rein kaufmännisch gehandhabt werden, wie ein richtiges Engros- und Detailgeschäft, mit Lagerjourual und Strazze[44]; dies beides reicht, wenn es regelrecht geführt wird, zum Geschäftsüberblick und zum Bericht aus. Es ist ganz unmöglich, Geschäfte, die rein mercantilischer Natur sind, rein bureaukratisch zu führen, wie das im

---

[44] Kladde, in der tägliche Geschäftsvorfälle festgehalten werden, bevor sie endgültig gebucht werden.

Felde geschieht, und auch im Frieden bei Mildthätigkeitsvereinen. Für die Depots ist ein besonderes Personal nöthig, Markthelfer, die das Verpacken der Collis verstehen, Lagerdiener oder Depotaufseher, die das Speditionsgeschäft kennen. Hülfskräfte findet man überall. Für das Detail sind ebenfalls Markthelfer und Lagerdiener nothwendig; für Wäsche, Verbandzeug, Nahrungsmittel muß man Frauen heranzuziehen suchen, selbst eine sogenannte Wirthschafterin dürfte hier nöthig sein.

Das Auspacken mehrerer Kisten gleichen Inhalts ist in Kriegs- und Feldlazarethen, in Stationen aus dem Schlachtfelde und in Centralstellen etwas sehr Misliches

[91] und Störendes. Deshalb muß in der Heimat unbedingt darauf gesehen werden, daß gleichartige Waaren zusammengepackt werden und der Inhalt auf den Kisten verzeichnet wird; auch sollte man, wenn für bestimmte Stationen gepackt wird, die Kisten numeriren und ein Inhaltsverzeichniß (und zwar im Duplicat) beilegen; so hat dann der Empfänger gleich eine Uebersicht; das Inhaltsverzeichniß sollte nie fehlen, auch nicht wenn einzelne Kisten an verschiedenen Orten abzugeben sind; dadurch wird viel Zeit gespart. Das Depot (en gros) muß genaues Verzeichniß mit Aus- und Eingangsregister führen, was zerbrochen ist, oder naß gewordene Collis sind sofort auszupacken und sofern irgend thunlich muß deren Inhalt vertheilt werden, wenn man nicht etwa Raum hat, die Sachen zu trocknen und zu schützen. Besser, die Lazarethe haben einmal an etwas Ueberfluß, als daß die Sachen verderben. Das Engros liefert in seinem Journal eine Art Uebersicht für das Detaildepot; im Detail ist eine geregelte Buchführung nicht möglich und sollte deswegen auch nicht gefordert werden; besteht man darauf, so bringt man Störungen in das Ganze, daher ist es besser, die Sache ruht auf Vertrauen. Ich habe es mir hier so eingerichtet: Kommt ein Transport mit In-

haltsverzeichniß dabei, dann brauche ich jetzt nicht mehr beim Empfang zu sein; die Sachen werden schon beim Abladen sortirt, nur diejenigen Kisten, die kein Verzeichniß haben, werden beiseite gestellt; mit dem Inhaltsverzeichniß wird verglichen, und wo etwas nicht stimmt, notirt. So viel Raum muß geschafft werden, daß nicht Wäsche, Verbandzeug, Medicamente und Nahrungsmittel untereinanderliegen; man muß die Vor-
[92] räthe, mögen es viel oder wenig sein, gleich unterbringen, um eine Uebersicht gewinnen und gleich thätig sein zu können; für Verwundete und Kranke sind oft einige Stunden von großer Bedeutung. Die Inspectoren der Lazarethe müssen mir nun jeden Tag ihren Krankenbestand und ihre Bedürfnisse schriftlich angeben (wobei ich auch die Unterschrift des Chefarztes verlange) und den andern Morgen vor 9 Uhr müssen sie sich das Gewünschte abholen. Habe ich reiche Vorräthe, dann versorge ich sie auch gleich auf mehrere Tage. Diese Bedarfsanzeigen dienen als Beleg bei der Controle. Nun haben wir noch Zeit genug, für die umliegenden Spitäler zu sorgen, für einzelne Kranke ebenfalls, und auch für die Instandhaltung unsers Depots. Es ist schade, daß ich mich nicht mehr um Einzelnes kümmern kann; ich würde dann noch mehr Erfahrungen sammeln können. Seit einigen Tagen ist in Sedan das kölner Depot; ich bin froh, daß die entlegenen Lazarethe dort fassen können, wir haben uns auch schon gegenseitig Sachen ausgetauscht, was eins oder das andere zu viel hatte. Eine prachtvolle Sendung erhielten wir von der zittauer Kaufmannschaft; die Wahl war so sorgfältig und zweckmäßig, daß diese Sendung geradezu als Muster dienen kann; an alles hatte man gedacht; da waren Löffel, Reibeisen, Kaffeemühlen, Bindfaden, Laternen, Brennöl, Ricinusöl, Verbandöl (dieses hatte Herr von Criegern schon in Sedan für schweres Geld gekauft), außerdem mehrere hundert

Ellen Handtücher und 22 Dutzend wollene Jacken; diese kamen wie gerufen und sie thun in der Baracke und den Eisenbahnwagen den Soldaten großen Nutzen; ich hatte, da es in einzelnen Fällen zu nothwendig war, auch schon

[93] eine Anzahl wollener Hemden und Jacken in Sedan gekauft. Von Brüssel aus versorgt uns immer Herr von Fabrice; er hat uns viel Erleichterung verschafft und ich komme nicht einmal dazu, ihm zu danken. Gestern brachte mir Herr von B. eine Köchin, die Ihre königl. Hoheit mir nach St.-Marie geschickt und die man, da ich bereits fort war, dort behalten hatte. Es ist wahrhaft groß, mit welcher Ausdauer und Energie unsere königliche Hoheit zu Werke geht, und wie sie alles in Bewegung zu setzen weiß.

Man denkt es sich meist so einfach, Pflegerinnen oder andere Hülfe hierher zu bringen, und doch ist es mit vielen Schwierigkeiten verbunden. Was mir leid thut, ist, daß Dr. Schmidt, welcher mir drei Pflegerinnen brachte, nur so kurze Zeit hier blieb; ich hätte mir gern so vieles aus der Heimat von ihm erzählen lassen.

Eine große Stütze habe ich an der freiwilligen Pflegerin Marie Hecker; ihr ruhiges Wesen thut mir wohl, sie tritt mit Sicherheit, aber zugleich mit Bescheidenheit auf, ohne sich zu überheben; meine Pflegerinnen haben sie alle sehr gern und thun ihr viel zu Liebe. Sie ist eigentlich körperlich schwach, aber hat Ausdauer; da sie der französischen Sprache mächtig ist, geht sie von Haus zu Haus und versorgt bei ihren Krankenbesuchen besonders auch die Franzosen mit, die in einzelnen Familien liegen. Oberlieutenant von K. hat die Blattern, ebenso der Diener des Herrn von Kalisch, Marie Hecker ist die erste, die sie besucht hat. Eine der französischen Kochfrauen, die ich habe, hat auch die Blattern bekommen und ihren Mann und ihre Kinder angesteckt; Gott gebe, daß sie nicht um sich greifen.

So kommt jeden Tag neues Unheil, und wir müssen,

[94] anstatt neue Hülfe zu finden, von neuem helfend eingreifen. Einer meiner Pflegerinnen geht es besser, drei liegen noch fest, bei zweien bin ich ernstlich besorgt. Ich danke nur Gott, daß wir immer noch auf den Beinen sind und daß ich keine meiner Hauptstützen entbehren muß. Major von O. und von T. sind in die Heimat gebracht; aber der arme Oberlieutenant von S. mußte hier bleiben; er ist fast hoffnungslos und lebte vielleicht schon nicht mehr, wenn er nicht so gewissenhaften ärztlichen Beistand und Pflege hätte. Er liegt in dem Hause des Generalarztes Thiersch, dessen Assistent Dr. Richter immer in seiner Nähe sein muß, während die Pflegerin Hecker bei ihm ab- und zugeht.

In diesen Tagen wird das 9. Feldlazareth aufgelöst und übergibt seine Kranken dem 11. und 12. Lazareth, und diese sollen, wie ich höre, dann bald durch ein bairisches Lazareth abgelöst werden. Wenn ich nicht Marschordre bekomme, erhalten Sie bald wieder einen Brief aus Douzy. Herzlichen Gruß an alle; schreiben Sie mir bald und recht viel über unsere Thätigkeit im Lande. Ich sehne mich sehr nach den Damen unsers Vereins und möchte wol manchmal eine Stunde im Max-Palais[45] sein, um ihnen zu sagen wie es hier zugeht und zu fragen, wie sie sich in ihrer Thätigkeit fühlen.

Ich werde von seiten unseres Vereins so knapp mit Geldmitteln versorgt, daß ich, wenn es nicht anders wird, unsern Herren den Handschuh hinwerfe und die deutschen Frauen auffordere, mir wirthschaften zu helfen. Ich muß ja hier so vieles kaufen, was ich nicht immer zeitig genug aus Deutschland beziehen kann. Was meinen Sie wol, meine Marie? Wie würden unsere Herren staunen, wenn

45 Zu Beginn des Deutsch-Französischen Krieges stellt König Johann dem Internationalen Hilfsverein für das Königreich Sachsen das leerstehende, 1742 erbaute, Prinz-Max-Palais an der Ostraallee in Dresden als Depot zur Verfügung. Im Depot wird Wäsche und Verbandzeug für die Lazarette und Verbandstationen beschafft, hergestellt, aufbereitet und verpackt; außerdem gibt es Büros und Sitzungszimmer.

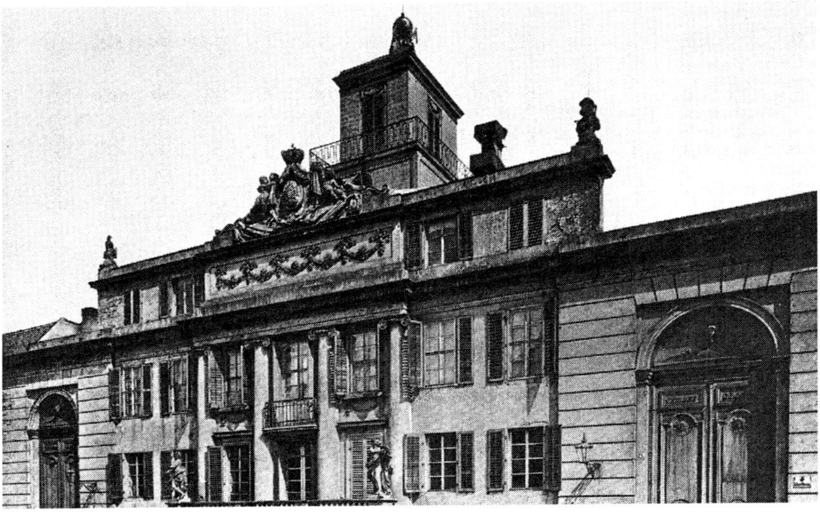

Abb. 10: Prinz-Max-Palais in Dresden. 1870 von König Johann dem Internationalen Hilfsverein für das Königreich Sachsen als Depot überlassen, hier wurden die Hilfslieferungen zusammengestellt. 1890 wurde das Gebäude abgerissen

[95] ich auf einmal einen solchen Impuls zur Emancipation der Frauen auf dem Gebiete der freiwilligen Krankenpflege gäbe! Schaden könnte es nichts; sie sind in manchen Fällen zu große Topfgucker und bevormunden uns so sehr, daß eine derartige Aufrüttelung nichts schaden könnte. Aber fürchten Sie nichts; es ist so ernst nicht gemeint; ich werde schon durchkommen; gehöre ich doch selbst zu denen, die zur Schließung unserer internationalen Ehe in Sachsen[46] wesentlich mit beigetragen haben; ich werde mich also mit der nöthigen Nachsicht in das Joch fügen.

In der Hoffnung bald etwas von Ihnen zu hören, umarmt Sie

Ihre

Marie

46 Vgl. Fußnote 7.

[96] **Sechster Brief**

Rethel, 7. October 1870

Meine liebe Marie!

Tausend Dank für Ihren lieben Brief. Meine Ahnungen waren zu richtig: wie sehr ich mich auch gefreut, mich in Douzy noch speciell um einige Kranke kümmern zu können, so waren die Nachrichten, die wir bekamen, doch so traurig, daß an ein Bleiben gar nicht mehr zu denken war. Gleich nach Abgang meines Briefes mußte ich thätiger sein als je; wir mußten uns zum Aufbruch rüsten, es galt dem umsichgreifenden Typhus entgegenzuarbeiten. Großer Mangel herrschte nicht an Mitteln, aber an Fuhrwerken, dieselben fortzubringen. Herr Dr. Frege aus Leipzig kam den 25. September aus dem Hauptquartier zurück und hatte den Auftrag, Hülfe zu schaffen, aber es fragte sich nur wie. Nun galt es so schnell als möglich nach eigenem Ermessen solche zu senden. Dem Maire von Douzy hatte ich schon vor längerer Zeit gesagt, daß wir bei unserm Weggang 30 bespannte Wagen nöthig hätten; da ich nicht wüßte, wie bald wir fortmüßten, möge er sich immer schon darauf vorbereiten. Es war ein Glück, daß dies geschehen: schon am 26. Sep-

[97] tember früh 9 Uhr fuhren Herr Regierungsrath von Criegern, Hofarzt Brauer, vier sächsische Felddiakonen mit 15 bepackten Wagen und 30 reconvalescente Soldaten als Bedeckung der Colonne, weiter vor, mit dem Versprechen, mich sofort zu benachrichtigen, wenn ich gebraucht würde.

Eigentlich war Herr von Criegern Vorstand unserer Station; er konnte sich zwar wenig um die einzelnen Depots kümmern, da er fast immer unterwegs war und auch den schriftlichen Verkehr mit dem Hauptverein leitete. Wie ich nun höre, kommt ein neuer Vorstand vom internationalen Verein hierher. Dieser ewige Wechsel ist recht störend für das Ganze; von mir will ich gar nicht reden, aber Erleichterung habe ich dadurch nicht, da die Herren, welche aus der Heimat kommen, kaum eine Idee von den hiesigen Verhältnissen und von dem, was hier nöthig ist, mitbringen. Sind sie zugänglich und von dem Wunsche beseelt, der Sache zu nützen, so mag es noch gehen; aber sonst ist es zum Verzweifeln. Es leidet die Sache, wenn man erst die Ansichten den Herren ablauschen soll; dazu ist nicht immer Zeit; man muß dann die Verhältnisse überspringen und nach eigener Ueberzeugung handeln. Das nennen dann engherzige Menschen sich selbst überheben, niemand zur Geltung kommen lassen, eigenmächtig handeln; sie gehen dann in die Heimat, tragen ihre einseitigen Eindrücke in die Leitung des Directoriums und es entstehen die falschen, verdrehten und verdrehenden Berichte in der Presse, die das Ganze beeinträchtigen und in den Familien unnütze Sorge und Angst um ihre Angehörigen hervorrufen. Dies sind Verbrechen, für die das Strafgesetzbuch einen besondern Paragraphen erfinden

[98] müßte. Für jetzt muß man es ertragen. Regierungsrath von Criegern paßte ganz für die hiesigen Verhältnisse; er nimmt die Situation, wie sie ist, und grübelt und fragt nicht lange, ob er oder andere den Impuls zum Handeln geben. Das Einzige, was man nicht ganz mit Unrecht an ihm tadelt, ist sein zuweilen rücksichtsloses heftiges Wesen; wo aber so viel auf dem Spiele steht, wie hier immer, sollte man so etwas schon übersehen. Die Stellung muß ja jeder zu Hause lassen und nur die Person hierher bringen; jedes neue Schlachtfeld liefert uns stets von neuem den Beweis, wie unmöglich es ist, den Standesunterschied zur Geltung zu bringen. Selbstverleugnung, Energie, Verstand sind die Parole für jede Krankenpflege, vorzüglich aber für die auf dem Schlachtfelde.

Ich wartete von Tag zu Tag auf Nachricht von Herrn von Criegern, bekam aber keine, die umliegenden Lazarethe wurden aufgelöst, und die unserigen trafen auch Vorbereitungen dazu. Der neue Depotchef war noch nicht da. Herr Hauschild aus Dresden kam mit einem Transport Lazarethgegenstände hierher; sein Auftreten war der Art, daß ich ihm das Depot übertrug, ohne eine Ermächtigung des Hauptvereins dazu einzuholen; mir lag hauptsächlich die Station am Herzen; diese mußte ich versorgt wissen, ehe ich wegging. Ein Glück, daß Dr. Jacobi, Vorstand des Lazarethreservepersonals, mit demselben für Douzy bestimmt wurde, nun hörten meine Sorgen auf. Was die zurückbleibenden Pflegerinnen betrifft, so bin ich darüber ruhig; denn Dr. Jacobi kennt sie bereits in ihrer Thätigkeit. Daß Dr. Jacobi mit fast leeren Händen die Feldlazarethe ablösen sollte, würde

[99] auf große Schwierigkeiten gestoßen haben, wenn nicht unser Depot mit allem so reichlich versehen gewesen wäre und ich Jacobi nicht so genau gekannt hätte, um ihm sofort die Vorräthe zur Verfügung stellen zu können, ohne vorher beim Directorium Ermächtigung einzuholen. Die Feldlazarethe müssen ihren Bestand an Lagerungsmaterial u. s. w. mitnehmen, wenn sie abgelöst werden, können sie es nicht zurücklassen, da sie ja nicht wissen, wie bald sie sich wieder etabliren müssen und ob sie Ersatz erhalten. Die Einrichtung mit dem Lazarethreservedepot ist gut, dieses ist dazu bestimmt, alles Fehlende zu ersetzen, aber die Verbindung mit den Lazarethen ist so erschwert, daß jenes nicht immer im Stande ist, seine Aufgabe rechtzeitig zu erfüllen. Es wäre besser, wenn das Lazarethreservepersonal, anstatt die Lazarethe abzulösen, sie lieber ergänzte dort, wo die Beamten und Aerzte sowie das Pflegepersonal durch Ueberbürdung dienstunfähig geworden sind; man hat ja nur in seltenen Fällen eine Aushülfe. Civilärzte und Civilkrankenwärter in Feldhospitälern auf dem

Kriegsschauplatze sind nur dann eine wirkliche Hülfe, wenn sie für die Dauer ihrer Thätigkeit dem Militär einverleibt werden, die militärische Disciplin anerkennen, sich allen dort existirenden Vorschriften und Bestimmungen unterwerfen.

Es galt nun in Douzy besonders, den Krankenbestand so viel als möglich zu reduciren; aber nur sehr wenige konnten den Transport per Achse vertragen. Dies bestimmte mich, doch noch nach Montmédy[47] zugehen, um womöglich die Benutzung der Eisenbahn für Sanitätszwecke zu erreichen. Am 30. September früh führte ich mein Vorhaben in Begleitung der Pflegerin Marie Hecker

[100] und des Herrn Kürsten aus, der den Wunsch, mich zu begleiten, so lebhaft aussprach, daß ich trotz meiner Besorgniß ihm doch endlich nachgab. Montmédy liegt circa drei Stunden von Douzy; das Bahngleis war erhalten, ich fand nichts, was mich bestimmen konnte, mein Vorhaben anfzugeben. Kurz vor der Festung sahen wir freilich, daß die Eisenbahnbrücke gesprengt, unsere Bemühungen also umsonst waren; aber nun konnten wir nicht mehr zurück; von der Festung aus hatte man uns bereits bemerkt und man würde auf uns geschossen haben, wenn wir umgekehrt wären. Mit aufgezogener weißer Fahne fuhren wir bis zwanzig Schritt vor den ersten Posten und wurden nach kurzer Debatte in die Festung escortirt. Da ich nicht gut zu Fuße bin, so fuhren wir so weit, als es in der Festung möglich war zu fahren; dann stiegen wir aus. Eine große Masse Menschen, fast lauter Blusen-

---

[47] Montmédy mit seiner Festung liegt 6 km von der belgischen Grenze entfernt und ist ein wichtiger Eisenbahnknotenpunkt. Es gehört zu einer Kette kleiner Festungen zwischen Maas (Meuse) und Mosel. Zweieinhalb Monate nach Marie Simons Besuch am 30. September wird die Festung vom 7. bis 12. Dezember 1870 von deutschen Truppen belagert und erobert.

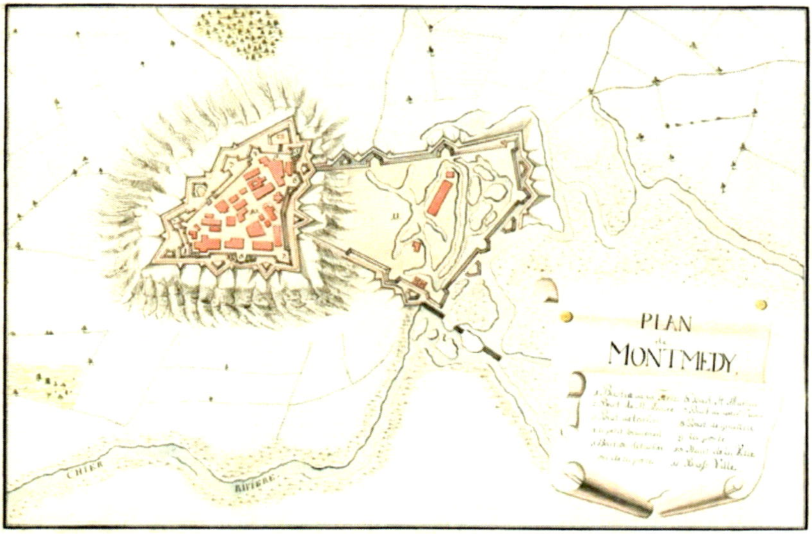

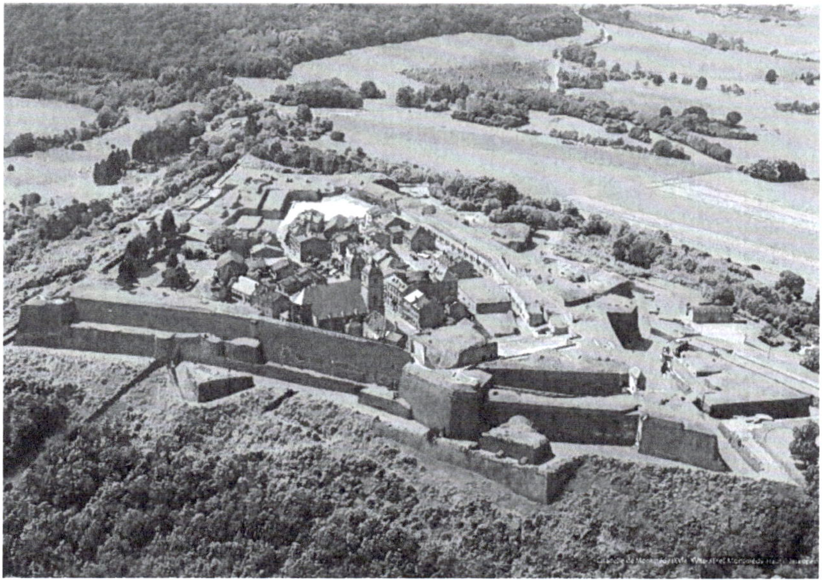

Abb. 11 (oben) und 12 (unten): Festung von Montmédy, erste Vorläufer im 13. Jahrhundert, Ende des 17. Jahrhunderts von Vauban ausgebaut, 1870 von Preußen belagert und bombardiert

männer[48], versammelten sich um uns; sie glichen geradezu einer Räuberbande, wie man sie sich in den Bergen Italiens denkt. Der Weg zum Commandanten war für mich zu steil. Herr Kürsten war augenblicklich bereit, unser Anliegen beim Commandanten vorzubringen und mir eine Unterredung mit ihm zu erbitten. Mit verbundenen Augen wurde er durch Strolche mit aufgepflanzten Bajonneten zu ihm geführt. Inzwischen warteten wir beim Wagen. Der Menschenandrang wurde immer größer und war keineswegs ermunternd für uns. Ich hatte mir französische Festungsbesatzung ganz anders gedacht, und stellte im Innern Vergleiche an mit Königgrätz und Josephstadt. Kaum finde ich Worte, meine Empfindungen während dieser Situation zu schildern. Ich fühlte nur zu deutlich, daß ich eine Unbesonnenheit begangen hatte.

[101] Das Ganze, was ich vor meinen Augen sah, hatte nichts Militärisches, was mir eigentlich aus den beiden österreichischen Festungen vorgeschwebt und mir Muth gemacht hatte. Damit meine ich nicht etwa die Festungswerke, nein, davon verstehe ich nichts; ich meine vielmehr die Besatzung selbst. Ich hatte es nicht für möglich gehalten, daß es in Frankreich so viel anders, ich kann fast sagen, daß es hier so erbärmlich wäre. Wir mußten eine Behandlung ertragen, die uns von keiner europäischen Nation, wie tief sie auch in ihrer Bildung stehen mag, widerfahren wäre. Ich hätte das noch begreiflich gefunden, wenn die Besatzung aus lauter Freischärlern bestanden hätte; so aber bemerkte ich Soldaten und Offiziere darunter, die ursprünglich der activen Armee angehörten und geschehen ließen, was geschah. Aus den Gefangenen-

---

48 Von franz. camisards (camise, chemise = Hemd, Bluse), Name für die Hugenotten in den Cevennen, die 1689 bis 1705 einen asymmetrischen Krieg gegen die französische Krone führten und vernichtet wurden. Im 19. Jahrhundert wurden Aufständische oder irreguläre Kämpfer oft als Blusenmänner bezeichnet.

transporten hatte ich mir wol ein Bild vom Heere gemacht, aber nicht ein so erbärmliches. Wie lächerlich war es schon, daß man zweier Frauen wegen, die offen und frei unter Begleitung eines jüngern Mannes mit der weißen Fahne in die Festung fahren, dieselbe alarmirt und sie als Spione betrachtet! Unsern Kutscher, einen sächsischen Trainsoldaten vom 12. Feldlazareth, hätten Sie nur sehen sollen, liebe Marie, mit welcher Seelenruhe der auf dem Kutschbock saß, in der einen Hand ein Stück Brot, in der andern ein Stück Wurst, wie er alles um ihn her ganz gleichgültig betrachtet, ab und zu seine Flasche vorzieht und eins trinkt und sich durch das Fluchen und Schimpfen und Toben der ihn drohend umgebenden Menge gerade so wenig aus der Fassung bringen läßt, wie wenn ihn jemand fragte: wie viel Uhr es sei. Nur dann und wann, wenn er nicht gerade mit Kauen oder

[102] Trinken beschäftigt war, hörte man ihn antworten: Nix compran. Den Pferden hatte er ihren Hafer in Ermangelung einer Krippe auf unsere Parlamentärfahne geschüttet. Es war ein komisches Bild, wenn auch nicht gerade sehr ermuthigend für uns. Pflegerin Marie Hecker und ich waren so eingeengt, daß wir uns kaum rühren konnten. Auch meine Decorationen[49], worunter die große goldene Medaille von der Internationalen Conferenz vom Jahre 1867, wo dieselbe in Paris getagt, deren Inschrift französisch ist, schützten uns nicht vor der Roheit der Menge. Das lange Außenbleiben des Herrn Kürsten machte mich besorgt, der Commandant ließ lange auf sich warten, ich schickte noch einen Unteroffizier an ihn ab. Der Gedanke war mir schrecklich, daß unsere Armeen mit solchen Elementen kämpfen sollten. Die Lage dieser

[49] Gemeint sind die Goldmedaille, mit der Marie Simon 1967 von der Pariser Rotkreuz-Konferenz ausgezeichnet worden war, und der österreichische Franz-Joseph-Orden.

Festung ist von der Natur sehr begünstigt; im ganzen ist sie wol unbedeutend, sie sperrt aber die Eisenbahn und deshalb müssen die Unsern sie in Besitz nehmen, wenn die Armee weiter vorgeht. Endlich kam der Commandant und begab sich mit uns zum Unterhandeln in eine Art Wachtstube. Er war nicht allein, sondern ein Mann in Civil begleitete ihn, ein Mann, wie man sich etwa Danton oder Robespierre und die andern Biedermänner vorstellt, die im vorigen Jahrhundert Frankreich eine Zeit lang unsicher machten. Ich blieb nicht lange im Unklaren wer von den beiden die Hauptperson war. Der Commandant spielte die zweite Rolle, der Civilgouverneur gab den Ton an und erklärte uns kurzweg als Spione, an denen er ein Exempel statuiren werde, das seinesgleichen suchen solle. Das rothe Kreuz auf der weißen Binde, überhaupt alle Zeichen der Internationalität, er-

[103] klärte er als Schwindel und verlangte Legitimationspapiere von französischen Behörden und besonders den französischen Stempel für die Binde. Ich erwiderte ihm, daß ich in den Gegenden, in denen ich bisher thätig gewesen, keine französischen Behörden zu Gesicht bekommen hätte. Endlich nach langem Hin- und Herdebattiren ererklärte er, wir zwei Frauen seien frei und könnten die Festung wieder verlassen; Herr Kürsten aber würde als Spion erschossen werden. Was ich bei diesen Worten empfunden, kann ich nicht schildern. Herr Kürsten war das einzige Kind seiner Aeltern, diese hatten erst vor ein paar Jahren ihre achtzehnjährige Tochter verloren, die Mutter war kränklich, und nur schwer hatten sie den dringenden Bitten ihres Sohnes, sich der freiwilligen Krankenpflege auf dem Schlachtfelde zu widmen, nachgegeben. Ich weiß nicht, was ich nun alles gesagt, nur so viel ist mir erinnerlich, daß ich diese Männer gebeten, von ihrer unvernünftigen, der Menschheit hohnsprechenden That um ihrer selbst willen abzusehen; aber alles Bitten

war vergebens. Wie bereute ich nun meine Nachgiebigkeit gegen Herrn Kürsten und daß ich seine Begleitung in die Festung angenommen hatte. Mein Bitten hatte nichts genützt, jetzt galt es, wo es nicht schlimmer werden konnte, den Männern bestimmt entgegenzutreten. Ich erklärte, die Festung nicht eher zu verlassen, bis derjenige, den ich vertrauensvoll mit Aufträgen an den Commandanten abgeschickt, mir zurückgegeben wurde; ich bekannte offen, darin eine große Thorheit begangen zu haben, daß ich auf die Ehrenhaftigkeit der französischen Nation vertraut habe. Was mein Bitten nicht vermocht, das gelang meinem bestimmten und rücksichtslosen Auftreten; es wurde

[104] der Befehl gegeben, Herrn Kürsten sofort zu holen, er sei frei. Ich zitterte vor Furcht, daß es zu spät sei; ich weiß, daß ich noch zu dem Militärcommandanten sagte: es sei ein Glück für ihn und seine Landsleute, daß er noch der Vernunft Raum gegeben habe; er solle bedenken, daß man, wenn wir hier zurückgehalten worden oder uns irgendein Leid geschehen wäre, in Deutschland, wo man 300000 Franzosen als Kriegsgefangene habe, schreckliche Abrechnung halten könne. Endlich wurde Herr Kürsten gebracht. Sein Benehmen, als ihm die Binde abgenommen wurde, war heldenmüthig und verrieth keine Spur der überstandenen Angst; er beschäftigte sich mit dem Kutscher und half ihm den Wagen umlenken und ließ sich dabei, so schwierig es auch bei der dichten Menschenmenge war, und so leicht auch dadurch neue Conflicte veranlaßt werden konnten, doch nicht im mindesten beirren. Die Menge war im höchsten Grade aufgeregt, daß ihr nun der Act der Rache verloren gehen sollte. Unsern Kutscher hätten sie, da er ja seine Soldatenuniform trug, gern als Tro-, phäe und um ihre Rache zu kühlen zurückbehalten; daß es nicht geschehen, ist sein eigenes Verdienst, das hat er seinem imponirenden Phlegma zu verdanken. Der Pflegerin Hecker muß ich von ganzem Herzen danken für ihr

ruhiges taktvolles Verhalten während dieser Situation; sie war mir eine große Stütze. Wie wohl war mir, als wir alle vier wieder zusammen auf dem Wagen saßen und das Raubnest im Rücken hatten! Wir kamen spät am Abend nach Douzy zurück, wo man um uns in großer Sorge gewesen war. Die Bewohner des der Festung zunächstliegenden Dorfes konnten sich nicht genug wundern, daß wir wohlbehalten wieder aus Montmédy herausgelassen

[105] worden waren; aber gewarnt hatte uns keiner von ihnen, obgleich sie wußten, welcher Unfug von Montmédy aus getrieben wurde. Die Wegelagerer fingen weg, was in ihre Nähe kam, und schonten selbst die eigenen Landsleute nicht; und da die Festung Straßen, die von Belgien herführen, beherrscht, so wurden kleine Commandos und Colonnen überfallen und hineingeschleppt. Diese Nachrichten waren für unsere Lazarethe in Douzy nicht sehr tröstlich. Es ist wirklich recht schlimm, daß man Spitälern im feindlichen Lande kein größeres Wachcommando zu geben im Stande ist; schon im Jahre 1866 hat man darüber geklagt, da infolge dessen viel Unheil angerichtet ward. Der Paragraph 1 der Genfer Convention[50] ist ein recht wunder Punkt derselben, leider aber auch noch mehrere andere.

Am 1. October ist Generalarzt Thiersch von hier weiter nach vorn gerufen worden; Dr. Jakobi übernimmt nun die Spitäler, Herr Hauschild das Depot. Es gibt viel zu thun; alles, was für die Verwundeten nicht mehr gebraucht wird, muß von dem übrigen gesondert werden. Es ist gut, daß ich für Wagen gesorgt habe; aber die-

---

[50] Artikel 1 der Genfer Konvention von 1864, der das Königreich Sachsen am 25. Oktober 1866 beigetreten war, bestimmt, dass Ambulanzen und Militärkrankenhäuser als neutral anerkannt und als solche von den Kriegführenden geschützt und geachtet werden sollen so lange sich Kranke oder Verwundete darin befinden. Artikel 2 dehnt den Schutz auf das zugehörige Personal aus.

jenigen, die der Maire noch zu stellen hat, langen bei weitem nicht zu, und die von Herrn von Criegern mitgenommenen sind noch nicht zurück. Von seiten der Commandantur in Sedan konnte ich auch keine erhalten, sondern nur einen Schein, der mir das Recht gibt, Wagen zu nehmen, wo ich sie finde. Trotzdem hätte ich nichts erreicht, wenn nicht Herr Kürsten mit seiner Umsicht und Energie, so jung er auch ist, gewesen wäre; er kann manchem ein Beispiel sein; schon für seine tapfere Haltung in Montmédy hätte er das Eiserne Kreuz verdient.

[106] Um nur das Nothwendigste fortzubringen, brauchte ich 30 Wagen, und das will etwas sagen, wenn man sie nicht bezahlen kann; kostet doch ein einspänniger Wagen von Belgien nach Douzy, eine Strecke von einigen Stunden, 80 Francs, und nun sollte man uns so viele Wagen schaffen, und das zwangsweise! Ich hätte bereits den 2. oder 3. October abreisen können, wartete aber immer noch auf Nachricht von Herrn von Criegern und auf die von ihm mitgenommenen Wagen. Ich entschloß mich endlich, aufs Ungewisse vorzugehen. Für mich war die Reise diesmal leichter als damals von St.-Marie hierher, da ich zwei bequeme Wagen hatte; dadurch wurde ich auch in den Stand gesetzt, noch drei genesene Offiziere mit zur Armee zu befördern. In Douzy ließ ich acht Pflegerinnen zurück, wovon noch drei krank waren; der Krankenbestand betrug nicht mehr ganz zweihundert Mann und von diesen konnten mindestens dreißig in den nächsten Tagen evacuirt werden. Elf Reconvalescenten, die ich mir für unsere Zwecke eingerichtet hatte, nahm ich mit. Am 4. October kam noch Herr von Kiel mit Fräulein P., die ich zum Schutze der Pflegerinnen und Weiterführen des Hauswesens zurückließ. Herr von Kiel entschloß sich mit vorzugehen Am 5. October früh brach ich mit 23 Wagen auf; Herr Kürsten sollte die noch fehlenden mit Zwang herbeitreiben, beladen und uns baldmöglichst

nachbringen; in Rethel wollten wir wieder zusammentreffen. Unsere Colonne, bei der sich acht Albertinerinnem sieben Soldaten, drei reconvalescente Offiziere und Herr von Kiel mit befanden, fuhr nun, geführt von meinem Pflegesohn, den ersten Tag über Sedan bis Vendresse. Die Offiziere waren vorausgefahren, um Quartier zu

[107] machen. Das Etappencommando suchten sie aber vergebens, denn es war tags zuvor aufgelöst worden. Unser Einzug war kein sehr ermuthigender; die Bewohner waren sehr aufgeregt; infolge der Aufhebung des Etappencommandos hatte sich das Gerücht verbreitet, die Franzosen hätten gesiegt und die Unserigen seien auf der Flucht. Eine hübsche Situation für uns: in den Händen französischer Bauern, die uns zwangsweise fuhren, und sieben Mann als Bedeckung, die uns mit ihren Uniformen eher Gefahr als bei ihrer geringen Zahl Schutz brachten. Aber Muth ruft die Arme der Götter herbei, sagt ein Dichter, und ich hatte Muth und war gerade recht vergnügt. Den ganzen Tag in der frischen Luft, in einem bequemen Wagen, das war für mich so etwas Ungewohntes, daß ich mich äußerst wohl fühlte. Und nun wurde ich noch mit meinen Pflegerinnen in einem Hause untergebracht, wo Se. Majestät der König von Preußen gewohnt hatte, und so war ich den Abend gar nicht empfänglich für bängliche Gedanken. Wir wurden sehr gut verpflegt; Herr Hanonnet, Mitglied des Raths der Ardennen, unser Wirth, kümmerte sich um die Vorspannbauern und um unsere Sachen, und versorgte uns den andern Morgen auch mit Proviant. Sein Einfluß auf die Einwohner war ein sehr günstiger; trotzdem war bei unserer Abreise der ganze Ort auf den Beinen, so daß Herr Hanonnet selbst etwas besorgt war. Da wir auf der Weiterfahrt einen Wald passiren mußten, ließen die Offiziere unsere Soldaten die Gewehre laden. Da erklärten auf einmal unsere Vorspannbauerm es möge kommen, was da wolle,

sie würden uns schützen, wir hätten ja die Franzosen in Douzy ebenso gepflegt, wie die Deutschen, die Bewohner

[108] Geld verdienen lassen und ihnen zu essen gegeben. Wir kamen indeß ganz unangefochten und unversehrt durch den Wald und hierher nach Rethel. Da in diesem Ort ein Lazareth von unserm Armeecorps ist, beschloß ich einen Tag hier zu bleiben und auf Herrn Kürsten zu warten, der denn auch bald eintraf. Unsere Wagen wurden auf einen Platz vor der Hauptwache gefahren. Die Herren Offiziere waren auch heute wieder vorausgefahren und hatten Quartier gemacht. Es ist hier ein sächsisches Etappencommando. Herr Oberstabsarzt Dr. Schady, der Chefarzt des Lazareths, hat Tüchtiges geleistet; die Kranken sind bequem gelagert und gut verpflegt; die Locale sind meist befriedigend; hauptsächliche Noth ist hier nirgends, man bekommt auch vieles zu kaufen. Ich gab von meinen Vorräthen etwas ab; auch vom kölner Depot in Sedan kann man sich versorgen. In den nächsten Tagen glaubt man auch die Eisenbahn benutzen zu können. In diesem Falle habe ich wieder kennen gelernt, wie zweckmäßig eine übersichtliche Depotverwaltung ist. Unsere Wagen und Kisten waren alle numerirt, jeder der Fuhrleute hatte ein Verzeichniß dessen, was sein Wagen enthielt; dadurch war alles leicht zu finden; ich brauchte nur die Kiste zu bezeichnen, die das Gewünschte, was noth war, enthielt, und wir hatten keine unnütze Sucherei und Packerei. Unsere Vorspannbauern benutzen den Aufenthalt, um ihre Pferde beschlagen zu lassen und allerhand Reparaturen an den Wagen vorzunehmem wobei sich Herr Dr. Schady sehr freundlich und hilfreich erweist.
Ich bin hier mit meinen Pflegerinnen in demselben Zimmer einlogirt, in dem kurz vorher der Kronprinz von

[109] Preußen gewohnt hat. Fast fange ich an zu fürchten, denn gar zu viel Glück macht bange!
Bisher hatten wir schönes Wetter, nur etwas kalt;

heute fängt es an zu regnen; hoffentlich wird es nicht anhalten.
Wohin uns nun das Schicksal führen wird, weiß ich nicht; ich habe immer noch keine Nachricht. Bald schreibe ich wieder. Es küßt Sie herzlichst

Ihre
Marie.

[110] **Siebenter Brief**

Château-Thierry, 21. October 1870.

Den 8. October früh 8 Uhr verließen wir Rethel bei sehr schlechtem Wetter, nachdem wir zuvor noch ziemliche Schwierigkeiten gehabt. Einige der Vorspannpferde konnten nicht weiter und mußten zurückgelassen und durch andere ersetzt werden; nur durch unendliche Mühe gelang es dem Etappencommando, neue Pferde zu schaffen. Wenn ich in Rethel gebraucht worden wäre, so hätte ich dort auf Nachricht von Herrn von Criegern gewartet; da ich indeß über den Zustand der dortigen Kranken beruhigt war und sicher annehmen konnte, daß weiter vorn Mittel und Kräfte sehr nothwendig gebraucht würden, so fuhr ich aufs Gerathewohl weiter, immer die Etappenstraße. Wir kamen ziemlich zeitig in Rheims an. Ich wurde mit meinen Pflegerinnen im Kloster einquartiert, was freilich-viel zu wünschen übrig ließ; am unangenehmsten war, daß wir die Nacht in einem ganz kleinen Behältniß eingeschlossen waren, in dem wir uns kaum rühren konnten, und das ganz entlegen von den übrigen Wohnungen war. Mir machten, da es den ganzen Tag geregnet hatte und auch die Nacht hindurch immer fort goß, unsere Sachen

[111] große Sorge, die wir mit so unendlicher Mühe und Sorgfalt gesammelt und gepackt hatten. Den andern Morgen mußte ich abermals Pferde von der Etappe verlangen, da diejenigen, die wir in Rethel bekommen hatten, zurück-

geschafft werden sollten. Es kann sich niemand ein Bild von den Schwierigkeiten machen, die mit dem Fortkommen verbunden sind; ist es doch schon für einzelne Personen schlimm, die für nichts als für sich selbst zu sorgen haben. Ich hatte nun noch eine Anzahl Pflegerinnen mit mir zu führen, hatte mehr als 300 Kisten und Ballen geladen, und eine ambulante Kücheneinrichtung. Herr Kürsten und mein Pflegesohn waren mir eine bedeutende Stütze, ebenso die reconvalescenten Soldaten. In den Spitälern von Rheims hätte es wol eine Thätigkeit für uns gegeben, aber in einer größern Stadt ist die Hülfe nicht so nöthig als an kleinen Orten, wo es weder passende Locale für Spitäler, noch sonst etwas gibt. Ich hatte aber in Erfahrung gebracht, daß vor Paris mehrere Feldlazarethe unsers Armeecorps mit großem Krankenbestand unter äußerst schwierigen Verhältnissen etablirt seien, und so nahm ich mir vor, dorthin zu gehen, obgleich ich noch keine Idee hatte, wie ich hingelangen sollte; nur so viel war mir bekannt, daß von Epernay aus die Eisenbahn im Gange sei. Diese Ungewißheit ist etwas Fürchterliches; selbst die Behörden haben oft keine zuverlässigen Nachrichten; so hatte man am 5. October auf der Commandantur in Sedan nicht gewußt, daß das Etappencommando vom 12. Armeecorps in Vendresse den Tag zuvor aufgehoben worden war; sonst hätte man uns doch gewiß nicht dahin geschickt, da wir über Vendresse einen Umweg von 8 Stunden machten.

[112] Daß wir mit unserm großen Transport keine Unannehmlichkeiten weiter, keine Conflicte hatten, verdanken wir wol dem Glück und unserm bischen Courage; so viel ist sicher, mancher aus der Heimat gesandte Liebesonkel[51], der

[51] Als Liebesonkel wurden die Personen bezeichnet, die für Soldaten an der Front, Verwundete und Kranke in Lazaretten und Kriegsgefangene gespendete Geschenkpakete, sogenannte Liebesgaben, an die Front brachten.

in eine solche Situation gekommen wäre, hätte die Zeitungen mit schaudereregenden Berichten von Franctireursbanden[52] und dergleichen angefüllt. Es ist lächerlich, die Erlebnisse einzelner Bramarbasse zu lesen, die einige Packete Liebesgaben aus der Heimat nach Frankreich, wol gar in die Nähe eines Schlachtfeldes brachten. Nach solchen Schilderungen ist es wirklich hoch anzuerkennen, daß sich noch Menschen finden, die sich nicht abschrecken lassen, Hülfe, wirkliche Hülfe zu bringen. Was sollte man hier ohne diese wahren Nothhelfer anfangen, wo Hülfe so dringend noththut und so großartige Schwierigkeiten zu überwinden sind? Es ist ein wesentlicher Uebelstand, daß man der Presse ungestraft falsche oder übertriebene Nachrichten vom Kriegsschauplatze übergeben darf. Es ist nicht selten, daß dort, weil nicht rechtzeitige Hülfe kommt, Menschen zu Grunde gehen. Und wer ist schuld? Oft diejenigen, die durch falsche Nachrichten einschüchtern oder entmuthigen; sie begehen mehrfachen Mord, und, weil sie vom Gesetz nicht bestraft werden können, ohne jeden Scrupel. Viele, die in der freiwilligen Krankenpflege im Kriege wirklich Nutzen schaffen, werden in der Zukunft bei derselben vergebens gesucht werden, weil sie dem Kampfe mit der Eitelkeit und der Dummheit aus dem Wege gehen wollen. Wenn man in so unsinniger Weise, wie es wirklich geschehen, Angriffe gegen ganze Corporationen der Presse übergibt, weil sich einzelne Mitglieder derselben manches haben zu Schulden kommen

[113] lassen, und das eigentliche Wesen der Sache herabzieht, so muß die Opferfreudigkeit erlahmen. Durch einen

---

[52] franz. Freischütz, Bezeichnung für militärisch organisierte und uniformierte französische Freikorps im deutsch-französischen Krieg 1870/71. Wie Partisanen sollten sie den Nachschub des Gegners stören und isolierte Posten angreifen. Aus französischer Sicht waren sie reguläre Kombattanten; bei den Deutschen waren sie verhasst und wurden als bewaffnete Zivilisten angesehen.

vernünftigen Tadel wird sich keiner, der der Sache zu dienen sich ernstlich vorgenommen hat, verletzt oder entmuthigt fühlen. Nicht viele sind es, die der Schmähsucht gegenüber ihre Ruhe, ihren Gleichmuth und ihre unverdrossene Opferfreudigkeit wahren; finden sich diese zusammen, dann können sie sich schon Bahn brechen; vereinzelt ginge man unter. Das habe ich im Anfange recht schmerzlich empfunden.

Jetzt wieder zu meiner Reisebeschreibung. Als wir Rheims verließen, hatte der Regen etwas nachgelassen, doch nur auf kurze Zeit. Es war wirklich um den Muth zu verlieren; meine Vorspannbauern hatten ihn bereits verloren, was ich, ehrlich gesagt, ihnen auch nicht verdenken konnte, denn sie waren nun schon seit fünf Tagen auf der Landstraße, vom Regen ganz durchnäßt, und wenn wir auch für ihre Unterkunft und ihre Verpflegung nach Kräften Sorge trugen, so war doch der Dienst wahrlich keine Kleinigkeit fiir sie und ihre Pferde. Ich hatte meine ganze Hoffnung auf die Eisenbahn in Epernay gesetzt und so fuhren wir unausgesetzt, ohne die Pferde zu füttern, bis wir es nachmittags 5 Uhr erreicht hatten. Der Bahnhof mit seinem regen Leben machte auf mich den Eindruck einer Oase in der Wüste. Ich mußte mir nun um jeden Preis Eisenbahnwagen verschaffen, um unsere Sachen sofort umladen zu können; denn es war nicht rathsam sie noch eine Nacht auf den Wagen liegen zu lassen; auch wollte ich nicht noch mehr Zeit verlieren. Während sich nun Herr Kürsten für uns um Quartiere kümmerte, und die andern Herren bei der Colonne zurück-

[114] blieben, ging ich auf dem Bahnhofe von Pontius zu Pilatus, um leere Wagen auszutreiben. Alles war vergebens, sämmtliche Wagen waren für Truppen und Manition in Beschlag genommen. Endlich traf ich den Etappencommandanten Herrn von Pannewitz, er schaffte mir, nachdem ich ihm meine Lage geschildert und mich zu erkennen

gegeben hatte, sofort Hülfe. Er kannte meinen Namen vom Jahre 1866 her, wo ich mich seines schwerverwundeten Neffen in Horsenoweß[53] mit angenommen hatte. Er kam mir nun mit einer überaus liebevollen und humanen Art und mit größter Bereitwilligkeit entgegen, und ließ sofort fünf Eisenbahnwagen aus einem Militärzuge aushängen. Auch das Bahnpersonal war sofort bereit zu helfen, nachdem die Erlaubniß dazu gegeben war. Ich ließ mir die Wagen so bequem als möglich für das Aufladen aufstellen, und da ich ein genaues Verzeichniß meiner Collis hatte, war die Controle beim Abladen unserer Fuhrwerke nicht schwierig. Meine Soldaten und wer sonst noch aufzutreiben war, mußten helfen. Vorlegeschlösser wurden gekauft und die Frachtbriefe in Ordnung gebracht, weil den andern Morgen gegen 8 Uhr ein Zug nach Nanteuil abgehen sollte. Unsere Herren besorgten sich unterdessen ihr Quartier und Herr Kürsten suchte die Pflegerinnen und die Vorspannbauern unterzubringen, was sehr schwer hielt, denn die Stadt war von Einquartierung überfüllt.
Ich mußte unterdeß, so müde ich auch war, das Ab- und Einladen besorgen. Man beobachtete mich wie ich dabei zu Werke ging, und sagte mir manche Artigkeiten, auch wurde uns viel thatkräftige Hülfe angeboten. Wer nimmt die nicht gern an, zumal in solchen Zeiten!
Ich habe während meiner jetzigen Thätigkeit vieles ge-

[115] erntet, was ich 1866 gesäet habe. Auf dem Bahnhofe von Epernay war eine Art Verpflegstation unter der Controle der Etappe eingerichtet; man gab mir für meine Leute Anweisungen auf Bouillon und Brot, was ihnen recht wohl that; den ganzen Tag hatten die armen Menschen nichts Warmes genossen und mußten nun auch noch das Abladen in ihren nassen Kleidern besorgen. Es war 10 Uhr geworden und für meine Pflegerinnen war trotz

53 Horenewos in Böhmen, tschechisch Horineves.

aller Mühe noch kein Unterkommen gefunden, obgleich wir von der Etappe Anweisung darauf hatten. Ich hätte uns gern für Geld untergebracht, auch das war nicht möglich; wollten wir nicht aus der Straße liegen bleiben, so mußten wir wieder auf die Mairie. Ein einzelner Mensch ist eher untergebracht, aber ich konnte mich von den Pflegerinnen unmöglich trennen; endlich fanden wir noch mit großer Mühe und Noth Quartier in einer Wirthschaft untergeordneten Ranges, aber was für eins! An ein Trocknen unserer Sachen und an Verpflegung schien gar nicht zu denken zu sein und es mußte erst eine ernste Scene mit dem Wirth gespielt werden. Als der ungastliche Mensch sah, daß wir nicht Lust hatten, sein indolentes Wesen ruhig hinzunehmen, ging auf einmal alles. Es wurde Holz, Fleisch, Kartoffeln zusammengeholt, freilich alles für unser Geld. Meine Pflegerinnen bereiteten so gut wie es ging ein Abend- oder vielmehr ein Nachtessen zu, denn es war bereits Mitternacht geworden. Die freiwillige Pflegerin Marie Hecker hat mir wieder in dieser Situation viel Freude gemacht. Sie war so energisch, daß die Franzosen Respect vor ihr bekamen; ihr nobles Wesen und daß sie der französischen Sprache vollständig mächtig war, imponirte ihnen. Schließ-

[116] lich setzte sich der Wirth noch ganz gemüthlich mit an unsern Tisch, den wir uns in der Schenkstube zurechtmachen mußten, denn ein eigenes Zimmer gab es nicht für uns. Unsere Schlafstellen glichen einem Massenquartier. Wir waren aber heiter trotz allem. Der Gedanke, daß unsere Vorräthe dem Regen nicht mehr preisgegeben waren, daß wir die Eisenbahn benutzen konnten und das beschwerliche Colonnefahren nun wol ein Ende erreicht hatte, stimmte alles froh. Um diesen neuen Lebensabschnitt würdig zu begehen, mußte nun auch Champagner getrunken werden. Meine Pflegerinnen sollten

nicht in Epernay gewesen sein, ohne den schäumenden Trank genossen zu haben.
Den andern oder vielmehr denselben Morgen um 8 Uhr waren wir alle pünktlich auf der Eisenbahn, Personenwagen gab es freilich nicht, und auch unsere Herren mußten sich mit unsern Packwagen begnügen. Gegen Mittag etwa fuhren wir ab, und nun hoffte ich eine kleine Weile Ruhe zu haben; aber es kam anders. Wir sollten eigentlich nach Nanteuil, gelangten aber mit vielen Unterbrechungen endlich gegen 6 Uhr blos bis Château-Thierry. Hier wurde uns gesagt, daß an ein Weiterkommen vor der Hand nicht zu denken sei. Unsere Herren gingen also in die Stadt, um womöglich für ein Unterkommen zu sorgen; auch ein Theil unserer Soldaten sollte einquartiert werden, die andern aber bei den Sachen in den Eisenbahnwagen bleiben. Der Hauptdelegirte der freiwilligen Krankenpflege, Baron von Witzleben, der den Tag vorher die Station übernommen hatte, kam zu mir; er kannte mich dem Namen nach und frug, ob er uns nützlich sein könnte. Ich theilte ihm mit, daß ich beab-

[117] sichtigte, in die Spitäler des 12. Armeeeorps zu gehen, daß ich aber noch keine bestimmte Nachricht habe, und auch nicht wisse, wie ich die für dort bestimmten Sachen am besten hinbrächte. Baron von Witzleben versprach mir, sich nach allem genau zu erkundigen und mir soweit wie möglich behilflich zu sein. Er forderte mich auf, einstweilen die disponibeln Localitäten mit ihm in Augenschein zu nehmen und ihm meine Ansicht über die Einrichtung dieser Station mitzutheilen. Ich überzeugte mich bald, daß Château-Thierry außergewöhnliche Kräfte erforderte, wenn es seine Aufgabe als letzte Hauptstation für die vor Paris liegende Armee lösen sollte. Es waren bereits mehrere hundert Kranke angesagt, und ich war sehr begierig, zu sehen, in welchem Zustande sich dieselben befänden und wie für sie in Betreff der Unterbringung

und Verpflegung gesorgt werden könnte; denn da die Bahnen nachts nicht zu befahren sind, weil die Einwohner in ihrer Boshaftigkeit öfters so weit gehen, die Schienen aufzureißen, mußten jene Kranken in Château-Thierry liegen bleiben. Es dunkelte schon, als sie ankamen; sie waren bereits 18 Stunden unterwegs, erst per Achse, dann von Nanteuil aus per Bahn. Die Verhältnisse vor Paris waren sehr ungünstig, die Verpflegung konnte nur in sehr mangelhafter Weise geschehen. Der Zustand der Armen ging mir nahe; es waren meist Ruhr- und Typhusreconvalescenten; sie brauchten eine Erholung, ehe sie weiter transportirt wurden nnd doch konnte ihnen hier nur schwarzer Kaffe und Brot gereicht werden. Bei den schlechten Localverhältnissen und der bei weitem nicht ausreichenden Menge von Personal war das schon hoch anzurechnen. Die Etappe war beim besten Willen nicht im

[118] Stande, alles zu bewältigen. Es war hier das Verpflegungsmagazin der IV. Armee, der Ausladungsplatz der Ersatztruppen, die Munitionszufuhr und die Verpflegungstransporte für die pariser Belagerungsarmee – alles das lag auf Château-Thierry. Die beiden noch vor uns liegenden Stationen, Nogent, wo eine Verpflegungsstation eingerichtet werden sollte, und Nanteuil, wo der Munitionspark stand, hatten so gut wie gar keine Localitäten, und es mußten da erst Baracken gebaut werden. Der Verkehr zwischen Epernay und Nanteuil war dermaßen gehemmt, daß die Eisenbahnzüge zwischen diesen beiden Stationen oft tagelang auf den Schienen liegen blieben, weil man nicht ausladen konnte und es auch an Arbeitskräften fehlte, um den Bau der nöthigen Räumlichkeiten zu beschleunigen. Es wäre sehr bedenklich, Liebesgaben, Lazarethgegenstände u.s.w. bis Nanteuil vorzuschicken, denn es sind da weder Behältnisse, um etwas aufzubewahren, noch Gelegenheit zum Weitertransport. Die Munitions- und Verpflegscolonnen waren die einzigen

Transportmittel und diese brachten mit Mühe und Noth die nöthige Munition und die nöthigen Lebensmittel fort, konnten also nicht noch andere Transporte mitnehmen. Ich entschloß mich also, vorderhand in Château-Thierry zu bleiben, und nicht ins Ungewisse weiter zugehen. So wie die Verhältnisse hier lagen, wäre es unverantwörtlich gewesen, seine thätige Mitwirkung zu versagen.

Unsere Herren und Pflegerinnen waren unterdessen einquartiert, letztere in einem Kloster, beinahe dreiviertel Stunden vom Bahnhofe. Ich hatte mit Hrn. Kürsten verabredet, er möchte mich, nachdem er die Schwestern ins Spital gebracht, dann später auch vom Bahnhofe da-

[119] hin abholen. Gegen 9 Uhr kam er endlich, aber nicht allein, er hatte sich überzeugt, daß ich den beschwerlichen Weg nach dem Kloster, welches ziemlich hoch lag, nach einer so andauernden Anstrengung zu Fuß nicht mehr zurücklegen könnte, und brachte daher einen zweiräderigen Karren mit, so wie sie in Frankreich gebräuchlich sind, mit einem total betrunkenen Kutscher, das einzige Fuhrwerk, das überhaupt auszutreiben war. Das Fortkommen war nicht gerade leicht und angenehm. Der Kutscher in seinem Zustande war keineswegs fügsam und erklärte alle Augenblicke, nicht weiter zu fahren, bis man ihm Schnaps gäbe. Endlich erreichten wir unter allerhand Widerwärtigkeiten mein Nachtquartier. Die Klosterschwestern hatten meine Pflegerinnen in einer Weise untergebracht, daß, wäre es nicht Nacht gewesen, ich sie sehr energisch auf ihre Pflicht aufmerksam gemacht hätte. Es war schon ziemlich kalt und doch hatte man uns in einem Vorhause, dessen Thür direct auf die Straße ging, einquartiert. Meine Pflegerinnen klapperten vor Frost. Das Essen, das man uns vorsetzte, war kaum zu genießen. Ich konnte wenig schlafen; mir lag die Station am Herzen, ich wollte gern helfen und wußte doch nicht wie. Den andern Morgen um 7 Uhr wanderte ich mit einigen Pflegerinnen, die

ich für die Verpflegung eingerichtet hatte, ohne Frühstück genossen zu haben, bei einem kalten Nebel, der uns kaum einige Schritte weit sehen ließ, nach dem Bahnhofe. Meine katholischen Pflegerinnen sollten der Messe im Kloster beiwohnen und dann mit den übrigen warten, bis ich sie abholen ließe. Aus dem Bahnhofe war mein Erstes, unsere ambulante Küche auspacken zu lassen. Man hatte unsere Vorräthe auf den Eisenbahnwagen gelassen und

[120] diese auf ein todtes Gleis geschoben. Ich suchte mir einen passenden Ort, natürlich unter freiem Himmel, um meine Kessel aufzustellen. Die mir zucommandirten Soldaten und meine Pflegerinnen wußten schon Bescheid, sie etablirten sich so gut als es ging. Ich orientirte mich inzwischen auf dem Bahnhofe und auf dem Etappencommando und fühlte bald, daß sich die Vertreter der freiwilligen Krankenpflege und die Commandantur noch nicht so verständigt hatten, als es ein gemeinsames Wirken auf diesem Gebiete erfordert. Ich sah, daß die Verhältnisse hier bei weitem günstiger waren, als an den Orten meiner frühern Thätigkeit und daß sie nur einer Regelung bedürften, zugleich erkannte ich aber auch, daß hier die Aufgabe der freiwilligen Krankenpflege eine ganz kolossale war[54]. Folgendes ist das officielle und freiwillige Personal, mit dem ich mich hier zu gemeinsamem Wirken zu vereinigen habe: die Johanniter, Baron von Witzleben, Chef der Station, Baron von Sanden und Baron von Brockhausen, Senator Dürfeld ans Langensalza, Fabrikant Härtell aus Schkeuditz, Hr. Schmidt aus Dingolfingen,

---

54 Marie Simon war mit den Albertinerinnen am 10. Oktober 1871 gegen 6 Uhr abends in Château-Thierry angekommen. Über diesen Einsatz berichtet Senator Dürfeld aus Langensalza in *Exposé über die Evacuations- und Erfrischungs-Stationen Château Thierry und Lagny-Thoringny während des Deutsh-französischen Krieges 1870–1871*, Langensalza 1871, S.4 und 5; vgl. das ausführliche Zitat auf Seite 346 dieser Edition.

ein aus Marseille vertriebener deutscher Sprachlehrer, Baron von Schenk aus Wien und Hr. Lutteroth aus Salzungen, Herr Nothhelfer aus Nürnberg, Maler Ehrenberg aus Kiel; letztere vier sind Führer von circa 40 Mann Felddiakonen, von denen die meisten den gebildeten Ständen angehören. Etappencommandant ist Major Schätzel, ihm zur Seite Lieutenant Reuschel, der die Etappe in der Stadt vertritt. Etappenarzt ist der würtembergische Oberarzt Dr. Schmidt von der 2. würtembergischen Division, die hier ein Spital aufgeschlagen hat, dessen Krankenbestand ziemlich hoch ist.

[121] Ferner gehören noch in unsern Verband folgende Herren, mit denen ich mich auch verständigen muß: Obertribunalrath von Holleben, Vorstand des hiesigen Centraldepots des Deutschen Hülfsvereins, in dem ich einen umsichtigen und sehr zugänglichen Mann kennen lernte; Oberlieutenant von Zeschwitz vom 12. Armeecorps, der das Centralverpflegungsmagazin der IV. Armee zu verwalten hat; Herr Börner aus Reichenbach, Vorstand der Bahnhofstation.
Auf dem Bahnhofe befindet sich die Etappen- und die Feldpostexpedition, die Telegraphenstation, die Eisenbahnbetriebsdirection, das Wachlocal und die Alarmwache und auch das Centraldepot; die Locale sind natürlich kaum ausreichend, da sie für eine Eisenbahnstation etwa dritten Ranges berechnet sind. In der Nähe des Bahnhofes sind nur wenige Gebäude und diese waren für den Augenblick nicht für unsere Zwecke verwendbar; wir mußten um jeden Preis aus dem Bahnhofe selbst so viel Local zu gewinnen suchen, daß die Verpflegung von hier aus beschafft werden konnte. Wir richteten schließlich unsere Küche auf dem Corridor des Bahnhofes ein. Das Schlimmste war, daß so wenig Zeit zur eigentlichen Einrichtung blieb. Es kamen während des Tages mehrere Transporte von Kranken per Achse, und so hatte unsere

improvisirte Küche gehörig zu thun.
Die Herren Johanniter, hauptsächlich Herr von Brockhausen, gaben sich alle mögliche Mühe, für mich und meine Pflegerinnen ein passendes Quartier in der Stadt zu suchen; endlich glaubten sie ein solches in dem Hause des Fabeldichters La Fontaine, das sehr elegant eingerichtet war, gefunden zu haben; sie waren aber sehr erstaunt,

[122] als ich ihnen erklärte, dasselbe entspreche bei all seiner Eleganz und Großartigkeit meinen Zwecken gar nicht, denn es sei mir viel zu entlegen (die Stadt liegt vom Bahnhofe etwa 25 Minuten entfernt). Wir hatten unterdeß im Laufe des Tages sämmtliche Häuser in der Nähe des Bahnhofes in Beschlag genommen, wenn sie auch keineswegs in einem Zustande waren, der ihre sofortige Benutzung erlaubte; denn theils waren sie mit Soldaten, belegt, die das Etappencommando erst anderswohin bringen mußte, theils auch mehr oder weniger zerstört. Zur Wohnung für mich und meine Pflegerinnen wählte ich das erste Stockwerk im nächsten der Häuser, einer Restauration, so wenig einladend es auch darin aussah. Möbel fehlten fast gänzlich; der Wirth, der seine Wirthschaft im Parterre hatte, lag im Bett; er war den Abend vorher von einem Soldaten durch einen Messerstich in den Rücken schwer verwundet worden. Blusenmänner und Soldaten trieben sich da stets herum, und es konnte einem recht unheimlich darin zu Muthe werden. Unsere Herren waren nicht wenig entsetzt, als sie meine Absicht erfuhren, mich in diesem Hause einzuquartieren, der Etappencommandant hielt es fast für unmöglich. Doch wollte ich mich auf der Station ziemlich nützlich machen, so half kein langes Besinnen und von Menschenfurcht bin ich ziemlich frei. Meine Pflegerinnen hatte ich bereits aus dem Kloster holen lassen, damit sie die Locale in wohnhaften Zustand brächten, und auch mehrere von unsern Soldaten nahm ich mit zu uns ins Haus. Baron von Brock-

hausen setzte alles in Bewegung, um uns Möbel von dem Maire zu verschaffen, überhaupt war man so um mich besorgt, daß es mir wirklich komisch vorkam. Man wollte

[123] uns unsere Wohnung nicht blos bewohnbar machen, sondern sie sogar mit einer gewissen Eleganz ansstaffiren mit Vorhängen, Spiegeln und dergleichen Luxusartikeln; man konnte nicht begreifen, daß wir auf alles das recht gern verzichteten, weil man nicht wußte, wie viel kümmerlicher wir uns bisher auf den Schlachtfeldern hatten behelfen müssen, sodaß wir schon sehr froh waren, diesmal überhaupt nur einen etwas größern Raum für uns zu haben. Hatten wir doch in Douzy in einer kleinen Küche unsere Wohnung aufschlagen müssen. Auch mit der Küche sind wir hier viel besser bestellt; unter den Diakonen sind nämlich berliner Bauakademiker, die sich mir mit der größten Bereitwilligkeit zur Verfügung gestellt haben und nun bei der Instandsetzuug der verschiedenen Locale sich sehr behülflich und nützlich erweisen. Arbeitskräfte werden aus dem Militär herangezogen, denn unter den Einwohnern selbst sind wenige zu bekommen. Sonst kann man in der Stadt vieles haben; so requirirten wir schon mehrere große Kessel.

Gleich am Morgen hatte ich Baron von Witzleben gebeten, bei Herrn von Lüttichau, dem Hauptdelegirten der freiwilligen Krankenpflege beim 12. Armeecorps, telegraphisch anzufragen, ob und auf welche Weise ich die von mir mitgeführten Lazarethgegenstände zu unserm Corps bringen und ob ich selbst mitkommen sollte. Ich erhielt die Nachricht, eine Proviantcolonne sollte die Sachen nach Claye mitnehmen; von mir war keine Rede, ich konnte also ruhig hier bleiben. Ich ging nun meinen Vorrath durch, behielt zurück, was durch die Nässe gelitten hatte, um es für die hiesige Station noch verwenden zu können, und entnahm dafür aus dem Centraldepot trockene, für Ruhr- und

[124] Typhuslazarethe geeignete Sachen, wobei uns Herr von Holleben auf das freundlichste unterstützte.

Jeder von den Herren hat jetzt hier sein Ressort. Herr von Brockhausen als Delegirter übernahm die Lazarethe in der Stadt; Herr Lutteroth, Baron von Schenk, Herr Nothhelfer und Herr Ehrenberg besorgten mit ihren Colonnen den Bahnhofsdienst und die Evacuation und halfen Interimslazarethe einrichten; so haben wir z. B. hier auf der Bahn einen Maschinenschuppen zum Lazareth umgewandelt, damit die Kranken, die zum Weitertransport geeignet sind, nicht erst zum Uebernachten in die Stadt gebracht zu werden brauchen. Senator Dürfeld, Fabrikant Härtell und Herr Schmidt unterstützten mich in der Verpflegung. Mein Pflegesohn und Herr Kürsten leiten dieselbe auch mit und unterhalten die Verbindungen mit den umliegenden Lazarethen. Herr von Kiel geht ins Hauptquartier und wird mir nähere Nachricht über unsere Lazarethe bringen. Unser Etappenarzt ist in jeder Art zugänglich und zur Hülfe bereit. Es gilt hier freilich tüchtig auftreten. Die Zufuhr der Kranken betrug neulich an einem Tage 700. Es müssen noch Locale zum Unterbringen von Kranken gebaut werden; in der Stadt ist bereits eine größere Baracke erbaut, und die Gensdarmeriekaserne lassen wir uns auch noch herrichten. Das Kloster, das uns so stiefmütterlich behandelt hat, mußte uns eine Anzahl Betten stellen; es war ihm die Wahl gelassen worden, Einquartierung in größerm Maßstabe anfzunehmen (als Lazareth wäre das Kloster zu entlegen) oder die Lagerstätten zu liefern; sie zogen das letztere vor. Das Wetter ist abscheulich; es regnet fortwährend, und die armen Soldaten, die aus den Lazarethen als

[125] zum Transport geeignet evacuirt worden sind, aber nun auf den leeren Colonnenwagen tagelang unterwegs sein müssen, kommen ganz krank wieder hierher. Wann die Kranken hier ankommen, ist nicht vorauszubestimmen,

und dadurch wird unsere Aufgabe unendlich erschwert. Das ist nun aber einmal nicht zu ändern. Eigenthümlich, daß ich immer dahin komme, wo es so recht aus dem Schlamme zu arbeiten gibt; und gerade da, wo es etwas geordneter zuging, war meines Bleibens nie lange, so sehr ich auch das Bedürfniß fühle, mich in einer geregelten Thätigkeit einmal ein wenig zu erholen. Der Verkehr ist so groß, daß man sich in der Heimat keine Idee davon machen kann, welche Aufgabe wir hier zu lösen haben, und wie kümmerlich wir uns dabei behelfen müssen. Und doch ist es uns allen ein Vergnügen zu arbeiten. Unsere Herren sind beflissen uns sozusagen alles an den Augen, abzusehen. Jeder reicht sich zum gemeinsamen Wirken die Hand, und keins überschätzt sich. Meine Leute arbeiten mit einer wahren Freude; ich bin oft erstaunt über den Eifer der Pflegerinnen und der Soldaten; denn für die in meiner unmittelbaren Nähe Arbeitenden gibt es wenig Erholung. Um so mehr muß darauf gesehen werden, daß ihre Kräfte nicht unnütz angestrengt werden und daß man sich freundschaftlichst in die Pflichten theilt. Die meisten Pflegerinnen müssen sich um die Kranken kümmern; für die Verpflegung habe ich immer nur drei und drei Soldaten; diese aber sind ganz tüchtig. Was nun noch nöthig ist, muß das Etappencommando stellen; und das ist freilich nicht leicht, weil sich nicht alle dazu eignen und man immer viel Mühe mit ihrer Einrichtung hat. Sollte ich noch einen Krieg erleben, dann muß ich

[126] von Haus aus das nöthige Personal bekommen. Ich könnte viel mehr leisten und gleich gewisse Ressorts übernehmen, wenn ich selbständiger dastünde. Ich thue es freilich auch, muß aber immer erst lange Zeit mit Vorurtheilen kämpfen, um mir Vertrauen zu erwerben; die Art, wie ich es oft anfangen muß, ist nicht gerade ermuthigend; es gehört viel guter Wille dazu, um die Flinte nicht ins Korn zu werfen. Es handelt sich ja

nicht um mich allein; meine Mitarbeiter werden durch Ueberbürdung muthlos oder dienstunfähig, und man hat nur selten Ersatz dafür. Zuweilen kann man sich zum Glück noch helfen, dann mag es noch gehen; es gibt ja auf dem Kriegsschauplatze Menschen, die zeitweilig unbeschäftigt sind; solche kann man heranziehen, freilich nie durch Zwangsmaßregeln.

Es wird uns jetzt eine besondere Küche gebaut; aber der Bau geht so langsam vorwärts, daß es wol noch-eine Zeit dauern wird, ehe wir unter Dach und in Ordnung kommen. Die berliner Bauakademiker haben, um uns nur einigen Schutz vor dem Regen zu schaffen, neben meinen Kesseln eine Breterbude gebaut, ganz in dem Genre, wie man sie bei uns auf den Bauplätzen hat. Mich hat das mehr gefreut, als wenn sie mir den schönsten Palast errichtet hätten.

Ich bin begierig, ob es uns hier gelingen wird, die-Behörde und die freiwillige Krankenpflege durch die gemeinsame Thätigkeit zu einem Ganzen zu gestalten; es hat den Anschein dazu und was an mir liegt, soll gewiß geschehen. Soll die freiwillige Krankenpflege dem Staate wirklich nützen, so ist es nur dann möglich, wenn sie sich den militärischen Gesetzen anpaßt und wenn sie wiederum

[127] auch von militärischer Seite aus anerkannt und geschützt wird, denn eins ist dem andern unbedingt nothwendig. Ich will mir alle Mühe geben und nichts unbeobachtet lassen, was darauf Bezug hat, damit es für künftige Fälle verwerthet werden kann; freilich vermag ich mir nur einzelne Momente aufzuzeichnen, es fehlt mir zu sehr an Zeit.

Was der Mensch in solchen Zeiten mit in Kauf nehmen muß, ist kaum zu beschreiben. Hören Sie nur, wie es mir ergangen ist. In dem Hause, in dem wir uns einquartiert haben, ist, wie ich Ihnen schon mittheilte, im Parterre ein Restaurationslocal, in welchem französische Arbeiter und deutsche Soldaten verkehren; um 10 Uhr mußte es, weil öfters Conflicte vorkamen, geschlossen werden. Der arme Wirth ist recht schlimm daran, er ist nur Pächter, und nun ist er obendrein krank. Meine Pflegerinnen versorgen ihn mit, da seine Wunde einer sorgfältigen Pflege bedarf und er niemand hat, der ihn abwarten könnte. Das imponirt den Franzosen. Neulich abends, da wir bereits im Bette lagen, beginnt auf einmal ein fürchterlicher Skandal. Die Wirthsleute suchten bei uns Hülfe, daß ihnen nicht alles in Grund und Boden geschlagen würde. Da galt es keine Ueberlegung, sondern rasches Handeln. Ich zog mich schnell an und ging hinunter unter die Tumultuanten; ich war sehr aufgeregt, aber um so bestimmter und energischer trat ich auf, und es gelang mir, das Local schließen zu lassen. Die folgende Nacht dieselbe Scene. Am dritten Abend war Befehl gegeben worden, das Local bereits um 9 Uhr zu schließen; es war aber nicht möglich, dies durchzusetzen, und die Scene der vorigen Nacht wiederholte sich ärger

[128] denn je. Ich ging nochmals auf den Hülferuf der Wirthsleute hinunter. Der Etappencommandant hatte mir gesagt, sobald es nöthig sei, solle die Wache einschreiten. Ich wollte von diesem äußersten Mittel nicht gern Gebrauch machen, da viel Militär, auch Offiziere mit darunter waren und so eine Scene für Militär nicht immer gut abläuft; die Gemüther sind aufgeregt, mancher vergißt sich, die Strafe in Kriegszeiten ist sehr bedeutend und so wird mancher für sein ganzes künftiges Leben unglücklich. Diesmal hatte ich eine viel schwierigere Stellung als die Abende vorher, obwol, oder vielmehr leider, weil ich es mit Offizieren zu thun hatte; ich machte ihnen Vorwürfe, daß sie solche Auftritte geschehen ließen und nicht ihre Autorität geltend machten u.s.w. Da sollte ich mit der blanken Klinge Bekanntschaft machen. Welchen Werth Besonnenheit zur rechten Zeit hat, konnte

ich erkennen. Ich mußte denen, die Miene machten, so schmählich an mir Justiz zu üben, unwillkürlich ins Gesicht lachen und rief ihnen entgegen: »Meine Herren, heute schäme ich mich zum ersten male, eine Deutsche zu sein!« In dem Augenblicke ruft einer der Soldaten: »Um Gottes willen, das ist die Simon." Alle, die meine Person bedrohten, waren wie verblüfft; mir geschah nichts zu Leide; sie wußten nicht, wie sie es nun wieder gut machen sollten, einzelne gaben mir die Hand mit den Worten, es wäre nicht so bös gemeint. Als die Wache ankam, nach der man unterdeß gerufen hatte, war das Local bereits leer. Ich dachte an meine Behandlung in Montmédy, und es that mir recht weh, daß mir solches von deutschen Soldaten hatte begegnen müssen; und doch wie ganz anders zeigten sich diese; wie drückend war es

[129] ihnen, daß sie sich für den Moment vergessen hatten. und so freute ich mich im Grunde doch über den Geist unserer Truppen. Sie werden sich wundern, liebe Marie, wie ich wiederholt in solche Situationen kommen konnte, ohne daß mich die Behörde oder unsere Herren schützten. Es ist aber niemand ein Vorwurf zu machen. Unsere Herren sind alle bis auf Schmidt und Dürfeld, die abwechselnd auf dem Bahnhofe bleiben, in der Stadt einquartiert, selbst der Etappencommandant, und zwar so zerstreut in verschiedenen Gassen und Häusern, daß man, solange man sich selbst helfen kann, nicht ohne Noth klagt. Jeder einzelne ist so überbürdet, daß man ihm gern die kurze Zeit zum Ausruhen gönnt. Warum ich mich nicht in der Stadt einquartieren ließ, hat, wie Sie wissen, seinen guten Grund: ich kann mich nicht von meinen Pflegerinnen trennen, und wollen wir nicht, daß spät ankommende Kranke oder solche, die früh bei zeiten wieder auf den Transport kommen, ohne Verpflegung bleiben, so müssen wir so nahe wie möglich am Bahnhofe wohnen.

Unsere Thätigkeit ist eben eine andere wie diejenige der Herren.
Bisjetzt ist kein Nachtskandal wieder vorgekommen; der-Commandant hat in der Restauration eine Verordnung anschlagen lassen, daß dieselbe jeden Abend um 7 Uhr geschlossen sein muß; diese Maßregel hilft. Gegen mich ist seit dem letzten Vorfalle eine merkwürdig zuvorkommende Stimmung unter dem Militär, jeder einzelne gibt sich Mühe, gutzumachen, was seine Kameraden mir gegenüber verschuldet. Siehst Du, mein Herz, so geschieht nichts, was nicht auch sein Gutes hätte!

Unsere Thätigkeit hier macht mich recht zufrieden.

[130] Wir haben bereits 600 Betten in der Stadt, die Gensdarmeriekaserne ist vollständig eingerichtet, auf dem Bahnhofe selbst sind 200 Lagerstellen, die im Fall der Noth noch bedeutend vermehrt werden können. Auch richteten wir 30 Offizierbetten in drei verschiedenen Häusern ein. Da sieht man, was gemeinschaftliches Wirken für ein Segen ist. Jeden Morgen versammelt Baron von Witzleben die Herren um sich, die Tagesparole wird berathen, Erfahrungen ausgetauscht und das Programm für die einzelnen Ressorts entworfen. Witzleben hat ein merkwürdiges Talent, seine Herren nach der Individualität zu verwerthen; er hat die rechte Liebe zur Sache und ist frei von engherzigem Gebaren, und so fühle auch ich mich trotz meiner schweren Aufgabe hier wohler als je. Geheimrath von Holleben ist ein wahrer Segen für das hiesige Centraldepot. Er genießt ein solches Vertrauen von jedem, daß das Unmögliche oft möglich wird. Das Depot hat die Versorgung sämmtlicher Spitäler bis Versailles und noch weiter, und doch ist es nie leer. Ich fürchte nur, daß er abberufen wird. Sollte ihm eine Persönlichkeit nachfolgen, die nicht ebenso umsichtig und bestimmt zu Werke geht, dann weiß ich nicht, was werden mag.

Recht besorgt bin ich um die Spitäler unsers Armeecorps; ich habe noch immer keine bestimmte Nachricht. Kranke kommen jeden Tag hier durch, von denen höre ich nichts Erfreuliches; der Typhus soll sehr überhandnehmen. Vor Mangel kann wol von hier aus geschützt werden, aber die Pflegekräfte werden erliegen. Es ist recht traurig, daß unter den Massen, welche die freiwillige Krankenpflege auf den Kriegsschauplatz entsendet hat, sich

[131] so wenig wirklich praktische, vielseitig verwendbare Menschen finden. Ich habe zum Glück hier Herrn Kürsten; was würde ich leisten können, wenn ich zwanzig Kürsten hätte! Ich würde dann eine directe Verbindung mit vielen Spitälern und mit den Krankenstuben bei den Truppen von einem Centralpunkte, wie Château-Thierry ist, unterhalten können. Es glaubt niemand, wie fürchterlich unsichere, mitunter falsche Nachrichten wirken. Ich habe Herrn Kürsten nach Rethel und Douzy geschickt; dazu sind bei den schlechten Verkehrsverbindungen mindestens sechs Tage erforderlich; ich muß aber wissen, wie es mit den Spitälern steht, besonders mit denen von Douzy. Ich möchte noch mehr zuverlässige Menschen nach verschiedenen Richtungen weiter vorschicken, um genau zu erfahren, was dort fehlt, damit von hier aus nicht unnütze Sachen, sondern nur die nothwendigsten weiter be-. fördert werden. Auch möchte ich eine Wagencolonne mit Militärbedeckung und 50 Mann Cavalerie zur Verfügung haben. Erschrecken Sie nur nicht, liebe Marie, so ein Gefolge hat der Corpscommandant nicht; aber der braucht sie auch nicht so nothwendig, wie ich in meiner Lage. Er hat verschiedene Departements zu seiner Disposition und hat es nur mit der activen Armee zu thun; ich aber mit den Kranken, Dienstunfähigen, ich muß die Fäden der bei mir mannichfaltigsten Verwaltungszweige selbst in der Hand halten. Es ist gut, daß ich nach merkan-

tilischem Princip zu handeln gewohnt bin; militärische Disciplin verträgt sich auch damit recht wohl.

Am 17. October[55], meine liebe Freundin, gab es sehr viel zu thun, es war uns nicht gerade wohl zu Muthe dabei; wir hatten hier gegen 4000 Gefangene aus Soissons;

[132] während des Transports soll es zu Excessen gekommen und mehrere hundert Mann entflohen sein. Der Commandant gestattete auf mein Bitten den Einwohnern, ihren Landsleuten Lebensmittel zu geben, und das machte einen guten Eindruck. Die Gefangenen werden hier alle verladen. Sie sollten diese Transporte sehen, von Munition, Proviant, Ersatztruppen, Kranken und Gefangenen. Die Einnahme von Soissons hat die Bewohner von Château-Thierry doch etwas herabgestimmt; sie wollten immer nicht an die Niederlage Frankreichs glauben; wäre der Etappencommandant Major Schätzel nicht so energisch aufgetreten, die Leute hätten uns das Leben noch schwerer gemacht. Auch Hauptmann Wolter, der das hier stationirte 53. Bataillon commandirt, weiß was er will und versteht die Menschen im Zaum zu halten; seine Mannschaft ist gut disciplinirt, und die Offiziere nützen uns, wo sie nur können, und sind bei ihrem unerquicklichen Dienst immer heiter. Seit kurzem ist auch der Hauptmann Wilhelms hier, der in Montmédy gefangen gesessen und den Tag, bevor ich darin war, ausgewechselt worden war. Jetzt ist die ganze Etappe von Stenay in Montmédy gefangen, man hatte sie nachts überfallen; mir thut besonders der greise Oberstlieutenant Buttler leid, und mit der Auslösung macht man solche Schwierigkeiten.

Vor einigen Tagen mußten wir hier 250 Ochsen, die bei dem schlechten Transport erkrankt waren, erschlagen

---

55 Am 16. Oktober 1870 hatte Soissons kapituliert: 4700 französische Kriegsgefangene.

und verscharren; welcher Verlust für die Truppen, zumal das Vieh nicht so leicht zu ersetzen ist; denn derselbe Fall ist an mehrern Orten vorgekommen. Die Lieferanten sehen nur zu, daß sie Empfangsbestätigung erlangen, und

[133] haben die Verwaltungen einmal die Lieferung angenommen, dann ist nicht mehr viel zu thun. Für künftige Fälle muß von seiten der Militärbehörden dem vorgebeugt und strenge Controle ausgeübt werden; man sollte den Armeelieferanten nur dann bezahlen, wenn er seine Sachen in gutem Zustande übergeben hat. Cigarren, Taback, Kaffee werden oft in ganz ungenießbarem Zustande geliefert, obgleich die Behörde einen hohen Preis dafür zahlt. Ein Armeelieferant müßte die Kisten, Säcke u.s.w. mit seiner Firma mehrfach bezeichnen, damit er zur Verantwortung gezogen werden könnte, wenn man Uebelstände entdeckt; eine augenblickliche Controle ist oft fast unmöglich. Lebendes Vieh dürfte nicht eher übernommen werden, bis es von Sachverständigen gesund befunden wird; dann würden die Lieferanten schon dafür sorgen, daß das Vieh nicht tagelang auf dem Transport ohne Futter und ohne Wasser bleibt. Noch vieles Einzelne ließe sich hier rügen; so sollten Hülsenfrüchte und andere Lebensmittel nie in offenen Lowries transportirt werden, wo sie dem Regen und somit dem Verderben ausgesetzt sind; kann man sie nicht in geschlossenen Wagen fortbringen, dann lasse man sie lieber zu Hause; man muß eben absolut für eine größere Menge gedeckter Wagen sorgen. Brot sollte man gar nicht auf den Kriegsschauplatz schicken, sondern nur Mehl; man hat ja da Feldbäckereien. Schon 1866 sind Millionen von Thalern infolge schlechten Transports verloren gegangen, und wie sehr haben die Truppen dann wegen Ungenießbarkeit oder Schädlichkeit oder gänzlichen Mangels an Lebensmitteln leiden müssen!

Denken Sie sich, liebe Freundin, was für ein Mis-

[134] geschick mir eben zu Ohren kommt, das einem meiner Soldaten, Namens Wunderwald, zugestoßen ist, dem frühern Diener des verstorbenen Hauptmanns von B. Er war in Douzy krank geworden; weil er sich gegen seinen Herrn so hingebend bewiesen, wollte ich ihn nicht ins Spital geben und behielt ihn bei mir, und als er wieder gesund geworden war, verwendete ich ihn als Kutscher. Vor einigen Tagen kommt nun Kammerherr von Erdmannsdorf von Dresden mit Aufträgen für unsern Kronprinzen; es war ihm selbst für schweres Geld unmöglich ein Fuhrwerk aufzutreiben, und so gab ich ihm meinen Wagen. Auf der Rückfahrt konnte Wunderwald in La Ferté kein Unterkommen für die Pferde finden; um sie vor der Witterung zu schützen, stellte er sie in einen Schuppen; damit die Thiere nicht im Zuge stehen sollten, gibt er sich nun alle Mühe, das Thor zu schließen; dieses aber fällt ihm auf das Bein und zerschmettert es ihm gerade über dem Knöchel Das war ein rechter Schreck für mich, zumal da auch zwei meiner Pflegerinnen und zwei von meinen gut eingerichteten Soldaten erkrankt sind und ich keinen Ersatz habe. Die Herren in La Ferté haben Wunderwald im dortigen Spital untergebracht, sich seiner außerordentlich angenommen und Pferde und Wagen zurückgeschickt.

Sorgen Sie sich nur nicht etwa um mich, liebe Marie, hoffentlich bringe ich eine gute Censur in der Conduitenliste[56] und manche nützliche Erfahrung mit. Das Gebiet der freiwilligen Krankenpflege muß praktisch umgestaltet werden, wenn es unserer großen Zeitperiode einigermaßen würdig sein soll. Die Opferfreudigkeit unserer Nation bedarf einer ebenbürtigen Vertretung und Verwaltung.

[135] Den Frauen muß ihr Ressort ebenso gewahrt sein wie den Herren, sonst wird nichts Ganzes. Komme ich, so

---

56 Führungszeugnis.

Gott will, lebend und gesund zurück, so habe ich es auf meine Mitschwestern abgesehen; für sie will ich das, was ich erlebt und erfahren, zuerst zu verwerthen suchen. Ich werde mich gewaltig dagegen stemmen, wenn man die Freiheit des Handelns, die der deutschen Frau in dem häuslichen Leben gebührt, ihr auf dem Gebiete der Krankenpflege beschränken wollte. Es ist Aufgabe der Frauen, das große Gebäude, welches ganz Europa unter dem rothen Kreuz aufgeführt hat, während des Friedens in wohnlichem Zustande zu erhalten, damit wir in der Zeit der Noth es unsern strengen Herren Gebietern gleich in einem brauchbaren Zustande übergeben können. Ich werde schon Menschen finden, die mich verstehen und das, was ich vielleicht nur als ein Chaos herzustellen vermöchte, zu lichten wissen. Ich weiß, Deutschlands Frauen werden weder denen von England noch von Amerika nachstehen. Der Grund zu einer guten Krankenpflege kann nur von Frauen gelegt werden; er ist eigentlich auch schon von ihnen gelegt worden, aber in einer für das große Publikum nicht sehr zugänglichen Weise, nämlich in den geistlichen Orden. Die neue Organisation der Krankenpflege kann vielleicht an die geistlichen Orden sich anlehnen und sich ihren Bestrebungen fördernd beigesellen, ohne sich zugleich deren Schranken aufzuerlegen. Bald mehr. Behüt'Sie Gott!

Ihre
Marie.

[136] **Achter Brief**

Brief an eine Direktorialdame des Albertvereins

Château-Thierry, 9. November 1870.

Meine liebe Frau von *!

Haben Sie herzlichen Dank für Ihren freundschaftlichen Brief. Sie glauben nicht, wie nothwendig mir ein

Lebenszeichen aus der Heimat ist. Die Seelenschmerzen, die man hier erdulden muß, drücken einen oft ganz danieder. Trotz aller Anstrengung kann man doch so wenig thun dem großen Ganzen gegenüber. Die Verhältnisse sind so bewältigend, daß man sich gewöhnen muß, zufrieden zu sein, wenn man nur etwas retten kann; gelingt es einem dann und wann, so gibt das Bewußtsein der Seele neue Kraft. Was mir recht schmerzlich ist, das ist die Kleinlichkeit der Menschen; ich will es hier gern ertragen; aber daß es daheim auch Menschen gibt, denen Zeit für Kleinlichkeiten bleibt, das thut mir weh und fordert mich dringend auf, das Ganze näher zu beleuchten. Ich werde nicht dulden, daß man diejenigen, die meinem Herzen so nahe stehen, in engherziger und selbstsüchtiger

[137] Weise beeinträchtigt und chicanirt. Mit einigen leipziger Herren habe ich mich bereits verständigt und ich glaube, daß es von dort aus zu keinen Differenzen mehr kommen wird. Und wer wagt es denn in Dresden, zu behaupten, daß unser Albertverein nicht mehr existirt? Ich werde beweisen, daß er seinen Platz vollständig ausfüllt, daß er sein Ziel keinen Augenblick aus den Augen verloren hat. Wer noch länger in Zweifel ist, den wird man von hier aus im Stande sein zu belehren. Mir ist meine Aufgabe heilig, und es würde mir tiefschmerzlich sein, wenn ich Sachen aufdecken müßte, die lieber verschwiegen und vergessen sein sollten. Aber unbewaffnet bin ich nicht; ich führe ein Tagebuch, wo ich Thatsachen aufzeichne, die wohl verbürgt sind. Gott im Himmel! was muß noch über die Menschen kommen, wenn so viel Trauer und Schmerz, wie wir in der letzten Zeit erlebt, nicht im Stande sind, die Selbstsucht und Eitelkeit zu bannen! Meine liebe, herzige Frau von *! Ich bin so außer mir, daß unsere Herren uns, die wir uns ihnen so vertrauensvoll angeschlossen haben, im Stande sind auf eine so unmännliche Art zu dominiren. Ich war es ja selbst, die mit

dafür gestimmt, daß eine Vereinigung zwischen uns stattfände, weil ich mich der sichern Ueberzeugung hingab, daß eins dem andern mit der Zeit nothwendig werden würde, und daß wir vereint im Stande wären, recht Tüchtiges zu leisten. Unser Albertverein hat uns nicht getäuscht, er hat sich behauptet; ob unser Herrenverein sich mit uns zu messen im Stande ist, wird die Geschichte lehren. Ich habe hier unsere Vereinigung streng aufrecht erhalten, habe meine Rapporte an das Directorium,

[138] unter dem wir jetzt stehen, gerichtet, nie habe ich an irgendeine Person unsers Herrenvereins geschrieben, auch nie an den General von R. Mein letztes Schreiben an das Directorium von Douzy aus enthielt Sachen für das gesammte Directorium; von Rethel aus habe ich an die hohe Präsidentin des Directoriums geschrieben, ebenso von hier aus. Herrn von Meier dictirte ich ins Notizbuch, weil mir keine Zeit blieb selbst zu schreiben. Herrn Major Naundorf habe ich drei Briefe geschrieben; wenn Herr Kürsten nach Hause berichtete, habe ich ihm das und jenes aufgetragen, ebenso auch der Pflegerin Hecker Herrn von Meier sagte ich, es würde mich sehr freuen, wenn auch einmal Herr v. R. etwas von sich hören ließe, und habe ihn grüßen lassen; ich habe keine Ahnung davon gehabt, daß er zu denjenigen gehören könne, die unsere hohe Präsidentin durch kleinliche Scrupel zu kränken im Stande sind. Mir ist von verschiedenen Seiten in der letzten Zeit mitgetheilt worden, wie viele Kränkungen die hohe Frau um der Sache willen ertragen mußte. Warum haben Sie mich, liebe Frau von *, nichts darüber wissen lassen! Vielleicht habe ich unwissentlich nun auch noch dazu beigetragen; denn ich hatte bisher in dem festen Glauben gelebt, daß wir mit unsern Herren vollständig einig Hand in Hand gingen und daß die Herren unsere liebe theure Prinzeß ebenso als ein edles deutsches Weib erkannt hätten, wie die gesammte Armee. Es ist rührend,

wie die Herren sowol von der freiwilligen Krankenpflege als vom Militär keine Gelegenheit vorübergehen lassen, um das an den Tag zu legen, wie man der hohen Frau in jeder freudigen Zusammenkunft freudige Hochs bringt.

[139] Mancher Soldat, der mich zu Gesicht bekommt, ruft: „Ach, Sie sind vom Albertverein! Was macht unsere Prinzeß? Kommt sie nicht her?“ Unsere Schwestern haben Soldaten getroffen, die ihnen die Hand entgegenstreckten und riefen, der eine: Sie haben meinen Vater, ein anderer: Sie meine Mutter, ein dritter: Sie mich gepflegt. Unser Albertverein hat uns manchen Kampf gekostet, mich persönlich manche schlaflose Nacht und manche Thräne; um so tiefern Kummer erleide ich, wenn wir unsere Stellung dort, wo wir sie sicher glaubten, aufs neue erkämpfen müssen. Nun, es soll mir auch recht sein; es wird mir schon so viel Zeit bleiben, mich unserm Herrendirectorium schriftlich verständlich zu machen, da ich, so gern ich auch möchte, nicht so viel Zeit habe, um auf einige Tage nach Dresden zu kommen. Ich glaubte alles so friedlich nebeneinander, und man beschwört den Kampf herauf, gut, man soll ihn haben. Ach wie dankbar wäre ich unsern Herren gewesen, wenn sie mir denselben erspart und mich nicht gezwungen hätten, unsere kaum geschlossene Vereinigung wieder fallen zu lassen, aber ein jeder Mensch hat einen Altar, an dem er betet; der meinige ist die Selbstachtung und die unbegrenzte Liebe und Verehrung zu unserer edeln hochherzigen Kronprinzeß.

Halten Sie mich nicht für theilnahmlos, meine liebe Frau von *, ich habe mir alle Mühe gegeben, Ihren Sohn aufzufinden, um Verschiedenes an ihn gelangen zu lassen, leider vergebens! Den Liebling der guten Frau von Montbé, der ich für ihren Brief herzlich danke, habe ich gesehen; der Herr Lieutenant sieht sehr respectabel aus; er ist in der Nähe des Depots. Dem Herrn

[140] General soll es auch gut gehen; er soll in der Wildniß vor Paris den besten Koch haben, der Kartoffeln mit Fleisch und Erbswurst prächtig zubereitet.

Unserer hohen Präsidentin werde ich, sobald es mir möglich sein wird, einen speciellen Bericht über die Eintheilung der Pflegerinnen geben, und dem Herrn Präsidenten Walther einen solchen in Betreff der Spitäler. Sie glauben nicht, wie glücklich es mich macht, daß er gesund ist; an ihm findet der Albertverein doch Schutz.

Wenn ich eitel wäre, so könnte ich es darauf sein, daß ich von seiten der Sanitätsbehörde sowie von den Kammerherrn von Lüttichau und von Globig mit der Einrichtung der weiblichen Krankenpflege in den Spitälern des 12. Armeeeorps betraut worden bin; ich werde mich, so Gott will, behaupten, und zwar als Vertreterin des Albertvereins; denn als solche bin ich hier und daran zweifelt hier auch niemand.

Um eins möchte ich Sie bitten, liebe Frau von *, mir nämlich alle Briefe mit der Post zu schicken; ich bekomme sie so sicherer und schneller. Gestern erhielt ich einen Brief von unserer theuern hohen Kronprinzeß, den Hochdieselbe vor fünf Wochen dem Herrn Professor C. mitgegeben.

Ich bin jetzt acht Tage in Annet, Claye, Meaux und Le Vert galant gewesen, und es geht da, Gott sei Dank, schon etwas besser. In Annet ist Schwester Marie Hecker Frau von P., die Hd., L. und H.; nun kommen noch vier graue Schwestern; in Claye sind sechs und fünf fürs 9. Feldhospital bestimmt. Die Herren Aerzte sind sehr froh; denn für Typhusspitäler ist es schwer, geeignete

[141] Pflegerinnen, die auch die Verpflegung zu übernehmen im Stande sind, zu bekommen; die Schwestern müssen zugleich die Extraküche für die Kranken übernehmen. Wie ich zurückfuhr, begegnete ich vier dresdener Diakonissen, die, wie ich vermuthete, auch nach unsern Spitälern gingen

Ich ließ halten; der Offizier der Colonne, an welche sich die Diakonissen angeschlossen, ritt an den Wagen, in dem sie mit Herrn von Bussewitz zusammensaßen, auf meine Bitte heran, um sie zu fragen, wohin sie gingen und ob ich ihnen nützlich sein könnte; es wurde mir der einfache Bescheid, dies ginge mich nichts an. Ich nahm es ruhig hin, muß aber gestehen, daß es mir recht weh that, solch eine Herzensroheit in dem Kleide der christlichen Liebe zu finden. Als ich nach Château-Thierry zurückkam, hörte ich, daß ihnen unsere Herren hier bereits Unterkommen angeboten, die Diakonissen aber hätten, da man ihnen sagte, daß ich hier thätig sei, alles abgewiesen, sich anderwärts einquartiert und seien weiter gefahren. Das kränkte mich um so mehr, als ich mir nicht bewußt war, durch mein Verhalten ein derartiges Betragen veranlaßt oder gerechtfertigt zu haben. Wie lieb und freundlich haben sich die Schwestern von Kaiserswerth und Bethanien gegen uns benommen, sie haben sich gegen unsere Albertinerinnen stets als Schwestern gezeigt. Ach, meine gute Frau von *, was gäbe ich darum, wenn ich alle Zerwürfnisse und Misverständnisse aus der Welt schaffen könnte! Ich kann mir nichts Schöneres und Edleres denken als Hand in Hand gehen für eine gute Sache.

Meine Albertinerinnen werden hier, das muß ich sagen, mit aller Achtung behandelt und ich kann ruhig

[142] mehrere Tage fortgehen; sie versorgen alles zur größten Zufriedenheit. Leider muß ich schon Sonnabend wieder nach Claye und Annet. An die Stelle der Pflegerin G. möchte ich ein recht anständiges sauberes Mädchen haben, sie pflegt wol ganz gut, paßt aber nicht hierher. Die Bertha nehme ich mit nach Annet; die Fräulein P. und E. möchte ich nicht hier angestellt wissen, auch nicht die Köchin P.; es ist eine ganz gute arbeitsame Person, aber für hier wo alles mit andern Augen angesehen wird, nicht geeignet. Ueber Depotangelegenheiten will ich aus-

führlich berichten. Wollen Sie mir etwas schicken, so lassen Sie es Sauerkraut in kleinen Tönnchen sein und eine Sendung Bier für Annet. Vielleicht sind unsere Brauereien noch einmal so großmüthig, eine Sendung zu schenken, damit unsere kranken Jungen recht schnell wieder auf die Beine kommen. Auch Heringe wären hochwillkommem, aber in kleinen Fäßchen, damit man sie gut vertheilen kann und der jedesmalige Rest nicht schlecht wird. Aus München soll ich Bier und Butter bekommen; aus Nürnberg erhielt ich circa sechshundert Centner der verschiedenartigsten Sachen: Fleischextract, Schinken, Kaffee, Zucker u.s.w. und auch Bier. Die bremer Kaufmannschaft hat elf Eisenbahnwagen hierher gebracht und sie zum Theil an Muttern übergeben, wie sie sich ausdrücken. Auch von Sachsen wird viel geschickt. Aber wir haben über 1900 Kranke, und da bedarf es reicher Vorräthe, zumal da hier so wenig zu kaufen ist. Regierungsrath von Criegern ist nach Belgien gegangen, um allerhand nothwendige Sachen, an denen es noch fehlt, zu kaufen.

[143] Das neue Blatt, das von unserm Vereine ausgegeben wird[57], möchte mit der Aufnahme und Wiedergabe von Berichten über die hiesigen Verhältnisse etwas vorsichtiger und mistrauischer verfahren; manche Berichte sind so voll Phantasie, daß sie das Ganze in ein falsches Licht stellen könnten, zumal die von Dr. P. und Dr. B. Weiß ich erst, von wem das Blatt redigirt wird, so will ich einiges einsenden; ich habe aber erst jetzt die Blätter zu Gesicht bekommen.

---

[57] Ab Oktober 1870 gibt das Directorium „wöchentlich zweimal in zwanglosen Nummern" die *Mitteilungen des internationalen Hilfsvereins für das Königreich Sachsen* als Flugblatt heraus, verantwortlicher Redakteur ist der Landtagsstenograph Dr. Emil Bierey. Das Flugblatt enthält Korrespondentenberichte aus dem Krieg, Statistiken, Übersichten über die Lazarethe und Leitartikel.

Noch eine Anerkennung, die unserm Verein Ehre macht, will ich berichten. In Meaux forderte man mich auf, ich sollte in Spitälern des Gardecorps die Einrichtung der Küchen und die Zuziehung von Pflegerinnen mit übernehmen; da ich aber bei uns noch nicht ganz in Ordnung bin, mußte ich den Wunsch verweigern.
Nun, liebe Frau von *, leben Sie wohl, küssen Sie in meinem Namen unserer theuren Prinzeß die Hand, und den Damen im Depot sagen Sie, daß ich im Geiste gern bei ihnen bin und daß sie nur den Muth nicht verlieren sollten. Nicht umsonst existiren wir!
Jetzt will ich schließen; es ist hell geworden, und der-Tag bringt Arbeit. Da ich nur drei Tage hier bleiben kann (denn ich muß wieder nach Annet), will ich sie benutzen. Ich danke Gott, daß meine drei Leibgardisten gesund sind, nämlich die Heinze, die Aßmann und meine Marie; sie sind so einexercirt, daß ich gar nicht mehr zu reden brauche. Mein Pflegesohn bemuttert die Schwestern in meiner Abwesenheit und ist bei der Massenspeisung der Truppen ganz an seinem Platze. Frau G. macht sich auch ganz gut; ich bitte, daß Sie so gut sind und

[144] das Ziehgeld für ihre Kinder auf drei Monate an ihren Schwager W. geben, damit sie keine Sorge um diese Angelegenheit hat; ich werde die Sache dann, wenn ich nach Hause komme, regeln. Die Kiste mit den Regenmänteln ist angekommen; herzlichen Dank! Allem Anschein nach wird es nicht mehr lange dauern, sodaß wir wol Weihnachten in der lieben Heimat feiern.
Gott mit Ihnen allen! Es grüßt und umarmt Sie

Ihre

Marie Simon.

[145] **Neunter Brief**

Château-Thierry, 22. November 1870.

Meine liebe Marie!

Es liegt zwischen heute und dem Abgange meines letzten Briefes eine lange und schwere Zeit, ist es mir doch zuweilen, als walte ein feindliches Schicksal über mir. Ich habe Ihnen neulich geschrieben, daß Kammerherr von Lüttichau in der Depesche an Baron von Witzleben nur gesagt, wohin die Lazarethgegenstände zu schicken wären, die Frage aber, ob auch ich kommen sollte, war unberührt geblieben. Ich hatte nun angenommen,daß ich von hier aus sorgen könnte, aber nicht selbst hinzukommen brauchte. Dem war aber anders. Am 22. October kommt Herr von Kiel aus dem Hauptquartier des 12. Corps zurück und bringt mir ein Schreiben des Herrn von Lüttichau, was nicht sehr ermunternd für mich lautete. Er ist unzufrieden, daß ich in Château-Thierry geblieben, weil er fest darauf gerechnet habe, daß ich, als zum 12. Armeecorps gehörig, hauptsächlich in den Lazarethen dieses Corps thätig sein werde. Dieser Brief verstimmte mich doppelt; erstens sah ich daraus, wie schlimm es um unser Armeeeorps stand, und dann glaubte ich

[146] auch keine Veranlassung zur Unzufriedenheit mit meinem Verhalten gegeben zu haben. Ich hatte bisher immer vergebens aus bestimmte officielle Nachrichten von unserm Corps gewartet und war demselben, nachdem Herr von Criegern am 26. September von Douzy mit einem Transport von 15 Wagen ihm nachgezogen war, am 5. October sogar aufs gerathewohl mit 26 Wagen gefolgt. Ich hatte bei diesem großen Transport die größten Beschwerlichkeiten zu bestehen, und, da ich von Château-Thierry kaum weiter konnte und die Noth dort so groß war, hatte ich hier meine Thätigkeit begonnen; und nun bekomme ich

dieses Schreiben von unserm Delegirten! Das beugte mich schwer danieder.
Sie sehen, mein Herz, wie unpraktisch in entscheidenden Momenten man manchmal ist; es hätte weiter nichts bedurft, als einen Soldaten des Trainbataillons, das jedem Feldlazareth zur Verfügung steht, als Staffette an mich abzuschicken, mit der bestimmten Weisung, mich von Douzy nach den Spitälern, wo meine Thätigkeit am nöthigsten war, zu beordern. Dies ist der sicherste Weg; der Soldat kennt seine Instruction und führt sie pünktlich aus. Feldpost eignet sich nicht für Beförderung von Instructionen, wenn Gefahr im Verzuge. Kaum hatte ich das Schreiben des Herrn von Lüttichau erhalten, so kommt ein zweites vom Hofarzt Dr. Brauer, dessen Schilderung auch die Herren Generalärzte Braune und Schleiden bestätigen; hiernach griff der Typhus immer weiter um sich und es fehlten nicht allein Mittel, sondern auch Kräfte. Da durfte ich nun nicht länger zögern; ich berieth mich mit unsern Herren und den Pflegerinnen, ob es möglich sei, daß ich einige Tage abkäme. Es gab

[147] freilich lange Gesichter; doch die nobeln Gesinnungen unserer Herren, hauptsächlich des Etappencommandanten und des Barons von Witzleben sowie meines gesammten Personals ermöglichten die Ausführung meines Vorhabens; man übernahm gern zu den schweren Berufsgeschäften noch neue dazu. Es war wirklich mit großen Schwierigkeiten verknüpft, daß ich auf einige Tage diese Station verlassen sollte, wo die Verpflegung die Hauptsache ist und die ganze Leitung derselben auf meiner Person ruht. Ich benutzte jeden Augenblick zur Vorbereitung auf meine Reise, und hier habe ich so recht gefühlt, wie stark Einigkeit macht und welcher Segen es ist, wenn man sich die Kräfte für seine Zwecke selbst schulen kann. Am 24. October in aller Frühe war ich mit einer meiner zuverlässigsten Pflegerinnen, Marie

Hecker auf dem Wege nach Claye, Annet u. s. w.; Claye ist acht Meilen von Château-Thierry entfernt. In Le vert galant suchte ich unsern Hauptdelegirten Herrn Kammerherrn von Lüttichau auf, um ihn zu überzeugen, daß es nicht meine Schuld sei, wenn ich nicht früher gekommen, daß ich aber auch jetzt nicht im Stande sei, ausschließlich hier thätig zu sein, daß ich indeß mit allen Kräften für Hülfe sorgen werde. Auf den Vorschlag der Herren Generalärzte Roth und Braune besuchte ich nun die Spitäler, um selbst zu sehen, was zu thun sei. Ich war trostlos über den Zustand, in dem ich dieselben, zumal die in Annet, fand. Die Lazarethverwaltung hatte zwar fast Unmögliches geleistet, Aerzte und Pflegepersonal erlagen aber fast der Ueberbürdung; die freiwillige Krankenpflege hatte hier eine große Lücke gelassen. Ich fand nur sächsische Felddiakone, aber, Gott sei

[148] es geklagt, keine weibliche Pflege, weder Diakonissen, noch Barmherzige Schwestern; und doch war es gerade die Verpflegung, um die es sich hier vor allem handelte; die Typhusepidemie war meiner Ueberzeugung nach in der andauernd unregelmäßigen Ernährung der Truppen begründet; denn ich fand, daß hauptsächlich Mannschaften davon ergriffen waren. Die Truppen haben anstrengende lange Märsche zu überwinden, sind müde, wollen nicht erst abkochen und halten sich lieber an Spirituosen, Obst u. s. w. In der nassen Witterung ohne etwas Warmes im Leibe, wie sollen da die Leute bei Kräften und gesund bleiben! Oft haben sie nicht einmal ordentlichen Kaffee denn die gelieferten Bohnen sind mitunter von der schlechtesten Qualität; der gebrannte Kaffee kann in den Magazinen selten vor Feuchtigkeit geschützt werden. In solchem Zustande bekommen ihn nun die Truppen. Wo keine Mühle vorhanden ist, muß er mit Steinen geklopft werden. Und doch bin ich sehr dafür, den Soldaten im Felde Kaffee zu geben, natürlich in gutem Zustande. Sie

sollten anstatt Schnaps während des Marsches in der Feldflasche lieber sehr starken Kaffee haben, der dann mit Wasser gemischt würde. Das Wasser ist mitunter schlecht, eine kleine Quantität Kaffee macht es genießbar; Kaffee belebt und löscht den Durst. Haben die Truppen viel Spirituosen zu sich genommen, so setzen sie sich während der Nacht weit mehr der Witterung aus als nothwendig, und fühlen die Kälte und Nüsse dann oft erst, wenn es zu spät ist. Mir sind viele solche Fälle vorgekommen. Die Aerzte sagen mir, daß dadurch oft der Grund gelegt wird zu Typhus, Lungenentzündung, Gelenkrheumatismus und Ruhr.

[149] Ich telegraphirte sofort an die hohe Präsidentin unsers Vereines um weibliche Kräfte, die zugleich mit der Küche bewandert sein möchten, und bestimmte die freiwillige Pflegerin, Marie Hecker, zur Einrichtung der Stationen in Annet zu bleiben. Mit den Chefärzten verständigte ich mich dahin, einzelne Pflegerinnen in der Küche zu verwenden; dieselben sollten die Extrakost für die Kranken selbständig übernehmen und auch soweit möglich in der allgemeinen Küche mithelfen. Typhuskranke müssen ja mit großer Vorsicht genährt und gepflegt werden, sonst greift die Seuche rapid um sich;
In Annet sind zwei Feldhospitäler, das 1. und 3.;
die Krankenzahl wechselt zwischen 500 und 700 Mann, eine ungeheuere Zahl bei so ungünstigen Verhältnissen.
Der Chef des 1. Feldlazareths, Oberstabsarzt Dr. Pfotenhauer, zeigt sich als tüchtiger Disponent; er hat den Straßen des Ortes deutsche Namen gegeben und seine Lazarethe in Rayons eingetheilt. Er hat zwei Drittel der Kranken. Ein Theil der Felddiakonen mußte die Beamten des Bureau, die erkrankt sind, ersetzen; auch mehrere Lazarethgehülfen lagen am Typhus danieder.
Das 3. Sanitätsdetachement war mit seinen Aerzten und Pflegepersonal zum Theil eingetreten, aber es stand

fast immer auf Alarm. Das etatmäßige Personal eines Feldlazareths kann auf dem Kriegsschauplatze, in Feindesland, eine solche Arbeit auf die Dauer nicht bewältigen. Für dieses 1. Feldlazareth in Annet hätte bei so ganz ungünstigen Verhältnissen, bei einem solchen Krankenbestande, das fünffache Personal sein mögen und diese hätten kaum durchkommen können; denn man bedenke, daß Annet nur wenige größere Besitzungen hat und meist

[150] aus kleinen Häuschen besteht, und daß die Feldlazarethe in Annet ihre Kranken in mehr als hundert Krankenstuben untergebracht hatten. Ein anderer großer Uebelstand ist der, daß jedes Feldlazareth nur für eine Küche Personal und Einrichtung hat; aus dieser einen Küche wird nun das sämmtliche Essen für die Kranken und auch für die Gesunden besorgt. Da keine Heerdeinrichtung vorhanden war, so kann man sich einen ungefähren Begriff machen, was alles dazu gehörte, um nur die täglichen Mahlzeiten zu beschaffen. Wo bleiben nun Thee, Umschläge, Bäder und all das andere, was Typhuskranke so nöthig haben? Welcher Zeitverlust; um dies dennoch wenn irgend möglich zu schaffen! Es läßt sich kaum erzwingen, für einzelne Typhusreconvalescenten ein Stück Fleisch zu braten oder eine Suppe zu kochen. Und in den meisten Fällen muß bei offenem Feuer gekocht werden, und das sind unsere Leute nicht gewöhnt. Ich gestehe offen, daß ich mir mit aller meiner Opferfreudigkeit und meiner oft erschöpfenden Thätigkeit doch dem gegenüber, was hier das Lazarethpersonal alles leistete, ganz unbedeutend vorkam; mir war zu Muthe, als hätte die freiwillige Krankenpflege ein Verbrechen begangen, daß sie hier nicht zur rechten Zeit und den Verhältnissen gemäß eingegriffen hatte. Das 1., 5. und 6. Feldlazareth, die in Annet und Umgegend thätig waren, hatten schon

nach der Schlacht vom 18. August[58] so Uebermenschliches geleistet, und nun waren sie wieder in so schwierige Verhältnisse gekommen! Ein Arzt mußte oft hundert Kranke versorgen, und dabei kann nicht gesagt werden, daß sie schlecht versorgt waren, gewiß nicht; in der Heimat würde man es freilich nicht begreifen, wie das alles zu

[151] bewältigen sei. Und doch ist es so; jede einzelne Abtheilung ist dem, der sie zu vertreten hat, ans Herz gewachsen; es geschieht alles, um ein günstiges Resultat zu erzielen, man sieht eben, daß die Menschen sich gegenseitig etwas werth sind. Ihr habt, meine gute Marie, daheim keinen Begriff von unsern Seelenleiden hier, wenn diejenigen, die Hülfe bringen sollen, der Ueberbürdung fast erliegen, wenn jeder seine gesammte Kraft zusammenrafft, um diejenigen, die an seine Hülfe gewiesen sind, nicht untergehen zu lassen, und wenn es doch nicht gelingt, dann welch ein namenloses Elend! Nun kommt noch zuweilen dazu, daß diejenigen, denen die Leitung des Ganzen übertragen ist, ihrer Aufgabe nicht gewachsen sind, daß sie durch engherziges Gebaren die noch vorhandenen Kräfte abhetzen oder zersplittern. Mir scheint, bei Chefärzten kommt es nicht so sehr darauf an, daß sie ausgezeichnete Operateure sind, sondern daß sie, natürlich neben medicinischer Tüchtigkeit, etwas organisatorisches Talent besitzen. Wie viel läßt sich in einem Feldlazareth leisten, wenn der Chefarzt weiß, was er will. Mir ergeht es manchmal, wenn ich ein Lazareth betrete, recht eigenthümlich; ich habe da manchen Kampf zu bestehen, weil man von mir glaubt, ich verstünde mich nicht unterzuordnen und zu gehorchen; und ich thue das so gern, wenn man nur zu befehlen versteht; ich mache nur unpraktischen engherzigen Menschen Opposition und nur dann, wenn andere darunter zu leiden haben; sobald es sich

58 Schlacht bei Gravelotte.

um meine Person handelt, mache ich mir nicht diese Mühe. Ich weiß, wohin mich auch das Schicksal führt, zu beurtheilen, was durch Schuld der Menschen Schlimmes geschieht, und was durch die Verhältnisse bedingt ist. Es

[152] ist mir ein wahres Herzensbedürfniß, die guten Eigenschaften der Menschen hervorzuheben und sie zur Geltung zu bringen; vorhanden sind immer welche; nur daß sie nicht immer zur rechten Zeit gesucht und am rechten Platze gefunden werden. Ich möchte jedes Opfer bringen, und wäre es noch so groß, wenn ich Selbstsucht und Neid in den Tartarus[59] versenken könnte. Was vermag nicht ein einziges anerkennendes Wort, ein freundliches Entgegenkommen; es verleiht außergewöhnliche Kraft.

Sie glauben nicht, wie innig ich mich gefreut habe, als die freiwillige Pflegerin Hecker, die körperlich kein besonderer Held zu sein scheint, sich so bereitwillig zeigte, in Annet zurückzubleiben, und kein anderes Bedenken hatte, als daß es ihr an Selbstvertrauen fehlte. Wäre es möglich, daß ich diesen seltenen Charakter noch höher schätzen könnte, so würde ich in diesem Moment neue Ursache dazu gefunden haben. Ich versprach, ihr von Château-Thierry aus sofort Hülfe zu schicken. Nachdem ich mich noch mit dem Delegirten der freiwilligen Krankenpflege, Kammerherrn von Globig, in Betreff der übrigen Spitäler, besonders Clayes berathen hatte, ging ich nach Château-Thierry zurück, wo ich die Nachricht von unserer lieben Präsidentin vorfand, daß bereits funfzehn Graue Schwestern sowie eine Anzahl Albertinerinnen unterwegs seien; Diakonissen hatten sie nicht erhalten können.

Wenngleich meine Abwesenheit von Château-Thierry drei Tage gedauert hatte, so fand ich doch alles in bester Ordnung, alle hatten sich bestrebt, die Mama, wie sie

---

[59] In der griechischen Mythologie ein gewaltiger Abgrund mit eisernen Wänden und Toren in der Unterwelt, der aus dem Urchaos entstanden ist.

sagten, dadurch zu erfreuen, daß sie keine Lücke gelassen; aber doch waren sie froh, daß ich wieder da war. Baron von Witzleben und der Etappencommandant hatten einige

[153] Zweifel an meinem Wiederkommen gehabt, und sagten, daß ich dort nicht gleich wieder fortgelassen werden würde. Zwar hätten alle ihre Schuldigkeit gethan, aber ich hätte doch gefehlt, für die Dauer wäre es nicht gegangen. Ach, wie war mir da zu Muthe, meine Marie, meine Thätigkeit zwischen Château-Thierry und den Spitälern vor Paris theilen zu müssen; und doch war ich glücklich über das, was geschehen war; ich fühlte, daß ich wieder auf kurze Zeit abkommen konnte; meine Kinder hatten sich selbst übertroffen; nur war meine Marie und die Pflegerin Heinze erkrankt. Ich war nicht wenig erschrocken, als sich bei letzterer Diphtheritis zeigte, bei ersterer ein Ruhranfall, die Folge einer Erkältung; denn das Wetter war immer noch sehr schlecht, fortwährend Regen und Sturm.

Ich ordnete nun hier so viel als möglich; ich schickte der Schwester Hecker sofort Pflegerinnen zu Hülfe, Herr Kürsten sollte sie hinbringen; denken Sie, wie es denen ergangen ist. Am Abend kommen die Aermsten wieder halb todt hier an; sie waren in der Nähe von Nanteuil in eine Proviantcolonne gerathen; die Fuhrleute, die betrunken gewesen, hatten mit Herrn Kürsten Skandal angefangen und unsern Kutscher, einen sächsischen Soldaten, blutig geschlagen, die Schwestern hatte man den Damm hinabstürzen wollen, nur ein Wunder hatte sie gerettet. Der gute Kürsten ist trotz aller Gefahren immer bei der Hand, er eignet sich so recht für die hiesigen Verhältnisse. Er muß viel Kränkungen mit in Kauf nehmen, weil er vielen für sein energisches Handeln zu jung erscheint; ich habe ihn recht lieb gewonnen. Schon den dritten Tag ging ich nun wieder nach Claye

[154] und Annet und nahm einige Albertinerinnen für die dortigen Lazarethe mit; Herr Kürsten kam bald darauf mit den funfzehn indessen eingetroffenen Grauen Schwestern nach. Ich blieb mehrere Tage und ordnete besonders im Einverständnisse mit Kammerherrn von Globig und den Chefärzten die Eintheilung und Verwendung der Pflegerinnen. Auf dem Rückwege nach Château-Thierry begegnete ich dresdener Diakonissen, die man nun auch noch herbeigerufen hatte, und die, wie ich in meinem Briefe an Frau von X vom 9. November schrieb, den Sie wol auch gelesen, in so herzloser Weise mein Entgegenkommen und ein gemeinsames Wirken zurückgewiesen. Ich war nicht lange nach Château-Thierry zurück, so höre ich, daß auf besondern hohen Befehl dreizehn Vincentinerinnen nach Annet und Claye gingen. Ich hatte die weibliche Krankenpflege in den dortigen Spitälern im Einverständnisse mit den Herren, die die Entscheidung mit hatten, bei meiner letzten Anwesenheit daselbst geordnet und mußte nun, da von anderer Seite andere Dispositionen, die störend in die Spitalverwaltung eingreifen mußten, getroffen waren und nun so viele Corporationen zusammen arbeiten sollten, bedenkliche, der Sache schadende Conflicte fürchten. Ich begab mich deshalb von neuem an Ort und Stelle, um denselben vorzubeugen und sie zu ebnen. Ich hatte mir freilich bei dem wiederholten Hin- und Herreisen eine Luftröhrenentzündung und ein starkes Fieber zugezogen und hätte wol eigentlich im Bett bleiben müssen; die Aerzte wollten mich nicht fortlassen, ja der Etappencommandant hatte Befehl gegeben, mir keine Pferde zu stellen, weil man meinen Zustand bedenklich fand; aber was thut der Mensch nicht in solchen Zeiten

[155] schrecklicher Noth! Mir waren die Lazarethe ans Herz gewachsen, man hatte an mich geglaubt, und das mußte ich rechtfertigen. Ich wußte mir Pferde zu verschaffen. Als ich nach Annet kam, waren die Vincentinerinnen

bereits da. Dieser Orden ist zur ambulanten Pflege wenig geeignet, wenn auch ihre Kenntnisse in geregelten Spitälern bei Mangel an Aerzten gut zu verwenden sind; hier aber mußten sie einen Theil der Verpflegung mit übernehmen, und ich war froh, daß ich diese bereits den Grauen Schwestern und Albertinerinnen hatte übertragen können. Der Malteser-Ritter Herr von Michalowski, dem die Vincentinerinnen anvertraut waren, hatte aber die bereits hier in Pflege befindlichen Schwestern in sehr unritterlicher Weise sofort von ihrer Thätigkeit weggewiesen, ohne sie durch Vincentinerinnen ersetzen zu können, und die Chefs der Spitäler in Meaux und andern Orten hatte er auf eine solche Weise behandelt, daß sie lieber auf die Vincentinerinnen verzichteten; ich überzeugte mich bald, daß diesem Herrn die Eigenschaften eines Ritters, der die Oberaufsicht über geistliche Schwestern auf dem Kriegsschauplatze führen soll, vollständig abgingen.

So wie ich die Sache in Claye fand, machten sie auf mich einen recht niederschlagenden Eindruck; man hatte dort, wie sehr ich auch gebeten, es nicht zu thun, im sechsten Lazareth Diakonissen und Graue Schwestern zugleich aufgenommen; und es war doch nicht nöthig, Corporationen verschiedener Confession in einem und demselben Spital zu verwenden; zumal da, wenigstens meiner Ansicht nach, hier nun verhältnißmäßig zu viele Schwestern thätig waren, während anderwärts großer

[156] Mangel an ihnen herrschte. Im ersten Augenblicke der Noth hatte man mich gerufen, und da ich alles nur einigermaßen geregelt, trifft man ungeeignete Dispositionen, die, wenn sie nicht gut ausfielen, mir zur Last gelegt wurden. Ich suchte nun die Sache von neuem nach Kräften zu ordnen, hatte mich aber den Tag über so angestrengt und so aufgeregt, daß ich am Abend auf der Straße zusammenbrach, und ich glaube, wäre nicht ener-

gische Hülfe bei der Hand gewesen, so wäre es mit mir vorbei gewesen.

Ich habe an dem Tage wieder recht lebhaft empfunden, wie nothwendig geistliche Genossenschaften in solchen Zeiten eine zwischen ihnen und den Behörden und dem Publikum vermittelnde Person brauchen, die außer ihrer Sphäre steht. Bei geistlichen Schwestern muß das eine Frau sein, die ihre Leistungen zu beurtheilen und zu verwerthen versteht und der es heiliger Ernst ist, das Gute in jeder Gestalt zu fördern; sie sollten nie unter Herren gestellt werden; hätte eine Frau von Michalowska die Vincentinerinnen vertreten, so wären diese Mishelligkeiten kaum entstanden.

Das Vertrauen der Generaloberin der Grauen Schwestern hat mich außerordentlich erfreut. Wie schön wäre es, wenn uns von seiten der Diakonissenanstalt gleiches Vertrauen bewiesen würde!

Ich habe das Bedürfniß, liebe Marie, mit Ihnen so zu plaudern, wie ich es im traulichen Gegenüber zu Hause gewöhnt bin zu thun; ich möchte Ihnen alles sagen, was mich bewegt. Und doch begehe ich eigentlich ein Unrecht, wenn ich so viel Zeit zum Schreiben verwende. Ich kann es aber nicht lassen, es ist mir eine nothwendige Erholung,

[157] das Geschäftliche allein hetzt gar zu sehr ab; es ist so süß, sich einer treuen Seele mitzutheilen, ach und die Eindrücke, die ich hier empfange, möchte ich nicht in mir ersterben lassen! Ich weiß, Sie fühlen mit mir und wissen, wie es in mir aussieht. Wie vieles muß man um der guten Sache willen ertragen und mit Stillschweigen übergehen! Aus allem, was ich höre, muß der Albertverein daheim, hauptsächlich die armen Damen, recht schwer zu kämpfen haben. Fühle ich doch hier sogar durch, daß zu Hause keine Einigkeit ist, hauptsächlich an denen, die Vereinstransporte hierher bringen. Unser Herrenverein weiß nicht, was er will; sie machen unserer lieben

vortrefflichen Kronprinzessin und den andern Damen das Leben recht sauer. Auch mich feindet man an. 1866 erhielt ich vom Directorium des Internationalen Vereins zu Dresden mehrfache Schreiben, worin mir derselbe seine volle Zufriedenheit mit meinem Handeln aussprach und sich dahin äußerte, daß, wenn es dem Vereine gelungen, seine Aufgabe in so außerordentlicher Weise im ersten Jahre seines Bestehens zu lösen, es derselbe meiner Umsicht, Energie und Ausdauer zu danken habe. Und jetzt, wo er doch fast aus denselben Herren besteht! Sie sollten nur wissen, liebe Marie, in welcher Weise man mir entgegentritt! Neulich erhielt ich von dem zweiten Schriftführer eine Zufertigung, die ihrer Originalität halber wol verdient hätte, der Presse übergeben zu werden. Um so größere Freude machte mir ein gleichzeitig von Berlin eingetroffenes Schreiben des Präsidenten des Centralvereins, Herrn von Sydow, der mir darin seine Zufriedenheit und Anerkennung mit meiner Thätigkeit in herzlichen Worten ausdrückte.

[158] Es macht in Château-Thierry böses Blut, daß alle acht Tage Sendungen des sächsischen internationalen Vereins hier durchpassiren, um nach Claye gebracht zu werden, und das hiesige Centraldepot, das doch für alle deutschen Truppen, also auch für die Sachsen mit sorgt, geflissentlich übergehen. Es ist eigentlich Befehl, daß sämmtliche Liebesgaben hier abgeladen und dem Centraldepot übergeben werden. Wenn für sächsische Sendungen hiervon eine Ausnahme gemacht wurde, so hat man das meiner Vermittelung zuzuschreiben. Obwol es auch für mich kränkend war, daß diese Sendungen uns übergehen sollten, so wollte ich doch, um in Dresden bei niemand anzustoßen, der Ausführung der dort gegebenen Instructionen förderlich sein, und suchte Betriebsmittel aufzutreiben, um den Weitertransport zu ermöglichen. Es fehlt uns zum Glück nicht an Mitteln, und der große-

berliner Centralverein hat mir völlig freie Hand gelassen, sodaß ich unbeschränkt über jedes deutsche Depot verfügen kann.
Das Interimsdepot in Claye nützt unsern sächsischen Lazarethen verhältnißmäßig wenig; will man mir nicht glauben, so frage man die Sanitätsbehörde und die Spitalverwaltung selbst. In Annet habe ich ein eigenes Depot anlegen müssen, das ich zum Theil aus dem hiesigen Centraldepot, theils aus den Vorräthen füllte, welche die deutschen Frauenvereine an uns sandten. Bonn, Hamburg, Bremen, Nürnberg, München u s.w. haben uns die ehrendsten Zeichen von Vertrauen gegeben, und ich danke der Vorsehung, daß wir bisjetzt im Stande waren, dasselbe zu rechtfertigen.

In Claye selbst ist das Verpflegungsmagazin unsers

[159] Armeecorps; die Proviantcolonnen gehen immer hin und her; die Führer sind stets bereit, ein paar Wagen mit Lazarethgegenständen zu beladen. Sie haben dazu keine Verpflichtung, und man kann es nicht hoch genug anschlagen, daß sie zu ihrem schweren Dienste auch noch die Zwecke der freiwilligen Krankenpflege mit fördern helfen.

Sie können mir glauben, mein liebes Herz, und ich muß immer von neuem wiederholen, daß der Krieg von 1866 mit diesem Feldzuge keinen Vergleich aushält; dieser bietet Schwierigkeiten für die Armee und für die Verwaltung, deren Ueberwindung fast übermenschliche Kräfte erfordert. Die Organisation unsers Sanitätswesens ist gewiß gut im Vergleiche zu der des französischen; aber die Verhältnisse sind so großartig, daß man sich für alle Eventualitäten beim besten Willen nicht vorbereiten kann. Ich kann wol sagen, daß ich in dieser Zeit sehr viel gelernt habe; aber wer weiß, ob es mir, wenn sich Aehnliches wiederholen sollte, viel nützen würde, insofern ich nach dem hier geltenden Maßstabe handeln müßte.

Die Eintheilung der Armee in Corps hemmt unsaglich, sobald es sich um Verwundete und Kranke handelt. Die Etappen der Armeecorps sollen innegehalten werden und das wirkt bei der Krankenpflege nur zersplitternd. So sind in Meaux, das im Bereiche der III. Armee liegt, noch viele Lokalitäten frei, während die Typhuslazarethe unsers Armeecorps in der Umgegend in Bezug darauf mit großen Schwierigkeiten zu kämpfen haben. Ich weiß noch, wie schwierig es uns war, in Meaux Locale für Lazarethzwecke zu erlangen, weil wir zur IV. Armee gehören; daß es uns doch gelungen, verdanken wir haupt-

[160] sächlich unsern Generalärzten Dr. Roth und Braune und dem Etappencommandanten in Meaux. Die Eisenbahnlinie, die bald bis Lagny fahrbar werden wird, macht Meaux zu einem sehr wichtigen Punkte der Belagerungsarmee der Ostfront. Bis jetzt ist Château-Thierry immer noch die letzte Hauptstation.

In der letzten Zeit kamen unausgesetzt viele Ersatztruppen, die tagelang auf dem Transport und ohne eigentliche Verpflegung waren, hier durch. Die Truppen mußten zu Fuß weiter. Bei dem schrecklichen Wetter erkranken viele und müssen in die Spitäler, und da sie dort wegen Ueberfüllung nicht lange bleiben können, bekommen wir sie dann als Kranke wieder hierher. Denken Sie nicht, gute Marie, daß ich mit meiner Suppe, mit Fleisch oder schwarzem Kaffee das zu verhindern im Stande bin; aber etwas nützt es doch. Man muß, soweit man kann, präservativ vorgehen, die Krankheiten zu verhüten suchen, man spart oft am unrechten Orte oder wendet ganz ungeeignete Mittel an. Warten Sie nur, mein gutes Herz, wenn ich nach Hause komme, so lasse ich mich im Ministerium des Innern als Hülfsarbeiter engagiren, um meine praktischen Erfahrungen der Theorie anzupassen; ich hoffe, die Herren werden mich gut behandeln. Die Verpflegung der Gesunden ist nicht eigentlich meine

Sache, aber ich benutze doch jede Gelegenheit, um auch da nach Kräften mitzuhelfen. Das Etappencommando hat dafür zu sorgen; es geschah jedoch anfänglich in einer wenig Nutzen bringenden Weise; man gab nämlich, wie überall, den Truppen den Bestimmungen gemäß Fleisch, Speck, Gemüse, Kaffee u.s.w. in unzubereitetem Zustande. Was sollen nun die armen Menschen mitten in,

[161] der Nacht oder bei kurzem Aufenthalte anfangen? Sie sind todmüde und schlafen lieber, als daß sie kochen. Ich machte also dem Etappencommandanten den Vorschlag, mir die Naturalverpflegung auszuantworten, damit sie den Truppen gleich mundgerecht gegeben werden konnte. Es ist dies zwar eine bedeutende Arbeit für uns, aber die Commandantur hat mir die Hülfskräfte zur Verfügung gestellt, und es macht uns glücklich zu sehen, welche Freude unsere braven Truppen haben, wenn sie nach einer langen anstrengenden Fahrt sofort warmes Essen bekommen, was in der Regel aus Fleisch und Gemüse besteht. Nur dann, wenn uns die Meldung zu spät kommt, wir also nicht genug Zeit zum Kochen haben, gibt es nur Gries- oder Erbswurstsuppe; doch kochen wir auch möglichst Fleisch im Vorrath. In erster Reihe kommen allerdings immer die Kranken, diese dürfen keine Erbswurstsuppe essen, und wenn einzelne sie auch vertragen, so halte ich doch am Princip fest. Mein Pflegesohn besorgt die Abspeisung der gesunden Truppen; als Offizier weiß er, wie das am besten einzurichten ist; wir haben oft zum Abspeisen eines ganzen Bataillons nur eine Stunde Zeit und da heißt es mit großem Kochgeschirre sectionsweise antreten

Unser Herr Etappencommandant sagte mir die erste Zeit immer nur die Hälfte an; wenn er von 5-600 Mann redete, so waren es in der Regel 1200; dann langte es nun natürlich nicht zu. Da ich äußerte, der Etappe müsse die Zahl der Ankommenden doch genauer gemeldet werden, erhielt ich zur Antwort, er hätte mich durch so große Zahlen nicht entmuthigen wollen, und es seid doch besser, die armen Jungen kriegten etwas als gar nichts. Es ist

[162] ein trefflicher Mann und hat ein warmes Herz für den Soldaten, obgleich er das Aussehen hat, als wolle er jeden, der in seine Nähe kommt, massakriren lassen. Eine solche Persönlichkeit ist aber auch nothwendig, um sich hier zu behaupten. Sie haben keinen Begriff, liebe Marie, von einem solchen Verkehre; wir stehen sozusagen immer auf Alarm, Franctireursbanden sollen die Umgegend durchziehen; jeden Augenblick sind wir gewärtig, daß die Eisenbahn von den Einwohnern zerstört wird. Vor einigen Tagen ist ein Krankenzug zwischen Château-Thierry und Epernay verunglückt, wobei es viele Todte und Verwundete gab. Die Deutschen sind zu mild gegen dieses Volk; aber diesmal hat die Milde den Schuldigen nicht schützen können; unsere Landwehr, die viele Bekannte auf dem Zuge hatte, wußte den ruchlosen Thäter herauszufinden und hat fürchterliche Justiz geübt. Es ist leider nöthig, solche Exempel zu statuiren, sonst würde es schlimm um uns aussehen.

Es kommt sehr viel auf die Persönlichkeit des Etappencommandanten an; die Regierung hat bei Besetzung dieser und ähnlicher Stellungen zu sehr darauf gerechnet, daß jeder Einzelne seinen Posten vollständig ausfüllt und die Verhältnisse nimmt, wie sie jetzt sind, nicht wie- sie im vorigen Jahrhundert waren. Aber nur zu oft zeigt sich diese Voraussetzung als eine irrige. Ist die Wahl des Etappencommandanten und seiner Offiziere keine treffende, sind diese nicht praktisch für alle Verhältnisse des bürgerlichen Lebens, so entstehen Störungen von größter Tragweite und der Staat erleidet einen unberechenbaren, nicht wieder gut zu machenden Nachtheil. So gibt es auch jetzt beim Centraldepot fast

[163] täglich Conflicte, seitdem Geheimrath Holleben nicht mehr Vorstand desselben ist; ein junger Kaufmann ans Königsberg ist an seine Stelle gekommen. Der junge Mann ist zwar ein ganz guter Arbeiter, doch zum Vorstand eines Hauptdepots gehört mehr. Das Centralcomite sollte unbedingt darauf sehen, daß man zu Vorständen nur Männer von Stellung wählt.

So schwierig es auch ist, ein Extradepot für die Station zu halten, so muß ich es jetzt, nachdem Geheimrath von Holleben fort ist, doch thun, wenn ich bei diesem großartigen Verkehre nicht in Verlegenheit gerathen soll. Alle die Gegenstände, welche die Etappe, respective das Verpflegungsmagazin, liefern muß, habe ich reichlich; doch fing Mangel an frischem Rindfleisch an fühlbar zu werden; ich muß mich mit Schöpsenfleisch[60] behelfen. Eine ziemliche Anzahl Schafe hat man mir zur Verfügung gestellt; das Futter wird von dem Maire requirirt, auch frisches Rindfleisch so viel als möglich, da das gesalzene für Kranke nicht verwendet werden kann. Einer unserer reconvalescenten Soldaten ist Fleischer und Koch zugleich; ich lasse nur so viel Schafe schlachten, als ich gerade nöthig habe; für die Kranken verwende ich meist Fleischextract. Dieser Tage stellte sich Lieutenaut G. als derjenige vor, der unsere Schafe hütet, und zwar zu Pferde, um sie vor Dieben zu bewahren; es ist doch herzlich, auf was die Menschen alles bedacht sind; es ist nicht hoch genug anzuschlagen, was sie alles aus eigenem Antriebe thun.

Man spricht davon, daß die 53er abgelöst werden sollen; auch der Etappencommandant und Oberlieutenaut Zeschwitz mit dem Verpflegsmagazin sollen weiter. Dies macht uns recht besorgt; denn wer weiß, ob, wenn ein

[164] anderes Commando hierher kommt, man uns unsere Aufgabe so erleichtert.

---

60 Hammelfleisch.

Nun müssen Sie noch, liebe Marie, einen flüchtigen Einblick in unsere Küche werfen. Sie ist, wie ich Ihnen schon schrieb, auf dem Corridor des Bahngebäudes, vor dem Billetverkauf, kaum 6 Ellen breit und 30 Ellen[61] lang; es sind fünf Kessel eingemauert; ein Herd mit einer einzigen Eisenplatte sowie ein eiserner Kochofen mit Bratmaschine nach französischemi Muster sind darin. Nun denken Sie, liebe Marie, die Kessel den ganzen Tag im Kochen, bei den aufeinandergehenden Thüren der furchtbarste Zug; hierbei muß nun gearbeitet werden; auch die Kessel im Freien müssen wir mit von hier aus versorgen. Dabei wird die Küche nie leer von durchpassirenden oder zu uns gehörenden Herren, denn sie ist unser einziger Aufenthalt. Die Pflegerinnen müssen sich bei der Arbeit ablösen; zwar haben sie für die gröbern Arbeiten mehrere uns zucommandirte Soldaten, die Hauptsache liegt ihnen aber doch ob. Die rücksichtsvolle Behandlung von seiten unserer Herren, die ihnen oft anerkennende Worte sagen, thut auch hier Wunder; alles arbeitet mit einer Hingebung, daß es eine wahre Freude ist. In unsere Küche kommen die höchsten Offiziere, die Liebesonkel und so weiter, und freuen sich, wenn sie stehend aus einem unscheinbaren Napfe gute Bouillon, Kaffee oder warmes Essen bekommen, was sie sich für schweres Geld in den meisten Fällen nicht schaffen könnten. Die Stadt ist weit vom Bahnhofe, und da sie nicht wissen, wann der nächste Zug abgeht, können sie oft nicht erst hineingehen. Es macht mich unendlich glücklich, wenn ich sehe, wie auch das Einfachste von Herren, die mitunter in ihrer

[165] Häuslichkeit recht verwöhnt sein mögen, als Delicatesse behandelt wird. Zuweilen ist es auch recht komisch, wenn einzelne, die nicht wissen, daß es die freiwillige Krankenpflege ist, bei der sie zu Gaste sind, barsch dies und

---

61 3,4 x 17 Meter.

jenes fordern, zurückweisen, was sie bekommen, und einen Küchenzettel nach eigenen Wünschen entwerfen. Auch mit gesunden Soldaten passirt uns das oft; jeder möchte seine Landeskost, die Baiern Knödel der Ostpreuße Sauerkohl, der Sachse Kartoffelklöße oder Wurst. Einzelne können wir auch mitunter damit überraschen, denn wir wissen uns alle diese Delicatessen, wenn auch nicht immer in jedem Falle und in gewünschter Menge, zu verschaffen.

Diese Küche bildet zugleich meinen Empfangssalon. Es gehört zum guten Ton, daß man mich hier aufsucht; zuweilen geschieht es wol auch aus Neugierde; was man mir oft in naiver Weise zugesteht, weil unsere Einrichtung, wie durch Zauberhand entstanden, sich wirklich praktisch bewährt. Unsere Herren, namentlich Baron von Witzleben und der Etappencommandant sind es, die für uns Propaganda machen, weil sie über das, was ich mit meinen Albertinerinnen bewerkstellige, immer nicht genug staunen können.

Ein recht lieber Herr ist auch der Johanniter Baron von Brockhausen; er hat ein so warmes Herz und wahre Opferfreudigkeit, die mich bei seiner angegriffenen Gesundheit tief rührt. Er ist immer bekümmert um uns, daß wir so wenig Bequemlichkeit haben.

Baron von Sanden hat die Blattern, eine unserer Albertinerinnen pflegt ihn, obgleich seine Nichte mit zwei Freundinnen als freiwillige Krankenpflegerin hier war; sie gedachte aber nicht die Pflege ihres Onkels noch sonst [166] eine Thätigkeit hier zu übernehmen. Es ist recht unangebracht, wenn sich die Menschen die Arbeit wählen wollen.

Wir haben eine hübsche Einrichtung getroffen in Betreff des Bahnpersonals. Es ist wahrhaft übermenschlich, was diese Leute angestrengt werden; und nach diesem Dienste sollen sie nun alle, Locomotivenführer, Heizer, Zugführer, Schaffner u.s.w., die Nacht auf den Wagen zubringen, da nirgends Quartier für sie aufzutreiben ist.

Die armen Menschen sind auch mit der Verpflegung recht schlimm daran; sie bekommen zwar Auslösung; was sollen sie aber mit dem Gelde anfangen, da ja oft für schweres Geld nichts zu haben ist? Und wenn sie glücklich etwas zu kaufen bekommen, so ist es enorm theuer. Die an der Bahn Stationirten bekommen zwar Naturalverpflegung, haben aber weder Zeit noch einen Ort zu kochen. Nun hören Sie, wie ich es eingerichtet habe. Unser vortrefflicher Etappenonkel, wenngleich er zuweilen recht finster aussieht, schafft Rath, wenn es sich irgend mit seinem Dienste verträgt; auch die Offiziere der Etappe sind so prächtig, daß sie mir nur selten eine Bitte abschlagen. In unmittelbarer Nähe des Bahnhofs war ein Haus, wo gesunde Soldaten Wohnung hatten, das sich aber zur Aufnahme von Kranken nicht eignete. Die Soldaten wurden in der Stadt einquartiert, und in dem Hause haben wir dann 12 Lagerstätten für das Bahnpersonal eingerichtet, wozu mir das Centraldepot Matratzen und Decken überlassen hat. Nun können die armen Menschen in der Nacht doch ihre müden Glieder in einem trockenen Raume ausruhen lassen und dürfen sich an einem helllodernden Feuer wärmen. Noch ein zweites Behältniß haben wir als Schlafstelle für das Bahn-

[167] personal hergerichtet, ein sogenanntes Spritzenhaus, woselbst man bisher Arrestanten unterbrachte, ehe sie nach der Stadt gebracht wurden. Während jeder Tageszeit wird das Zugpersonal mit Kaffee, Bouillon oder Fleisch und Gemüse versorgt; nur das Geschirr müssen sie mitbringen, sonst setzt's nichts. Und die Menschen sind so dankbar für alles, was wir ihnen gewähren! Man hält mir nun zwar entgegen, die Leute ersparten ja dadurch ihre Auslösung. Mögen sie das immer thun: die Eisenbahnverwaltung würde trotz ihrer Auslösung bald ohne Betriebspersonal dastehen bei solch anstrengendem Dienste während Tag und Nacht.

Unser Bahnhofsvorstand, Herr Börner, ist ein sehr tüchtiger Beamter, wenn auch freilich für die Schlachtenbummler und für die speculativen Winkellieferanten sehr unbequem; uns aber ist er ein lieber Mitarbeiter; er sieht immer darauf, daß bei Truppenabspeisungen der Zug so lange hält als nur irgend möglich, er avisirt uns rechtzeitig, wenn Kranke kommen oder wenn sie eingeladen werden sollen, sorgt, daß Lazarethgegenstände, die wir als nothwendig bezeichnen und unterwegs wissen, herangezogen werden. Schon mancher Wagen mit Lazarethgegenständen ist uns mit dem Postzuge zugegangen, obgleich es eigentlich nicht sein darf. Herr Börner ist ein theilnehmender und humaner Vorgesetzter und hat ein warmes Herz für seine Beamten, wenngleich es nicht immer so scheint; ich habe aber Beweise dafür und lasse mich durch sein ernstes Aeußere nicht abschrecken. Neulich, als ein pflichtungetreuer Beamter entlassen werden mußte, sah ich Thränen in seinen Augen und das, gute Marie, ist doch gewiß ein Zeichen von tiefem Gemüth. Er war

[168] es auch, der mich für seine Untergebenen so zu interessiren wußte, indem er mir ihren schweren Dienst und ihre Entbehrungen schilderte; ich hatte davon keine Ahnung und hätte also auch nicht helfen können. Recht glücklich war ich, als ich vor kurzem unsern Minister Herrn von Friesen, der mit Herrn von W. hier durchkam, auf ihn aufmerksam machen konnte und dieser hoch erfreut war, so freundliche und anerkennende Worte aus dem Munde seines höchsten Chefs zu hören. Von Herrn v. W. erfuhr ich, daß es der lieben herzigen Frau von K. etwas besser geht. Wie schade, daß sie so leidend ist; was würde sie bei ihrem reichen Herzen für uns sein!

Vor kurzem waren Herr Geheimrath von W. und Regierungsrath H. aus L. hier; sie tadelten mich, daß ich nicht in den sächsischen Lazarethen geblieben sei. Ich ließ es an mir vorübergehen, ohne mich zu vertheidigen, da ich mir bewußt bin, auch aus der Ferne für Claye, Annet u.s.w., thätig zu sein. Ob und in welcher Weise ich aber einer Unterstützung bedürfe, dies haben sie mich nicht gefragt, trotzdem daß sie wußten, wie ich bereits seit Monaten ununterbrochen thätig war.

Was immer am meisten mangelte, das waren Pflegekräfte; es erlagen zu viele der Ueberbürdung, und die Aerzte verlangten hauptsächlich weibliche Kräfte. Oft aber waren zur rechten Zeit keine da, weil der eine sich nicht entschließen konnte protestantische, der andere katholische Schwestern zu rufen. Es ist ja gleich, ob Menschen darüber zu Grunde gehen, wenn nur das Princip gewahrt bleibt! Und wie viele glaubten mich tadeln zu müssen, daß ich mir Schwestern, die ich für geeignet hielt, selbst herangezogen habe!

[169] Vor kurzem war Oberst Blücher, Etappeninspector der III. Armee, hier und wollte mit mir einen Contract über die Etappenverpflegung abschließen. Gewiß ein ehrendes Vertrauen für das Zusammenwirken der freiwilligen Krankenpflege mit der officiellen Behörde. Was uns betrifft, so wollen wir auch ohne Contract unsere gesammten Kräfte aufbieten, um das Vertrauen zu uns zu rechtfertigen und die Beweise zu liefern, daß das, was man von uns verlangt, wenngleich nicht leicht, doch durchführbar sei.

Am 10. November kam der Prinz Hermann von Sachsen-Weimar mit einem würtembergischen Sanitätszuge hier an, dem ersten, den ich zu Gesicht bekam. Der Zug ist so bequem und zweckentsprechend eingerichtet, daß ich ganz entzückt darüber bin; man kann damit selbst Schwerkranke auf den Transport bringen. Der Zug hat seine besondern Aerzte, Pflegepersonal u.s.w., und auch für die Verpflegung kann während der Fahrt gesorgt werden.

Am 13. November kam Lord Geupel mit mehrern englischen Herren als Abgesandter des Internationalen Centralvereins zu London hierher, um mir Mittel desselben zur Verfügung zu stellen, was mich sehr in Staunen, aber auch in große Freude versetzte. Die Herren stellten den Antrag an mich, ich solle mich ihnen anschließen. Dies war mir unmöglich, ich suchte mir aber, nachdem ich mich überzeugt, was sie zu thun im Stande waren, ihre Unterstützung zu erhalten. Da ich in unsere Lazarethe zurück mußte, unterhandelte Herr Kürsten mit den Herren; ich hatte ihn mit einer keineswegs bescheidenen Requisition betraut, sie fand aber zu meinem

[170] größten Erstaunen bis in die kleinsten Details Berücksichtigung. Ich erhielt die feinsten Fleischconserven, schweren guten Wein, Milch- und Fleischextract, wollene Decken und Unterkleider, die für unsere Typhuslazarethe von besonderer Wichtigkeit waren.

Ich ließ es mir nun angelegen sein, daß sich das englische Depot in Meaux etablirte, was auch durch die Freundlichkeit des Herrn Delegirten Grafen Kleist ermöglicht wurde; er selbst war behülflich, ein geeignetes Local ausfindig zu machen und verständigte sich mit den englischen Herren über die Verwendung ihrer Mittel, ohne sie in ihrer Selbständigkeit zu beeinträchtigen, kurz, er handelte in durchaus humaner und zweckentsprechender Weise. Da ich nicht wußte, wann unsere Thätigkeit hier in Château-Thierry aufhören und wie bald ich nach Meaux kommen würde, verabredete ich mit dem Oberstabsarzt Dr. Beyer, daß, wenn die Bahn bis Meaux fahrbar würde, ich auf dem dortigen Bahnhofe eine Verpflegsstation errichten wollte, und zu diesem Zwecke belegte Dr. Beyer einen Theil der Bahnhofsräume für mich. Die Herren des englischen Depots räumten mir eine unumschränkte Disposition ein, nur mit der Bedingung, daß allein die Chefärzte requirirten, wenn ich selbst daran verhindert wäre. Wenn ich auch von seiten des deutschen Centralcomite gleiche Rechte über sämmtliche deutsche Depots erhalten habe (denn Herr Simpson-Georgenburg, Inspector sämmtlicher deutscher Depots in Frankreich, der Anfang November hier war, gewährte mir die nämliche Vollmacht wie zuvor Geheimrath von Holleben), und mir es eigentlich nicht an Mitteln gebrach, so war ich doch nun in den Stand gesetzt, alles reichlicher

[171] zu versorgen und ohne peinigende Scrupel zu wirthschaften.

In unsern sächsischen Lazarethen, hauptsächlich Annet und Claye, geht es jetzt recht leidlich. Der Krankenzustand bessert sich, die Krankheiten verlaufen günstiger. Die Chefärzte meinen, daß die geregelte Verpflegung hauptsächlich dazu beigetragen habe. Die rauhe Witterung fühlt man hier weniger als bei uns in der Heimat. Das kalte Baden der Typhuskranken bewährt sich vortrefflich; es ist eine höchst anstrengende Arbeit und eine harte Cur; sie geschieht stets unter Aufsicht der Aerzte.

Die ewigen Differenzen mit unserm clayer Depot wollen nicht aufhören. Kammerherr von Lüttichau und von Globig erfahren den richtigen Grund der Zwistigkeiten nicht, um abhelfen zu können, und in Dresden werden wol oft Dispositionen ohne die hohe Präsidentin getroffen. Ihre Zustimmung fänden sie sicherlich nicht. Die Abgesandten, welche die Transporte hierher bringen, lassen fühlen, daß Vieles anders sein könnte, aber ändern können sie es doch nicht. Denken Sie sich, liebe Marie, was man mir hier erzählte: einer der Herren wird nach seiner Zurückkunft nach Dresden, nachdem er den Herren des Internationalen Vereins Bericht erstattet, zu der hohen Präsidentin, der Frau Kronprinzeß, beschieden. Er wird von einem andern Herrn bis ins Vorzimmer begleitet; dieser redet ihm zu, er möge der Frau Kronprinzeß nicht alles sagen, wie er es gefunden; die ewige Lobhudelei mit der Simon fange an fatal zu werden. Der andere Herr erwidert, daß es sich nicht um Lobhudelei, sondern um Beurtheilung handle, die jeder theile, der gesehen, was da draußen geschehe. Er bekommt aber zur Ant-

[172] wort, das wäre ganz gleich, die Prinzeß brauche das nicht zu erfahren. Sie werden fühlen, liebe Freundin, wie mich so etwas schmerzen muß.

Was mir beim Sanitätswesen unsers Armeecorps von aufrichtigstem Interesse ist, das ist unser Kleeblatt von Generalärzten und Gefolge aus Leipzig; es ist ein jeder von dem andern verschieden, und doch ist es, als könnte man sie sich getrennt gar nicht denken. Unsern eigentlichen Generalgewaltigen (Dr. Roth) kenne ich noch nicht so recht genau, mir kommt es vor, als wenn er sich noch kein rechtes Bild von mir machen könnte und mir nicht zu viel freie Hand lassen möchte, weil ich zuweilen Sachen verlange und ausführe, die nach seiner Meinung nicht in das Ressort der Frauen gehören. Er erinnert mich in seinem Wesen an unsern lieben, guten Walther[62]; dessen Vertrauen habe ich mir auch erst nach und nach erworben, wofür ich Ihnen, liebe Freundin, besonders zu Dank verpflichtet bin. Ohne Sie hätte ich mich wol oft durch sein Wesen abschrecken lassen und den Muth verloren, Sie haben mir den Glauben an sein warmes und edles Herz beigebracht. Ach, und jetzt, wie macht es mich so glücklich, daß er mich nicht mehr misversteht, er lächelt höchstens, wenn ich Sachen verlange, die in der Form, wie ich sie verlange, nicht ausführbar sind; früher mußte ich errathen wie dies oder jenes zu

[62] Dr. Hermann Walther, 1815–1871, Internist in Dresden, königlicher Leibarzt, geheimer Medizinalrat und Referent im Ministerium des Innern, Präsident des Landes-Medizinal-Kollegiums, ab 14. September 1867 als „technischer Beirat“ im Directorium des Albertvereins. Zeitgenossen berichten, dass er eitel und sehr auf seine gesellschaftliche Stellung bedacht ist.

machen sei; jetzt darf ich offen fragen und bekomme offenen Bescheid. Ich habe auch schon zwei Briefe von ihm erhalten, die mich wahrhaft beglücken obgleich er mich wegen meines heftigen Wesens gescholten.

Dieser Tage kam der Großherzog von Mecklenburg-Strelitz hier durch; er traf zufällig gerade seine Grena-

[173] diere, die hier gespeist wurden. Dieses Durcheinander auf dem Bahnhofe ist kaum zu beschreiben; wir müssen uns oft mühsam Bahn brechen, um mit unserer Küche in Verbindung zu bleiben.

Vor einigen Tagen hatten wir eine Morgenmusik; ein Regiment, ich glaube, es war Nr. 61 oder 62, passirte hier durch und sollte nach Nanteuil fahren; da sie erfuhren, daß ich mit meinen Albertinerinnen anwesend sei, packten sie die Instrumente aus, und unsere Küche wurde nun ein Concertsaal. Wie hat das unsern Herzen so wohlgethan!

Major Schätzel ist abberufen; das Etappencommando ist zum Theil ganz neu ersetzt, auch die 53er sind fort, das Verpflegungsmagazin kommt nach Soissons.
Doch genug für diesmal, meine liebe Freundin. Ich denke es übrigens mit meinen Briefen an Sie nun anders einzurichten; wenn ich immer erst nach Verlauf von einigen Wochen Ihnen über mein Wirken berichte, so häuft sich dann der Stoff so massenhaft an, daß ich oft nicht recht weiß, wie ich ihn ordnen soll, damit ich nichts vergesse und alles am rechten Platze einfüge. Ich werde mir deshalb jetzt ein ordentliches Tagebuch für Sie anlegen, in das ich alles Erwähnenswerthe in frischem Eindruck niederschreibe und nach einem gewissen Zeitraume Ihnen dann immer zuschicke.
Nun leben Sie wohl meine liebe Freundin. Lassen Sie sich aufs freundschaftlichste umarmen von

Ihrer

Marie.

[174] **Tagebuch**

Vom 24. November an.

Baron von Witzleben hatte von Versailles aus die-Weisung erhalten mit seinem sämmtlichen Personal von-Château-Thierry nunmehr Lagny-Thorigny zu übernehmen, da mit der Instandsetzung der Bahn bis Lagny Château-Thierry aufhörte Hauptstation zu sein und an seine Stelle Lagny trat; nicht Meaux, wie man erst glaubte. Ich konnte Baron von Witzleben nicht im Stiche lassen; er rechnete fest auf mich und hätte die neue Aufgabe gar nicht übernehmen und lösen können, wenn er uns nicht von Château-Thierry her gekannt hätte und unsers fernern Zusammenwirkens sicher gewesen wäre. Nun sollte aber die Evacuation der IV. Armee, also auch-unsers 12. Armeecorps, über Mitry, Dammartin, Soissons, Epernay stattfinden, und Baron Eberstein hatte mich auch für die Station Soissons gewünscht. Ich hätte also womöglich mehrere Stationen auf einmal übernehmen, das Pflegepersonal theilen und noch neues heranziehen mögen. An Erholung und Ruhe, die ich meinem Personal in Aussicht gestellt hatte, war jedenfalls nicht zu denken. Am 24. November fuhr ich mit zwei Alber-

[175] tinerinnen per Wagen nach Claye, nachdem ich noch vorher bestimmt, daß die Pflegerinnen, für welche ich meinen Pflegesohn als Schutz zurückließ, das neue mit der Verpflegung betraute Personal soweit möglich einrichten sollten. Ich besichtigte am 25. auf Wunsch des Barons von Witzleben die Räume in Lagny und Thorigny und besprach mich mit dem dort stationirten bairischen Delegirten Herrn Grafen Preißing über die zu treffenden Einrichtungen. Am 27. November fuhr ich mit der Pflegerin Hecker und Herrn Kürsten nach Soissons, um zu sehen, wie weit da Hülfe nöthig sei. Ich fand, daß die Etappe die Verpflegung schon recht gut einge-

richtet hatte und daß Baron Eberstein mit seinen Diakonen hier völlig ausreiche. Die Lagerstellen, circa 200, welche die Etappe auf dem Bahnhofe eingerichtet hatte, waren nicht alle Nächte belegt; denn die meisten Züge fuhren durch Soissons durch bis Epernay. Diese ganze Evacuationslinie Mitry-Soissons-Epernay war offenbar lange nicht so wichtig wie die andere über Lagny. Letzteres ist die Evacuationsstation für die Truppen, die im Osten, Süden und Westen von Paris liegen, und für die an der Loire kämpfende Armee; nach der Aufstellung unserer sächsischen Truppen zu urtheilen, soweit ich sie. gesehen hatte, war Lagny auch für diese die nächste Evacuationsstation, nicht das ihnen zugewiesene, aber ganz entlegene Mitry. Ich glaubte, in Lagny am besten am Platze zu sein, und war begierig, wo mich die Verhältnisse hinstellen würden. Nachdem ich mich mit Baron Eberstein dahin geeinigt hatte, daß er mich rufen solle, wenn er mich etwa nothwendig brauche, verließ ich Soissons den 29. November und reiste nach Annet zurück,

[176] das ich vorderhand zu meinem Domicil ausersehen und wo man mir auch ein recht hübsches, bequemes Zimmer zurechtgemacht hatte. Unterdeß waren nun Baron von Witzleben, Senator Dürfeld und alle, die wir bisher in Château-Thierry zusammen thätig gewesen waren, mit Ausnahme der nach Haus zurückgekehrten Nothhelfer'schen Colonne, in Lagny angekommen und hatten einen großen Transport von allerhand Sachen mitgebracht, was ohne Benutzung der Bahn kaum durchführbar gewesen wäre. Sie hatten sofort angefangen, den Ort zur Aufnahme von Verwundeten einigermaßen herzurichten. Von dem Zustande, in dem sich die Häuser damals befanden, kann man sich kaum ein Bild machen. Hier schienen die Franzosen den ihnen von Thiers gegebenen Rath, die Umgebung von Paris zu einer Wildniß zu machen, befolgt zu haben. Menschlichen Wohnungen sahen diese Häuser kaum mehr

ähnlich. Vieles war offenbar absichtlich zertrümmert; die Fensterscheiben längs der Marne waren bei der Sprengung der beiden Brücken alle zersprungen. Hierzu kam nun noch, daß unsere Truppen in dem Orte schon gelegen hatten; die Parterreräumlichkeiten mußten ihnen zum großen Theil als Pferdeställe gedient haben. Mit der Kücheneinrichtung und der Verpflegung war es sehr übel bestellt; in einem vom Bahnhofe ziemlich entlegenen Schuppen hatte man zwölf Kessel aufgestellt, die aus dem Lager von Chalons herrührten und sich in geschlossenen Räumen kaum verwenden lassen; es erfordert sehr viel Personal, das Feuer zu unterhalten; die große Menge der Kessel; erzeugte einen fast unerträglichen Qualm und Hitze; die Speisen verbrannten und wurden meist durch den Rauch ungenießbar.

[177] Am 30. November frühzeitig kam Herr von Lüttichau zu mir und meldete, daß eben eine große Schlacht[63] geschlagen werde; es galt, den nächstgelegenen Ort, also Lagny, zur Evacuation zu benutzen. Ich nahm so viel Pflegerinnen mit, als in Annet irgend zu entbehren waren, und ging nach Lagny, hoffte auch bestimmt auf das baldige Eintreffen der in Douzy und Neustadt a. d. Hardt zurückgelassenen Albertinerinnen, die auf Ordre unserer hohen Präsidentin bereits unterwegs waren. Das war ein fürchterlicher Tag für uns, dieser 30. November! Alles war erst in der Einrichtung begriffen, und nun diese Massen Verwundeter! Lagerstätten mußten hergerichtet werden, es galt die Verpflegung zu bewältigen, denn die Menschen waren bis zum Tode erschöpft; so lange bis wir eine neue Küche hergestellt haben, müssen wir die Verpflegung mit den aufgestellten Kesseln zu besorgen

[63] Einnahme der Zitadelle von Amiens, 400 Gefangene, 30 Geschütze. Erneuter stärkerer Ausfall gegen Champigny und Brie, welcher gegen Abend gänzlich abgeschlagen ist, große Verluste beiderseits.

suchen. Mir war zu Muthe, als stände ich an der Grenze meiner Thätigkeit, als könnte ich nicht wieder in die Heimat. Was sollte ich den Frauen und Müttern sagen, wenn sie mich fragten, was haben Sie für die Meinigen gethan? Wir erliegen fast vor Anstrengung und doch ist es so furchtbar wenig, was wir thun können. Unsere Generalärzte Roth, Braune, Thiersch, Schmidt, sowie die Sanitätsdetachements und die Aerzte mehrerer Feldlazarethe sind aufs Schlachtfeld; alles, was an Wagen aufzutreiben ist, wird benutzt, um die Verwundeten abzuholem Es liegen so viele Sachsen hier (auch Offiziere), daß ich nicht im Stande bin, sie aufzeichnen zu lassen. Jede Minute ist kostbar, daß nur die armen Menschen unter Dach und Fach kommen und erquickt und ernährt werden. Jeder, der nur irgend kann, greift mit zu; ach Gott, und

[178] doch möchten sie zwanzigfache Hände haben! Die Diakonen der Colonne Ehrenberg, meist Studenten der Theologie, leisten Uebermenschliches. Unsere Herren haben sich auch hier in die verschiedenen Fächer getheilt, und da wir schon alle zusammen gearbeitet, kennt jeder seine Aufgabe. Das einzige Glück bei diesem grenzenlosen Elend ist, daß wir Eisenbahnverbindung haben. Alles, was transportabel ist, wird sofort weiter geschafft; was aber nicht weiter zu transportiren ist, wird in dem würtembergischen und bairischen Feldspital untergebracht, die drüben in Lagny auf dem linken Marneufer etablirt sind (die Eisenbahnstation liegt auf dem rechten Ufer in Thorigny), und in andern dem Schlachtfelde noch näher liegenden Orten. Wir hier in Thorigny dürfen niemand länger als 24 Stunden behalten. Jeder Winkel ist bei uns belegt. Für uns Mitglieder der freiwilligen Krankenpflege gibt es keine Wohnungen. Jeder muß sehen, wo er unterkommt. Nur Baron von Witzleben hat zur Wohnung und Expedition einigermaßen wohnliche Räume. Mehrere größere Gebäude sind bereits für andere Zwecke

in Beschlag genommen; so besonders eins, worin sich die Telegraphendirection mit General Chauvin und mehrere Offiziere (nicht die Herren vom hiesigen Telegraphendienst) einquartiert haben; es hat weite Hofräume, breite Treppen, einen großen Saal und eine sehr günstige Lage; ich muß es um jeden Preis für uns zu erlangen suchen; es eignet sich wie kaum ein zweites zur Unterbringung von Verwundeten, zur Herstellung von Depots und einer großen guten Küche.

Morgen früh geht ein Sanitätszug ab; wir müssen Schwerverwundete, die eigentlich liegen bleiben sollten,

[179] fortschicken; denn Platz muß geschafft werden. Der Kampf scheint noch nicht zu Ende. Die Lazarethe auf dem Schlachtfelde, so nahe den feindlichen Vorposten, sind recht übel daran!

Wenn wir es hier nur bewältigen, daß die Verwundeten sich einige Stunden erholen und erquicken können; dann ist der Transport in den ersten Tagen, wo das Wundfieber sich noch nicht geltend macht, weit weniger gefährlich, als wenn die Menschen hier angehäuft werden. Was sollte werden, wenn unsere Truppen, soweit sie zur IV. Armee gehören, erst nach Mitry geschafft werden müßten, und nicht gleich hier auf den Transport gebracht würden!

1. December. Zwei von den eingebrachten sächsischen Offizieren habe ich hier behalten, Hauptmann v. N. und Lieutenant S. Beide sind so schwer verwundet, daß sie nicht nach Hause transportirt werden können; nach Lagny hinüber in die Spitäler wollte ich sie nicht gern schicken, sie waren ja schon so weit transportirt worden; ich habe sie daher in das für mich bestimmte Stübchen schaffen lassen. Sie sind zwar beide aufgegeben, aber vielleicht gelingt es uns doch sie zu retten. Wir mußten die Armen aus der Bahre zum Fenster hereinheben, da die Thüren zu eng waren, was sich erst herausstellte, als wir sie

schon dahatten. Die Noth macht erfinderisch. Es wäre mir zu schmerzlich gewesen, hätte ich sie ihrem Geschicke überlassen sollen. N. hat eine schwere Oberschenkelfractur und S. ist durch das Zerspringen einer Granate so entstellt, daß das Gesicht kaum zu erkennen ist und man ihn mir als lebensunfähig bezeichnet. Beide haben vorzügliche Diener und so gebe ich noch nicht alle Hoffnung auf.

[180] S's Lebensgeister waren fast dem Erlöschen nahe, belebten sich aber wieder, nachdem wir ihm etwas Wein mit Ei eingeflößt hatten, wieder ein Zeichen, daß die Erquickung und Verpflegung im ersten Moment fast wichtiger als die ärztliche Behandlung ist.

Könnte ich doch den heutigen Tag mit allem, was ich an ihm erlebt, als nicht dagewesen betrachten! Ich bin noch so aufgeregt, daß ich nicht weiß, wie ich mich zurechtfinden kann. Ich habe heute von seiten einiger Herren eine Behandlung zu ertragen gehabt, wie man sie in dem civilisirten Europa kaum für möglich halten sollte. Ich beschrieb Ihnen, liebe Marie, wie elend es hier mit dem Raume bestellt ist. Der Etappeneommandant hatte uns bereits alle nur möglichen Locale überlassen; die Beamten der Post- und Eisenbahnverwaltung und des hiesigen Telegraphendienstes sowie der Etappe mußten sich kümmerlich behelfen. Ich bat den Etappencommandanten, er möchte mir jenes Haus, was die Direction des Generals von Chauvin und seine Beamten innehatten, anweisen, und wir wollten ihnen statt dessen mehrere etwas weiter von der Bahn gelegene kleinere Grundstücke dafür überlassen. Er erklärte mir, jenes Haus gehöre nicht zu Thorigny, sondern zu Pomponne, also zum Gebiete des 12. Armeecorps, er könne es mir also nicht zuweisen, ich möchte mich mit den Herren, die es bewohnten, zu verständigen suchen. Der Adjutant der Etappe war so gütig, mich sofort nach jenem Hause zu begleiten. Da ich keinen Augenblick zu verlieren hatte, so ließ ich mich dadurch nicht abhalten, daß die Herren gerade bei Tische saßen. Sie empfingen mich in gerade nicht sehr aufmunternder Weise, ich setzte mich darüber

[181] hinweg und schilderte ihnen, wie schwer die Verwundeten unterzubringen und zu verpflegen seien, und eine wie große Erleichterung sie der Krankenpflege bereiten würden, wenn sie uns das Haus zur Verfügung stellten. Ich bat vergebens, ich bat wiederholt, aber alles wurde mir auf das entschiedenste verweigert; ja ich lief Gefahr, daß einzelne der Herren mich, da ich sie in ihrem Mittagsmahle gestört hatte, durch ihre Bedienten entfernen ließen. Freilich konnte ich in keiner gewählten Kleidung vor sie treten; denn ich war seit dem 18. August ununterbrochen auf dem Kriegsschauplatze thätig gewesen. Mein Inneres war zerrissen von dem, was man mir bot; trotzdem habe ich mich in Anbetracht dessen, um was es sich handelte, zu beherrschen gewußt. General Chauvin war abwesend; er würde es gewiß verhindert haben, daß man eine Frau, die im Interesse verwundeter deutscher Helden zu deutschen Offizieren bittend kommt, in einer so brutalem aller Humanität hohnsprechenden Weise behandelte. Mich dauerte der Adjutant der Etappe, der zu meinem Schutz mitgegangen war; er war so entrüstet, daß ich aus Rücksicht auf ihn das Local verließ. Ich war in Verzweiflung. Wo sollte ich nun Locale hernehmen? Jeder Augenblick Verlust brachte das Leben unserer tapfern Helden in Gefahr. Ich glaubte, man hätte sich besonnen; ich schickte nochmals Herrn Senator Dürfeld hin, um von neuem Vorstellungen zu machen. Aber die Herren erklärten, nur der Gewalt weichen zu wollen, und sie mußten doch fühlen, daß sie das Haus nur usurpirt hatten. Jetzt war nichts weiter zu thun. Wie sollte man Gewalt anwenden? Unsere Generalärzte waren abwesend, der Etappeninspector war in Claye, das Corpscommando in Le vert galant,

[182] das Armeecommando in Margency; und welche moralische Gewalt sollte auf diese Herren einwirken, wenn sie der Kamerad mit seinen blutenden Wunden, der ohne Obdach und Verpflegung auf der Straße liegt, nicht rührt! Zur Ehre unserer deutschen Armee kann ich es sagen: dieser Fall steht einzig während meiner ganzen Thätigkeit in Frankreich da. Es half nun nichts, wir mußten uns zu behelfen suchen. Küchenräume wurden leichter noch gefunden als Locale für Schwerverwundete, da die Treppen überall so eng waren und die verschiedenen Parterreräume nicht ausreichten und viel zu wünschen übrigließen. In dem Gärtchen an dem Hause, in dem wir jetzt sind, ist ein Schuppen; in dem müssen wir die aus Château-Thierry mitgebrachten Kessel, die wir dort im Freien benutzten, aufstellen; die Küche für die Extraverpflegung der Schwerkranken haben wir im Vorderhause. Wie es für die Dauer gehen wird, ehe wir die neue Küche haben, weiß der liebe Gott. Wir haben täglich 200 Gesunde mit zu verpflegen, die im Interesse der Verwundeten hier arbeiten. Es ist ein Glück, daß der Etappencommandant und seine Herren uns in so herzlicher Weise jeden möglichen Vorschub leisten. Major Bachfeld vom Pionnierbataillon sowie die commandirten Leute vom Eisenbahnwesen stellen uns mit die Arbeitskräfte zum Küchenbau und zum Instandsetzen der Häuser. Keine Thür, kein Fenster war ja ganz, alles ist in einem unbeschreiblichen Zustand. Es ist ein Glück, daß wir an Decken und Matratzen keinen Mangel haben; letztere haben wir aus Château-Thierry mitgebracht und Decken liefert uns das englische Depot. Die Herren desselben sind außerordentlich thätig, besonders in der Nähe des Schlachtfeldes,

[183] wohin sie die Sachen des Depots selbst bringen und nach den Bedürfnissen forschen.

Den 2. December. Heute wieder eine mörderische Schlacht[64]! 104, 107, 108 von unsern Corps haben viel verloren. Gestern ist Major von H. und mehrere andere Offiziere und 184 Soldaten fortgeschickt worden, vorgestern 373 Mann, heute Morgen 400 Mann, wobei auch etliche 20 sächsische Offiziere Wir haben noch hier Major S., Hauptmann v. L., im ganzen gegen 50 Offiziere, wovon zwei Drittel Sachsen. Für morgen ist ein würtembergischer Sanitätszug angesagt. Prinz Hermann von Sachsen-Weimar, der ihn führt, versprach mir, unsere sämmtlichen Schwerverwundeten mitzunehmen.
Ich ging mehrere Locale durch; in einem Parterreraume fand ich über 50 Mann, alle vom 108. Regiment; es ist zu entsetzlich. Die Aufregung ist grenzenlos. Wenn nur Hülfe käme! Es ist ein Elend, daß es so sehr an weiblicher Hülfe fehlt. Wie groß die Verluste sind, wissen wir noch nicht.

Den ganzen Tag waren die Gerüchte so schwankend. Was sollte werden, wenn die Franzosen, die ihre ganze Aufmerksamkeit auf unsere Verpflegungsmagazine in Meaux, Claye u.s.w. gerichtet haben, hier durchbrächen?

Ueber die Thätigkeit unserer Sanitätsdetachements und unserer Generalärzte spricht man sich sehr befriedigend aus; das Zusammenwirken soll ein musterhaftes sein.
Die Schlachtfelder werden ununterbrochen abgesucht. Mein Pflegesohn ist gleich bei Eintreffen der Nachricht von der Schlacht immer hin- und hergefahren. Er ist trostlos, daß er die Leiche des Oberlieutenants B. und mehrerer, die man als gefallen bezeichnet, nicht finden kann. Ich

[184] bin froh, daß ich zum Transport von Verwundeteu zwei bequeme Wagen habe; durch Generalarzt Roth hatte ich ein Paar Pferde und Kutscher von unserm Trainbataillon

64 Schlacht bei Loigny und Poupry; 4.200 Tote, Verwundete und Gefangene auf deutscher Seite, 18.000 auf französischer Seite.

erhalten, ein Paar Pferde hatte ich schon zur Verfügung. Ich wünschte, ich hätte in dem Moment das Zehnfache, um die Schwerverwundeten recht bequem und schnell vom Schlachtfelde holen zu können. Die Witterung ist schlecht, furchtbar kalt und stürmisch; um so sorgfältiger muß man die Schlachtfelder absuchen, daß ja keiner übersehen wird; dies ist aber sehr schwierig, da, wie ich höre, die Franzosen aus dem Hinterhalt auf Aerzte und Krankenträger schießen.

Den 3. December. Der gestrige Tag schien kein Ende zu erreichen. Unsere Truppen haben mit Verzweiflung gekämpft und endlich doch gesiegt. Besonders unsere Sachsen haben diesmal schrecklich gelitten; standen sie doch bei Brie, wo man, wie erzählt wird, verabsäumt Schanzen zu bauen, und zum Schutz der Vorposten nur Löcher in die Erde gemacht hatte, ungedeckt im dichtesten Kugelregen. Sie haben aber wie die Mauern gestanden. Manche Soldaten, die wir heute hier in Pflege haben, waren eben erst aus der Heimat als Ersatztruppen eingerückt und sofort ins Feuer gekommen; sie ertragen aber muthig und ergeben ihre Schmerzen. Von dem Porteépéefähnrich Clemens von Hausen, einem Bürschchen von kaum 18 Jahren, erzählen viele Soldaten, wie er ihnen immer zugerufen: „Vorwärts Soldaten, nur keinen Schuß in den Rücken!“ Die Lage der Pariser ist, wie man sagt, eine sehr günstige. Sie können ihre Truppen per Bahn immer rasch an beliebige Punkte ziehen und sich dann mit Uebermacht auf die deutschen Abtheilungen werfen. Nur ihrer Tapfer-

[185] keit und Ausdauer verdanken wir den Sieg. Zum Anlegen eines Verzeichnisses der Verwundeten und Gefallenen unsers 12. Armeecorps komme ich nicht. Man muß übrigens auch damit vorsichtig sein, denn wir bekommen hier durchaus nicht immer sichere Nachrichten. Und verzeichnen wir sie jetzt bei der Evacuation, so entstehen leicht Verwirrungen, da sie später wieder aufgezeichnet

werden. Eine zuverlässige Liste kann erst aufgenommen werden, wenn die Leute im Lazareth untergebracht und die verschiedenen Listen verglichen sind. Die sichersten Nachrichten vom Schlachtfelde selbst in Betreff der Sachsen kann Kammerherr von Lüttichau geben; denn er ist auf demselben und steht mit den Behörden in Verbindung.

Den 4. December. Ein wahrer Segen, daß der würtembergische Sanitätszug angekommen ist. Gott segne Prinz Weimar! Seiner Umsicht und regen Theilnahme verdanken wir viel. Wir durften noch gestern Abend unsere schwerverwundeten Offiziere und Mannschaften in den Sanitätszug einladen. Freilich mußten sie nun noch abends 9 Uhr von ihrem Schmerzenslager aufstehen; aber sie thaten es mit Freuden; die sichere Aussicht nach Hause zu kommen, gibt Kraft; sie waren alle schon ganz muthlos gewesen, als man ihnen gesagt hatte, daß auf dem Zuge keine Betten mehr vorhanden wären. Sie sollten auch anfangs wirklich nicht mit fortkommen, weil sehr viel Würtemberger da lagen. Der Prinz hatte sich aber überzeugt, daß dieselben in den Spitälern günstiger untergebracht seien, als unsere Verwundeten auf der Evacuationsstation, und eher als diese zurückbleiben konnten, bis ein anderer würtembergischer Sanitätszug, der bereits unterwegs war, einträfe.

[186] Gestern sind 709 evacuirt worden. Gott sei Dank, so schlecht wie wir uns behelfen müssen, so ist doch keiner ohne Verpflegung geblieben und jeder hatte auch seine Lagerstätte unter Dach und Fach. Der Bau meiner Küche geht so langsam vorwärts, daß wir uns immer noch mit Kesseln behelfen müssen. Die Angelegenheit mit dem großen Hause ist nach Versailles berichtet; da es an Platz gebricht, mußten, trotz allem Sträuben der Herren, in den nicht benutzten Räumen desselben Kranke untergebracht werden. Generalarzt Roth hat die Sache in die Hand genommen; bekommen werden wir es nun schon

denn Se. Majestät ist zu gerecht und soll wenig Spaß verstehen, wenn derartige Sachen vorkommen. Commissar Sch. kam heute hierher um zu fassen. Ich habe mich dabei über Baron von Witzleben und unsere Herren gefreut; sie gaben ihm, was möglich war, obgleich sich Sch. in Château-Thierry als Vertreter unsers Vereins Witzleben gegenüber nicht sehr rücksichtsvoll benahm. Graf Schall, Herr von Langenn und mehrere Herren sind hier, um ihre Angehörigen zu suchen. Ach Gott, wie mag es in der Heimat aussehen! Mit Hauptmann von N. geht es leider nicht gut; bei S. habe ich Hoffnung, wenn auch freilich sein Gesicht noch keinem menschlichen ähnlich sieht. Die Sorgfalt für diese beiden Kranken thut mir so wohl, sie ist mir eine wahre Erholung, obgleich ich kaum weiß, wo ich die Zeit hernehmen soll.

Baron von Witzleben ist sehr besorgt, daß er die Masse der Verwundeten nicht bewältigen kann, zumal da stündlich auch von der Loirearmee welche erwartet werden. Orleans soll so überfüllt mit Verwundeten sein, daß man sie kaum unterbringen kann; es fehlt aber auch sehr an

[187] Transportmitteln. Wenn man nur etwas erfinden könnte, was die Genfer Convention verschärfte. Es sollten den streitenden Truppen die Verwundeten heilig sein. Es müßte im Frieden die fürchterlichste Strafe für die festgestellt werden, die einen Bruch an der Internationalität begehen; die streitenden Truppen müßten das wissen. Man verfährt viel zu mild. Freilich weiß ich nicht, wie sich das durchführen läßt. Mir ist das aber schon oft passirt, daß mich die Behörden mit mitleidigem Achselzucken anhörten, wenn ich das oder jenes zur Abhülfe von Uebelständen vorschlug, was sich mit den militärischen Bestimmungen nicht immer vereinigen ließ. Nicht selten ist es mir aber doch gelungen, Männer zu finden, die über meine Ideen nachdachten und dieselben verwertheten, wenn auch nicht in ihrer ursprünglichen Gestalt.

So sollten die Verwundeten der IV. Armee den Bestimmungen gemäß in Mitry und nicht hier auf die Eisenbahn gebracht werden. Wollten sich Baron von Witzleben, der Etappencommandant und der Etappenstabsarzt Dr. Bormann an ihre Vorschriften halten, so könnte kaum der dritte Theil der Verwundeten fortgebracht werden. Aber Baron von Witzleben hat ein festes Vertrauen zu uns von Château-Thierry her und weiß, daß, wenn die Verwundeten von Orleans kommen, diese ebenso gut versorgt werden, als wenn die andern nicht da wären. Generalarzt Roth hat sich mit den Herren der Etappe freundschaftlich verständigt, und so geht es auf Discretion.

Den 5. December. Gestern sind von uns aus 500 auf den Transport gekommen. Die Opfer des 30. November und des 2. December sind nun wol alle versorgt; was von ihnen gleich transportabel war, ist nun fast alles

[188] fort; freilich liegen die Lazarethe ringsherum noch voll von Schwerverwundeten; unsere sächsischen in Annet und Claye können nicht sehr belegt werden, da der Typhus dort herrscht. Es sind mehrere hundert Wagen mit Verwundeten von Orléans her unterwegs. Wie innig danken wir Gott, daß wir sie aufnehmen können, und daß die Etappe hier unsertwegen nicht in Verlegenheit kommt. Wenn ich nur erst Pflegerinnen hätte. Herumziehende Personen gibt es wol genug, die können aber nichts nützen. Hier kann nur der helfen, der mit Selbstverleugnung alles das thut, was vorkommt und die Sache erfordert. Ein Baron Firx und einige Herren, die Kammerherr von Globig hierher geschickt hat, haben, indem sie sich nicht unterordnen wollten, gleich bei ihrer Ankunft Conflicte hervorgerufen. Wir hätten uns hier gewiß nicht behaupten können, wenn wir nicht fest und einheitlich zusammengewirkt. Jedes separate Handeln gefährdet die Sache selbst.

Den 6. December. Gestern sind 1620 Mann evacuirt, wovon mehr als drei Viertel der Loirearmee angehörten. Die Armen waren so lange auf dem Transport; mein Gott, warum zerstörte man nur die Bahnen und Brücken! Die Wege sind so bodenlos schlecht, daß man nur mit Mühe vorwärts kommen kann, und dazu diese schreckliche Witterung! Man thut alles, um die Menschen vor Kälte zu schützen und sie zu erquicken. Aber was ist alle Mühe und Anstrengung bei solchen Massen und unter solchen Verhältnissen, wie sie hier überall herrschen. Ich bin froh, wenn die Kranken in den Eisenbahnwagen untergebracht sind; sie gehen ja bessern Verhältnissen entgegen und es ist eher die Möglichkeit vorhanden, sie zu retten.

[189] Den 7. December. Bei Orléans muß es schrecklich viel Menschen gekostet haben.[65] Die Verwundeten und Kranken, die man von dort hierher bringt, können nicht genug erzählen über das dort herrschende Elend; sie sind so erfreut, endlich ein Lager und Erquickung zu finden. Wenn ich Ersatz hier hätte, würde ich entschieden dorthin gehen; ich glaube kaum, daß es an Mitteln gebricht, es wird enorm viel nach dorthin geschafft. Aber die französischen Localverhältnisse einestheils und dann auch der Mangel an weiblicher Hülfe mögen das Elend so groß machen. Ich finde es immer von neuem bestätigt, daß die Verpflegung wichtiger als die Krankenpflege selbst ist; was nützt alle Geschicklichkeit und Sorgfalt des Arztes, wenn dem Kranken nicht die Kräfte erhalten bleiben. Ich kann nicht begreifen, wie die Menschen auf den schlechten Wagen einen so langen Transport bei so fürchterlicher Witterung aushalten können. Wir können es hier kaum aushalten. Unsere meisten Häuser zur Unterbringnng der Kranken liegen an der Marne und es ist da ein furchtbarer Zug. Der Weg zwischen den Häusern und dem

[65] Zweitägige Schlacht am 3. und 4. Dezember 1870; insgesamt 8.300 Tote und Verwundete, 12.000 französische Kriegsgefangene.

Fluß ist so knapp, daß wir immer vor Angst zittern, wenn abends bei der schlechten Beleuchtung Wagen mit Verwundeten ankommen; wir fürchten immer, daß sie den Abhang hinunter in die Marne stürzen. Ich kann mich gar nicht genug über diese schlechten Transportmittel wundern.

Hier sind es nur die Würtemberger, die gute, bequeme Sanitätswagen zum Transport haben; wahrscheinlich hat das seinen Grund darin, weil das Centrum ihrer Armee hier in der Nähe liegt, und ebenso auch ihre Feldlazarethe; da haben sie die Transportmittel beisammen.

[190] Die bairische Armee muß furchtbar gelitten haben, den Kranken und Verwundeten nach zu urtheilen, die man hier durchbringt. Am 6. December haben wir 674 evacuirt; heute werden wir die Zahl nicht erreichen; der Weg ist so schlecht, daß die Wagen kaum fortkommen können.

Den 8. December. Gott sei Dank! Heute bekamen wir frische Hülfe: die nürnberger Colonne unter Nothhelfer ist angekommen; seit einigen Tagen haben wir auch fürther und saarburger Diakonen hier. Von der Colonne des Herrn Ehrenberg sind mehrere erkrankt; es ist auch kein Wunder bei einer so furchtbaren Anstrengung; was kostet allein das Ein- und Ausladen der Kranken für Kraft und Mühe! Die meisten Häuser sind mehrere hundert Schritt von der Station entfernt. Hierzu kommt, daß sie die Nachtwachen übernehmen, Kranke verbinden, für die Heizung der Locale sorgen müssen. Auch das Essen ist von uns aus in die Häuser zu tragen. Diese Arbeiten alle wiederholen sich tagtäglich, denn die Kranken bleiben ja bei uns höchstens 24 Stunden liegen. Man bedenke nur, daß viele der Diakonen, z. B. die Herren der Ehrenberg'schen Colonne an schwere Arbeit gar nicht gewöhnt sind und nun zugleich die niedrigsten Arbeiten verrichten, als z. B. das Reinigen und Instandhalten der Locale. Die Etappe commandirt zwar so viel Soldaten als möglich zur Aushülfe, aber das reicht nicht hin. Die Mairie ist angehalten, die Reinigung der Locale zu besorgen, aber es sind keine Leute da, die es thun; die Bewohner sind fast alle fort, und die wenigen, die da sind, sind arm; sie können nicht Requisitionszettel als Zahlung annehmen. Es ist das noch eine offene Frage,

[191] wie man sich am besten Arbeitskräfte verschafft, und ob man nicht oft der Sache am meisten nützt, wenn man sie bezahlt. Ich habe öfters, wenn Gefahr im Verzuge, Geld für solche Zwecke ausgegeben, wenn das auch den Bestimmungen entgegenläuft. Weder die Etappencommandanten noch die Spitalverwaltungen sind immer in der Lage, baares Geld in einzelnen dringlichen Fällen bewilligen oder verrechnen zu können. Sie müssen erst Bericht erstatten und sich Ermächtigung einholen. Damit geht viel Zeit verloren, die man nicht verlieren kann, wenn dem Unheil gesteuert oder vorgebeugt werden soll. Ist man in der Lage, sofort mit baarem Gelde einem dringlichen Bedürfnisse abzuhelfen, unumgänglich nothwendige Arbeitskräfte, die, wenn sie zwangsweise requirirt werden, sich gern der Arbeit entziehen oder schlecht arbeiten, durch Bezahlung zur Arbeit heranzuziehen und für dieselbe zu interessiren, so sollte man meiner Meinung nach dann nicht am falschen Orte geizen. Das Deficit in der Kasse kann dem sonst entstehenden weit größern Schaden gegenüber gar nicht in Betracht kommen. Ich erinnere mich, daß in Douzy der Maire Leute zum Räumen der Gruben, Gassen und Gehöfte stellen sollte; er konnte keine herbeischaffen. Andere Hülfskräfte waren nicht da, das Lazarethpersonal war überbürdet. Die schlechten Ausdünstungen fingen an, gefährlich zu werden. Einige Tage hatte man so mit Hin- und Herdebattiren verloren und nichts erreicht. Ich erbot mich, die Sache zu besorgen. Um dem Chefarzte alle Weitläufigkeiten zu ersparen, erklärte ich dem

Maire, daß ich gegen eine Bezahlung von zwei Francs eine Anzahl Arbeiter engagiren wolle, die er allerdings eigentlich unentgeltlich stellen sollte; indeß in Anbetracht

[192] der Verhältnisse sähen wir davon ab und wollten die Leute bezahlen. Da waren bald Arbeitskräfte da; der Oberstabsarzt stellte einen Unteroffizier zur Beaufsichtigung, ich gab den Leuten zu essen, auch Cigarren und etwas Schnaps, und so war in wenigen Tagen erreicht, was durch langes Debattiren nicht möglich gewesen. Das Sprichwort „Baar Geld lacht" gilt auch in Frankreich. Ich habe es bisjetzt immer so gehalten und was noththut, um jeden Preis geschafft. In einzelnen Fällen verrechnete ich es mit den Militärbehörden; wo das nicht der Fall war, geht es auf Kosten der freiwilligen Krankenflpege, und ich glaube, die Geber werden mich nicht tadeln, wenn ich, anstatt vielleicht Leckereien zu kaufen, mitunter auch Geld für derartige praktische Sachen ausgebe. Ich kann nicht warten, bis untersucht ist, ob dies oder jenes zu requiriren sei, ob es die Lazarethverwaltung oder das Etappencommando zu stellen habe, oder ob es ein Fall sei, wo die freiwillige Krankenpflege einzutreten habe. Dieser Competenzstreit gehört nicht auf den Kriegsschauplatz, damit kann man der augenblicklichen Noth nicht abhelfen. So wohlwollend unser Baron von Witzleben auch ist, so weiß er sich doch tapfer zu wehren, wenn er Geld hergeben soll für Sachen, die seiner Ueberzeugung nach der Staat schaffen muß. In den meisten Häusern waren fast alle Fensterscheiben zersprungen, mußten aber doch um jeden Preis gemacht werden, ebenso mußte man die Oefen und Kamine unbedingt in Stand setzen. Senator Dürfeld, unser Requisitions-Schmidt (der aus Marseille vertriebene Baier) und ich garantirten den Arbeitsleuten die Bezahlung und so hatten wir bald Scheiben, Oefen und Kamine. Wie hätten wir es anders

[193] machen sollen, wenn wir nicht wollten, daß die armen kranken Soldaten dem Froste und Hunger preisgegeben werden sollten. Das Weitere fand sich dann; die Etappe bezahlte schließlich.

Heute den 9. December müssen wir uns mit unserer Kocherei immer noch elend behelfen. Meine neue Küche kann erst morgen in Gebrauch genommen werden. Dann haben wir es etwas bequemer; denn der Raum, den ich hier zur Besorgung der Extraküche für die Schwerkranken und der theilweisen Verpflegung der Gesunden innehabe, ist so eng, daß er kaum für eine kleine bürgerliche Wirthschaft groß genug wäre. Es ist nichts als ein Hausflur, dessen Ausgang direct auf den Hof geht; durch denselben geht es in ein kaum acht Ellen[66] breites Zimmer; dieses dient mir als Salon, als Empfangs- und Wohnzimmer, ist auch theilweise unsere Expedition und schließlich noch Schlafstube für unsern Herrn Requisitons-Schmidt, kann aber nicht geheizt werden. Daneben sind noch zwei kleine Behältnisse zum Aufbewahren von Vorräthen und Geschirr. Was hier ein- und auspassirt, muß durch die Küche. In derselben war bis heute außer einem französischen Kochherde noch ein großer Interimskessel, um größere Massen Fleisch zu kochen, aufgestellt. Es gehört viel Liebe zur Sache dazu, um unter solchen Umständen zu kochen. Wer den Wirrwarr hier mit ansieht und sich dabei überzeugt, wie alle Kranken und Verwundeten versorgt werden, der fragt sich, wie so wenige Menschen alles das zu bewältigen im Stande sind. Wir sind eben alle eingearbeitet-Jeder kennt seine Pflicht. Die Aufregung läßt es nicht zu, an sich selbst zu denken; so wird man mit fortgerissen. Jeder muß hier arbeiten. In Lagny ist kein Klima für

[194] Schlachtenbummler; hier darf sich keiner 24 Stunden aufhalten, ohne thätig zu sein, sonst wird ihm die weiße Binde

66 4,5 Meter.

abgenommen und er nach der Heimat spedirt. Baron von Witzleben hat strenge Ordre von Versailles aus, und das ist auch ein Glück. Was sollten wir anfangen, wenn nicht alles zugreifen wollte! Das Militär unterstützt uns auch hier wieder in dankenswerthester Weise. So bringt Lieutenant Herschel von der Proviantcolonne, der im Magazin von Claye zu fassen hat, jedesmal aus dem Brouer Walde Holz mit. Die Wagen gehen leer bis hierher, und unsere Soldaten sind ja gern bereit, wenn es gilt, für mich zu arbeiten. Auch noch eine zweite Holzquelle habe ich mir verschafft; unmittelbar neben der Pontonbrücke bei Pomponne ist eine unendlich große Menge Bauholz aufgehäuft, lauter große eichenes Stämme. Die Pionniere, die bei der Brücke die Wache haben, machen mir das Holz mit ihren großen Sägen transportabel, und Herr Oberlieutenant von Tümpling, der das Commando über den Pontonpark hat, läßt es mir hereinfahren. Auch das 3. Sanitätsdetachement, das in Annet liegt, bringt mir Holz, meist Reisig, welches zwischen Annet und hier bei den großen Kalköfen angehäuft ist. Wollte ich warten, bis die Mairie Holz schafft, müßten wol viele frieren und hungern. Ich kann den Soldaten, die bei ihrem schweren Dienste immer noch bereit sind, uns zu helfen, nicht dankbar genug sein; das Auf- und Abladen des Holzes in dieser Jahreszeit ist gewiß keine angenehme Beschäftigung. Dieser Liebesdienst erfordert Gegendienste und ich ignorire mit sehr leichtem Gewissen die Vorschrift, Liebesgaben nur an Kranke und Verwundete zu geben. Meiner Ansicht nach ist alles [195] gerechtfertigt, was im Interesse der Kranken und Verwundeten geschieht. Sie wissen, meine liebe Freundin, daß ich immer gern das Herz frage, was ich thun soll.

Auch die Commandantur unterstützt uns in unserer Thätigkeit, wo sie nur irgend kann; es sind uns Soldaten zucommandirt zur Unterstützung der Krankenpfleger beim

Lazarethdienst, zu den Arbeiten im Haus und Depot, zum Herbeiholen und Abladen von Sachen; allein zum Holzmachen für unsern Küchenbedarf habe ich Tag für Tag acht Mann, und will ich nicht, daß in den übrigen Häusern, wo Kranke untergebracht sind, Holzmangel eintritt, so muß ich auch dafür sorgen. Freilich ist in vielen Häusern Holz gefunden worden, aber wie lange reicht das!
Rechte Freude macht es mir, wenn ich für meine Kranken manchmal besondere Leckerbissen aus Ferrières bekomme, einen Hasen, einen Fasan oder sonst so etwas Leckeres; es ist freilich verboten, dort zu jagen, aber trotzdem findet das Wild und das Geflügel doch öfters den Weg in meine Küche.

Den 10. December. Die Schwestern von Douzy sind endlich da. Leider kann ich sie nicht alle hier behalten; drei muß ich nach Noisiel schicken und ebenso viele nach Chantilly. Von Annet kann ich auch nicht gut welche ablösen, denn dort werden sie noch zu nothwendig gebraucht. In Lagny drüben möchte man gern Albertinerinnen haben, hauptsächlich für die Offiziersstation, doch das ist nicht so unbedingt nöthig; es sind da Barmherzige Schwestern aus Baiern und französische Vincentinerinnen. Unser Etappencommando hat meine Vorstellungen, die schwerkranken und schwerverwundeten Franzosen in ein [196] französisches Spital in Lagny zu legen, berücksichtigt; sie werden nun nicht mehr weiter transportirt. Ich begreife nicht, warum man sie von Orléans erst hierher schickt; sie nehmen den Unserigen hier nur den Platz weg. Bei Schwerverwundeten, die für lange oder für immer kampfunfähig sind, hat das doch keinen Zweck. Jetzt kommt jeden Tag ein französischer Geistlicher aus dem Spital der Barmherzigen Schwestern in Lagny zu uns und fragt an, ob und wie viele seiner Landsleute er abholen darf. Die schwerverwundeten und nicht weiter transportabel scheinenden Franzosen werden nun vom Etappenarzt untersucht, und dieser bestimmt, ob sie weiter geschafft oder dem Geistlichen für das französische Spital übergeben werden sollen. Auf die Idee, die Sache auf diese Weise einzurichten, kam ich durch einen schwerverwundeten französischen Obersten, den man in unser Haus gebracht hatte, um ihn dann mit dem nächsten Sanitätszuge zu evacuiren. Der Mann gab, so schwerverwundet er auch war, keinen Klageton von sich; er war ganz zerknirscht von dem Unglück seiner Nation (was ich bei wenigen gefunden) und wies jede Sorgfalt barsch zurück. Der französische Geistliche kam schon damals immer herüber, nach seinen Landsleuten zu sehen; ich fragte ihn, ob er den Obersten nicht aufnehmen wollte; mit Freuden, erwiderte er, ihn und noch mehr, wenn er nur die Erlaubniß dazu bekäme. Auf der Etappencommandantur ging man, als ich die Sache erzählte, gern auf meinen Vorschlag ein. Es hängt eben sehr viel von der Persönlichkeit der Behörden ab, ob sie zugänglich sind und den Verhältnissen Rechnung tragen, oder ob sie engherzige Pedanten sind. Diese letztern sollte man ausschließlich

[197] zum Festungsdienste verwenden. Es wird von seiten der freiwilligen Krankenpflege so viel über die Etappencommandanten geklagt; ich weiß nicht, ob immer mit Recht, und wer dabei die größte Schuld trägt. Wir unsererseits haben früher in Château-Thierry an Herrn Major Schätzel, überhaupt an der ganzen Etappe einen freundschaftlichen Schutz gehabt; und hier in Lagny sind Oberstlieutenant von Hantke und seine Herren in gleicher Weise für uns besorgt. Viel mag doch auch an der freiwilligen Krankenpflege liegen, wenn es nicht so recht gehen will.

Den 11. December. Was man von den sogenannten Schlachtenbummlern zu leiden hat, läßt sich kaum beschreiben, und wären Baron von Witzleben und der Etappencommandant nicht so bestimmt, wir könnten uns nicht retten. Was nicht arbeiten will, kann hier nicht bleiben. Es wäre sehr gut, wenn in künftigen Fällen in der freiwilligen Krankenpflege eine Aushebung[67] wie beim Militär vorgenommen würde; denn der reine gute Wille nützt nichts; wer körperlich nicht kräftig ist, ist nur eine Last. Kranke Krankenpfleger mit übernehmen müssen, ist keine Kleinigkeit, aber man kann sie doch nicht liegen lassen. Man geht viel zu verschwenderisch mit der weißen Binde um; man gibt sie einem jeden, der von der Polizei ein Zeugniß bringt, daß er mit ihr noch nichts zu thun gehabt, daß er kein documentirter Spitzbube ist. Wer aber auf dem Kriegsschauplatze Dienste leisten will, gleichviel ob freiwillig oder bezahlt, muß noch andere Zeugnisse beibringen können. Hier vor Paris ist es zum Verzweifeln, wie einen die Touristen quälen; sie verlangen Quartier und Verpflegung. Da ich mir etwas Menschenkenntniß erworben habe, so finden Schlachtenbummler

[198] und Bummlerinnen bei mir eine schlechte Aufnahme, so gern ich jedem, den der Beruf oder die Pietät hierher führte, förderlich bin. Sie würden mich oft für hart und gefühllos halten, meine Herzens-Marie, wenn Sie sähen, wie bestimmt ich auftrete, um mir das Corps vom Halse zu halten. Gestern habe ich einem Arzt und mehrern Krankenpflegern das rothe Kreuz abnehmen lassen, damit sie nach Hause geschickt würden. Ich war zufällig Zeuge, wie der Arzt die kranken Soldaten in ganz roher Weise schimpfte, und wie die von ihm geführten Pfleger in angetrunkenem Zustande die Krankenstation betraten. Der Arzt war früher als bairischer Militärarzt fortgeschickt worden. Wie konnte man ihn bei der freiwilligen Krankenpflege aufnehmen!

Das Markedenterwesen hier um Paris ist auch entsetzlich. Unsere Truppen werden von dieser Gesellschaft

---

67 Musterung.

geradezu gebrandschatzt; da sie noch andere Sachen dabei treiben, so sollte man sie durchaus nicht das rothe Kreuz tragen lassen; denn solches Corps blamirt uns den Franzosen gegenüber. Ich weiß auch nicht, ob Führer von Liebesgaben für die active Armee mit Recht das rothe Kreuz tragen; Armeelieferungen können doch nicht unter dem Schutze der Genfer Convention stehen.
Ich gerathe immer auf Abwege mit meinen Betrachtungen. Man hört und sieht hier so mancherlei! Vielen Schilderungen vom Schlachtfelde, die sich ja zu Unmassen in allen Blättern finden, sieht man es auf den ersten Blick an, daß sie nicht von Augenzeugen geschrieben, sondern das Product einer reichen Phantasie sind. Es ist hart für die Angehörigen daheim, wenn man ihnen in grellen Farben Scenen aus den Spitälern schildert,

[199] wie sie die Verhältnisse nun einmal unabänderlich mit sich bringen. Was nützt es, den ganzen Schauder eines Schlachtfeldes mit seinen Todten und Verwundeten zu schildern! Man untergräbt damit die Ruhe ganzer Familien oft für das Leben. Es ist schon gut, wenn die Presse Berichterstatter an Ort und Stelle sendet, von denen sie überzeugt ist, daß sie der Sache Rechnung tragen, die Uebelstände aufdecken, damit sie abgestellt werden u.s.w. Aber Sachen von Unbekannten aufnehmen, die vielleicht als Touristen da und dort sich Einblicke verschafft, ohne den Zusammenhang des Ganzen zu kennen, das sollte nicht geschehen. Wenn ich auch hier kaum zu Gesicht bekomme, was die Zeitungen in der Heimat berichten, so erhalte ich doch häufig auf solche Nachrichten hin Briefe, aus denen die größte Verzweiflung spricht.

Heute stellte sich mir ein Mensch, Namens Fuchs, vor und verlangte allerhand Berücksichtigungen für sich, den Baron von Firx, Frau A. und Frau Dr. B. und noch einige zu ihnen Gehörige; insbesondere sollten wir dieselben verpflegen; da sich aber die Gesellschaft den hiesigen Einrichtungen nicht fügen will, so kann ich mich nicht mit ihnen befassen. Da Herr Fuchs sah, daß er nichts bekam, begann er sich als Zeitungsredacteur zu geriren und drohte mir mit allen möglichen Veröffentlichungen, was mich natürlich nicht im geringsten besorgt macht. Aber unbequem ist es doch, solche Elemente um sich herum zu haben; zumal hier an einem solchen Orte wie Lagny wirken sie recht störend, besonders die eine der beiden Frauen, die mich immerwährend belästigt; und ich habe doch keine Zeit zu unnützen Conversationen.

[200] Heute nahm ich eine Anzahl schlesischer Diakonissen auf, die nach Orléans bestimmt sind; bei diesem furchtbaren Wetter kein Unterkommen und keine Verpflegung, das ist hart. Die Frage der Transportmittel für die freiwilligen Krankenpfleger und -Pflegerinnen möchte für die Zukunft auch einer Berathung unterzogen werden, ebenso ihre Verpflegung.
Unsern Hauptmann von N. werden wir wol trotz aller Sorgfalt nicht erhalten. S. geht es besser; er ist nach Pomponne in das 4. Feldlazareth gebracht.

Den 12. December. Graf Preßler brachte mir heute eine Anzahl Albertinerinnen; sein Benehmen dabei war ein höchst eigenthümliches. Se. königl. Hoheit der Prinz von Weimar besuchte uns heute abermals. Es ist wirklich rührend, wenn man sieht, mit welcher Energie die Herren zu Werke gehen.

Den 13. December. Einige Tage war die Menge der Verwundeten hier nicht so groß. Heute waren es wieder 495 Mann und 43 Offiziere. Die Verpflegung der letztern ist sehr schwierig; aber die meisten haben doch ihre Burschen bei sich und das erleichtert uns etwas die Arbeit; während man das Essen für ihre Herren zurechtmacht, essen die Burschen und bringen jenen dann ihre Mahlzeit. Man sollte dem Offizier den Burschen immer als

Bedienung lassen, wenn er verwundet ist; die meisten sind sehr besorgt um ihren Herrn und wenn sie von denen abkommen können, können sie auch anderweit gut verwendet werden.

Es ist, wie ich höre, doch ein sächsischer Sanitätszug nach Mitry gekommen. Man muß in der Heimat nicht genau informirt sein; die verwundeten Sachsen sind [201] fast alle evacuirt und zwar über Lagny, und diejenigen, die noch in der Nähe liegen, bringt man alle nach Lagny, weil regelmäßig Sanitätszüge hierher kommen.

Vor einigen Tagen ist auf Befehl der Großherzogin von Baden ein höherer Arzt hier eingetroffen, um für den bald folgenden badischen Sanitätszug die Schwerverwundeten anzusammeln. Da wir jetzt mehr Localitäten haben, so brauchen wir mit dem Weitertransport nicht so ängstlich zu sein und können Schwerkranke sich schon einige Tage hier erholen lassen. Ich behalte manchmal Kranke, die gar nicht transportabel sind, auf einige Tage in der Passantenstation, es sind das meist solche, die in den Vorposten nicht in die Krankenstube, und auch in kein Spital gehen wollen und sich so lange hinschleppen, bis ihre Kräfte total herunter sind und Hülfe und Pflege wol gar schon zu spät kommen. Besonders bei den Freiwilligen habe ich das gefunden. Unsere Mühe ist dann tausendfältig belohnt, wenn wir sie wieder emporgehätschelt haben. In den Vorpostenkrankenstuben besonders während einer Belagerung, gäbe es auch einen Dienst für die freiwillige Krankenpflege, der nicht zu unterschätzen ist; auch für die gesunden Truppen während einer Belagerung zu sorgen, wäre wol ihre Sache, um den Ausbruch und die Verbreitung von Krankheiten von vornherein zu verhüten. Wie das freilich mit den militärischen Bestimmungen vereinbar ist, weiß ich nicht. So viel ist sicher, eine geregelte Menage[68], vorzüglich für die, welche auf dem Posten sind, ist unbedingt nothwendig. Ich habe hier leider so wenig Zeit, daß ich die Sache nur oberflächlich kennen lerne und nur da und dort ein wenig abhelfen kann; aber das genügt bei weitem nicht,

[202] eine gründliche Abhülfe muß später in genaue Erwägung gezogen werden.

Diesen Morgen brachte man mir die Nachricht, daß der sächsische Sanitätszug nur leer herausgekommen, weder Decken noch Wäsche, noch Nahrungsmittel oder anderes mitgebracht hat. Das macht hier ein ziemliches Aufsehen, was mir sehr unangenehm ist. Köln, Hamburg, Baden, Würtemberg haben Sanitätszüge ausgerüstet, welche wenig zu wünschen übriglassen; das preußische Kriegsministerium hat eine große Zahl solcher Züge zusammengestellt. Die Thätigkeit der Evacuationscommission in Epernay verdient alle Anerkennung, die Sanitäts- und Krankenzüge gehen pünktlich, freilich nur die, welche auf dem Etat der Commission stehen. Kommen aber einzelne dazwischen, von denen man so gut wie gar nichts weiß, so greift das eher störend als fördernd in das Ganze ein; die Liniencommission weiß nicht immer einen eingeschobenen Zug weiterzubringen. In Château-Thierry habe ich einen Einblick in das Eisenbahnwesen im Kriege bekommen, und den sollte sich ein jeder zu verschaffen suchen, der irgendwelchen Transport auf der Eisenbahn befördern will. Ich habe während der ersten Zeit dem Etappencommandanten und dem Bahnhofsvorstande mitunter im stillen Hartherzigkeit zur Last gelegt, wenn man uns beim Abspeisen der Kranken und Gesunden nicht immer die gehörige Frist ließ alle zu befriedigen. Als man es mir aber begreiflich machte, wie fünf Minuten Verzögerung bei der Abfahrt die ganze Linie in Unordnung bringen,

---

68 militärische Verpflegung.

und die Züge dann wol gar aufeinanderfahren könnten, weil die Bahnen nicht überall doppeltes Gleis haben, da habe ich anders geurtheilt und es ist uns später nie

[203] wieder passirt, daß wir nicht fertig wurden. Wir haben seitdem einfach mehr Personal für die Abspeisung herbeigezogen. Bei Gesunden läßt sich dieselbe natürlich leichter bewerkstelligen als bei Kranken; die können mit großem Kochgeschirr sectionsweise fassen, und es ist nicht selten vorgekommen, daß wir in dreiviertel Stunden 12–1500 Mann abgespeist, das heißt reichlich Essen an sie vertheilt haben; denn wann sie es aßen, das konnte uns natürlich nicht kümmern. Es will das, wenn man es mit weiter zurückliegenden Stationen vergleicht, wo die Einrichtungen zum Abspeisen da sind, freilich wenig sagen, aber bei uns waren für Gesunde keine Vorkehrungen getroffen, und man gab uns auch zur Einrichtung keine Zeit; denn wir mußten gleich von Anfang an gleichzeitig täglich mehrere hundert Kranke und Gesunde versorgen. Eine solche improvisirte Station ist eine gute Schule für die freiwillige Krankenpflege im Felde; man bekommt einen Einblick in die Verhältnisse und sieht, wie man mitunter dadurch, daß man die existirenden Bestimmungen nicht respectirt, großes Unheil heraufbeschwört. So zum Beispiel in Betreff des Eisenbahnverkehrs. Das Betriebsmaterial und die Beamten haben eine unendlich schwere Aufgabe zu lösen, die kaum größer gedacht werden kann. Man bedenke nur, daß in einem so kurzen Zeitraume mehr als eine Million Soldaten, ein paar tausend Kanonen, mindestens 100000 Pferde, Proviant, Munition u.s.w., befördert werden mußten, dazu nun noch den übrigen Verkehr: Lazarethgegenstände, Liebesgaben, die große Menge von Neugierigen und von Speculanten, dann der Rücktransport von leeren Wagen, von Gefangenen, Kranken und Verwundeten. Die Eisenbahnbe-

[204] amten, besonders das Betriebspersonal, welches Tag und Nacht die fürchterlichsten Anstrengungen ertragen muß, verdienen gewiß den Dank der Nation. Auch ihnen gebührt der Ruhm der Helden. Es wird mir ewig unvergeßlich bleiben, als mich in Château-Thierry gleich im Anfang ein Locomotivenführer flehentlich bat, ich möchte ihm irgendwo ein Plätzchen verschaffen, wo er sich niederlegen könne, da sein Zug die Nacht hier bleibe und er sich nicht mehr auf den Beinen zu erhalten im Stande sei. Dieser Mann hatte die stärkste Augenentzündung; der Etappenarzt reinigte seine Augen und gab ihm Medicin, sagte ihm aber auch, er dürfe nicht mehr fahren und müsse sich mindestens vierzehn Tage halten, sonst könne er leicht blind werden. Das wird Gott nicht wollen, erwiderte der Arme; halten kann ich mich nicht, denn zwei meiner Kameraden liegen schon fest und Ersatz ist nicht da. Wenn man die Bahnhöfe bei Nacht sah, wie manchmal zehn, zwölf Züge hereingeschoben wurden, jedes Interimsgleis voller Wagen mit Ersatzmannschaft, Pferden, Proviant und Munition, und nun mitunter recht spät ein Krankenzug eintraf und alles wieder anders rangirt werden mußte, damit dieser nicht zu weit außerhalb des Bahnhofs stehen zu bleiben brauchte, dann kann man Gott nicht genug danken, daß nicht weit mehr Unglücksfälle geschehen sind, als wir wirklich zu beklagen haben. Nächst Gott gebührt unser Dank der Umsicht und Pflichttreue des Eisenbahnpersonals.

Wenn man darüber klagt, daß viel Armeeproviant auf der Bahn verdorben sei, so liegt die Schuld einerseits daran, daß man den Eisenbahnverwaltungen gestattet, Sachen, die dem Verderben durch die Witterung

[205] ausgesetzt sind, auf offene Lowries zu laden, denn Theerdecken sind kein genügender Schutz, andererseits aber hat das transportirende Publikum selbst Schuld; Liebesonkel und Speculanten suchen oft um jeden Preis ihre paar

Wagen mit fortzubringen, sie scheuen ein Geldopfer nicht, um einen oder den andern an der Bahn Angestellten zu gewinnen, der nun auf Kosten der Ordnung des Ganzen ihre Zwecke fördert; so kommt es nicht selten vor, daß Wagen ausgehängt und auf ein todtes Gleis geschoben werden und ihr Inhalt, weil sie oft längere Zeit da stehen bleiben, verdirbt. Es wäre dem Ganzen und wol auch den Einzelnen, die gern bald weiter wollen, viel mehr gedient, wenn man nicht in den geregelten Geschäftsgang auf so heimliche Weise eingriffe und es der Eisenbahnbetriebscommission, die die Linien zu bestimmen hat, lieber ermöglichte, einen regelmäßig gehenden, gemischten Zug, der allerhand Privattransporte mitnähme, einzurichten. Man sollte eine recht strenge Strafe auf alles Zuwiderhandeln gegen den geregelten Betrieb setzen und sie in erster Linie an dem Betreffenden selbst rücksichtslos vollziehen, das würde schon helfen.

Doch wo bin ich hingerathen von unserm sächsischen Sanitätszuge aus, von dem ich Ihnen erzählen wollte. Man wünscht daß ich ihn verproviantiren und in Betreff der Verpflegung nachhelfen soll; ich muß zwei meiner tüchtigsten Pflegerinnen mitgeben, um ihnen die Küche zu übertragen. Für das übrige geht ein Militärarzt mit, denn ein Civilarzt als Führer des Zugs kommt unter diesen Verhältnissen schwer zurecht, und so wird es wol gehen. Freilich wäre es besser gewesen, wenn man den Zug einfach der Liniencommission als Krankenzug über-

[206] wiesen hätte; in dem Falle hat dann die Etappe für die Verpflegung zu sorgen. Das wird sie übrigens so auch thun müssen, denn bei der Beschaffenheit der Küche dieses Zuges ist die ganze Verpflegung unmöglich. Ich habe auch hier im voraus etwas kochen und braten lassen, was man später unterwegs nur zu wärmen braucht.

Wenn jetzt nicht gleich wieder um Paris ein neuer größerer Zusammenstoß stattfindet, so bekommen wir schon

Luft; ich kann mich eher einige Stunden entfernen und da und dort hingehen. Ein großer Segen für uns ist das englische Depot und wir brauchen, dank diesem nicht so ans Sparen zu denken. Ich habe bereits von dort an 2000 wollene Decken für Lagny gefaßt. Bei der Kälte müssen die Kranken Doppeldecken haben, und jedesmal, wenn sie fort sind, muß tüchtig nachgeholfen werden. Besonders viel brauchen wir für den Zug, welcher früh 9 Uhr abgeht, weil viele der armen Leute recht leicht bekleidet sind und nicht immer einen Mantel haben, die mitgegebenen Decken bekommen wir nur theilweise zurück. Dieser 9-Uhr-Zug nimmt bis 800 Leichtkranke auf, die in Packwagen auf Stroh liegen. Den Postzug früh 1/4 5 Uhr dürfen nur solche Kranke benutzen, die unterwegs keiner Pflege bedürfen; mittags 1/2 12 Uhr geht ein Sanitätszug für die Schwerkranken. Diese Züge gehen regelmäßig und das haben wir wol dem jetzt hier anwesenden Lazarethdirector Biesel von der III. Armee zu verdanken.

Um auf das englische Depot zurückzukommen, so hat der Kapitän Nevill, der Vorstand desselben, auf dem Bahnhofe in Meaux eine Station eingerichtet, von wo aus er die Krankenzüge noch besonders mit Decken ver-

[207] sieht. Es ist ein Glück, daß man mit warmen Sachen nicht so sparsam umzugehen braucht und nicht warten muß, bis der Mensch erst krank ist. Das englische Depot liefert auch Unmassen von warmen Röcken und wollenen Unterbeinkleidern. Die Engländer sollen in ihrem Lande an baarem Gelde allein mehr als eine Million zusammengebracht haben, das viele Material, was sie bekommen haben, noch gar nicht mitgerechnet. Sie unterhalten hier auf dem Kriegsschauplatze eigenes Fuhrwerk, fahren von Spital zu Spital und bringen das Gewünschte selbst. Es würde ihr Wirken bei weitem nicht so umfangreich sein, wenn Graf Kleist und Herr von Simpson-Georgenburg

sie engherzig in ihrer Selbständigkeit beschränken wollten. Früher hatte es da und dort Differenzen gegeben. Daß die Engländer gern für die Franzosen sorgen, ist uns nur eine Erleichterung; da wir, Gott sei Dank, die Sieger sind, müßten wir es ja thun.

Den 14. December. Ich war diesen Morgen in Mitry, um die Schwestern bei der Einrichtung der Küche des Sanitätszuges etwas zu unterstützen. Mitry ist doch durch seine Lage gar nicht zur Evacuation für alle Truppen der IV. Armee geeignet. In Bezug auf den Transport Kranker und Verwundeter kann unmöglich an der militärischen Eintheilung in Armeen, Corps u.s.w. streng festgehalten werden. Ich möchte wissen, was geworden wäre, wenn hier in Lagny sich nicht Menschen gefunden, die in ihrem gemeinsamen Wirken nur darauf bedacht waren, der Sache Rechnung zu tragen, und auch nicht vor der Verantwortung zurückschreckten, wo nöthig von den ertheilten Vorschriften abzuweichen.

Den 15. December. Jetzt treffen wieder sehr viele

[208] verwundete und kranke Offiziere ein. Es war ein Glück, daß wir uns auf den badischen Zug vorbereiten konnten; er ist angekommen, der Prinz von Baden führt ihn selbst. Wenn wir es nicht gewußt, daß er es sei, wir würden in dem Manne mit der einfachen Uniform, der sich seiner verwundeten Kameraden so annimmt, nie einen Prinzen vermuthet haben. Welch ein gutes Beispiel für die Truppen!

Ich kann die Gefühle kaum schildern, die sich meiner stets bemächtigen, wenn ich sehe, mit welcher Würde unsere Soldaten bei allen Entbehrungen ihre Schmerzen ertragen. Ich bin oft so beschämt, wenn man mir für ein wenig heimatliches Essen dankt, als hätte ich Gott weiß was gethan.

Den 17. December. Ich habe jetzt acht Pflegerinnen hier, von denen sich vier ausschließlich mit der Pflege befassen. Es kommt oft vor, daß, wenn viele zu verbinden sind, zwei noch dort helfen. Die Aerzte haben mir darüber schon viele Artigkeiten gesagt, wenn sie jetzt die Pflegerinnen beim Aufwaschfaß und gleich darauf beim Verbinden sehen, und zwar mit welcher Geschicklichkeit sie dies thun. Jede Arbeit ehrt die Frau, ja sie kann nicht vielseitig genug sein, wenn sie gute Krankenpflegerin sein will! Ich habe nachgeforscht, woran es liegt, daß man den oder jenen geistlichen Orden für nicht verwendbar hält, was man besonders oft von den Barmherzigen Schwestern denkt. Diese Meinung kommt daher, weil jene Orden, da sie vom Publikum zu abgeschlossen sind und zu wenig Verkehr mit ihm haben, sich nicht immer gleich in allen Lagen des Lebens zurechtfinden; katholische Aerzte und Spitalverwaltungen kennen das; unsere protestantischen aber

[209] beurtheilen dann öfters die katholischen Orden verkehrt. Wahrhaft erfreute es mich, wenn man im Laufe der Zeit, nachdem man sich kennen gelernt, den Leistungen der früher Getadelten die größte Anerkennung zollte. Es wäre ein großes Glück, wenn zwischen den geistlichen Schwestern und dem Publikum nicht eine so abgeschlossene Schranke gezogen wäre. Was könnte ich leisten, wenn ich eine Uebersicht der Ordensschwestern beider Confessionen hätte! Ihre Thätigkeit würde weit besser und praktischer eingetheilt werden können; ich könnte ihnen auch vieles erleichtern, damit ihre Kräfte der Sache mehr erhalten und nicht für ungeeignete Thätigkeit zersplittert würden.

Es ist keineswegs zweckentsprechend, die Ordensschwestern, gleichviel welcher Confession, nur unter Malteser und Johanniter zu stellen. Ich würde es eher gelten lassen, wenn es deren Frauen übernehmen wollten; denn die Männer sind nur in seltenen Fällen im Stande zu beurtheilen, was Frauen leisten oder nicht leisten können. Als Repräsentanten möchte ich die Johanniter und Malteser in der freiwilligen Krankenpflege nicht missen, am allerwenigsten auf dem Kriegsschauplatze. Sie sollen die moralische Autorität bilden, sich aber nicht um die Wirthschaft kümmern; wenn sie es thun, ohne daß sie große Praxis darin haben, geschieht es auf Kosten ihrer Autorität. Die Ritter gehören der hohen Aristokratie an, sie können, wenn sie von ihrer Stellung den richtigen Gebrauch machen, Unendlichess leisten. Ihre Verbindungen untereinander machen es ihnen möglich, klarere Einblicke in die Verhältnisse zu bekommen als irgendjemand. Freilich müssen sie unreine Elemente nicht an sich heran-

[210] kommen, sich nicht von Menschen beeinflussen lassen, die sie nicht vorher geprüft. Thun sie es, dann bleiben die guten und verwendbaren Menschen fern, und es entstehen alle die fatalen Mishelligkeiten dem Publikum gegenüber. Dasselbe ist ja in seltenen Fällen im Stande zu erkennen, was zum Orden gehört oder nicht, es nennt alles Johanniter, was in näherer Beziehung zu demselben steht und die Binde mit dem rothen Kreuz trägt. Dadurch wird die ganze Genossenschaft in den Zeitungen ein Gegenstand der gehässigsten Angriffe. Wenn die Herren Ritter, deren Leistungen im Augenblicke der Noth gewiß niemand im Stande ist wegzudisputiren, sich in ruhiger Zeit, wo es weder Krieg noch andere Calamitäten gibt, mit tüchtigen Männern aus dem Beamten-, Kaufmanns- und Arbeiterstande verbänden, um dann im Falle des Kriegs für die verschiedenen Branchen Kräfte zu haben, die ihnen als tüchtig und zuverlässig bekannt sind und sich für eine Thätigkeit im Dienste der freiwilligen Krankenpflege eignen, dann würden gewiß noch viel größere Erfolge erzielt werden. Ich fände es auch sehr zweckmäßig, wenn die Frauen der Ritter einen ähnlichen Bund unter sich ins Leben riefen und auch die Frauen anderer Stände in diesen Bund mit aufnähmen; gehen doch Deutschlands Fürstinnen mit leuchtendem Beispiele voran. Ein solcher

Bund auf dem Gebiete der Humanität würde unser liebes deutsches Vaterland in sich befestigen helfen, manchem Nothstande würde dann leichter abgeholfen werden und kein fremdes Element wäre im Stande, Deutsche für unreine Zwecke aufzuwiegeln und auszubeuten. Dann hätten die Frauen innerhalb des ihnen eigenen Wirkungskreises auch ihre politische Thätigkeit, auf die ja manche unserer

[211] sogenannten gebildeten Frauen durchaus nicht verzichten wollen, die sie mit einem außerordentlichen Aufwande von Schlagwörtern zu erkämpfen streben. Sage nicht, gute Marie, daß ich mich in ein Märchen hineingeträumt, gewiß nicht. Wenn es uns beiden und unsern Altersgenossen auch nicht vergönnt ist, die Saat reifen zu sehen, so hoffe ich doch, daß wir sie noch im ersten Keime zu pflegen im Stande sein werden. Ich habe während meiner kurzen Thätigkeit genug Beweise in die Hand bekommen, was Frauen, die den gebildeten Ständen angehören, Gutes zu wirken vermögen, wenn sie sich mit dem ärmern Volke beschäftigen. Einzelne können freilich nicht viel erreichen, aber in Verbindung zu gleichen Zwecken vermag man viel. Davon hat unser Albertverein bereits Zeugniß abgelegt.

Auch hier aus dem Kriegsschauplatze sehe ich wieder, was geleistet werden kann, wenn sich Menschen zum Guten verbinden. Der Baron von Witzleben (er ist Johanniter) bildet unsere Spitze. Er hat jeden von uns an seinen Platz gestellt, beschränkt uns dann aber nicht weiter in kleinlicher Weise. Er wird von allem unterrichtet, was geschieht, und vertritt uns unserer obersten Behörde (dem Fürsten Pleß) gegenüber. Die oberste militärische Behörde repräsentirt hier der Etappencommandant. Seine Wünsche werden von uns als Befehle entgegengenommem So sind wir wie eine Familie, deren einzelne Glieder sich gegenseitig in der Thätigkeit unterstützen, ohne sich zu überschätzen und zu überheben. Jeder hat seine Stellung zu Hause gelassen. Wie wäre es sonst möglich, daß bei so andauernder Thätigkeit, bei so verhältnißmäßig wenigem Personal so viel geleistet werden könnte. Wenn [212] man nur das Wort „muß" aus der freiwilligen Krankenpflege entfernen könnte; beides verträgt sich nun einmal nicht miteinander. Was nützen Paragraphen und gesetzliche Bestimmungen, man kann Folianten damit vollschreiben; es wird alles kaum anders wie als Makulatur behandelt werden, wenn sich diejenigen, die sich der freiwilligen Krankenpflege im Kriege und Frieden widmem ihrer Aufgabe nicht bewußt sind. Ist nur erst einmal ein kleiner Stamm gleichgesinnter Elemente beisammen, dann wird sich das Weitere von selbst finden.

Wir haben am 14. December 531, am 15. 1400, am 16. 112, heute 1224 Mann evacuirt; außerdem noch mehr als 100 Offiziere, und ebenso viele Gesunde, die hier durchreisten, verpflegt.

Ich war seit Beginn des Feldzugs in verschiedenen Richtungen thätig; aber die allerschwierigste Thätigkeit ist die auf einer Evacuationsstation wie wir sie in Château-Thierry hatten, und jetzt wieder in Lagny. Es ist gar wenig dabei, was Herz und Gemüth befriedigt; die Arbeit ist dermaßen bewältigend, daß man für den Einzelnen so wenig thun kann, und jeder neue Tag bringt denselben Jammer und dasselbe Elend. Nichts kann man gründlich thun; kaum sind die einen fort, so warten schon wieder neue Wagen mit Kranken beladen. Die Augenblicke müssen förmlich gestohlen werden, um die Lagerstellen in Ordnung zu bringen, die Räume zu reinigen und zu lüften. Es möchte alles im Fluge geschehen. In Château-Thierry mochte es noch gehen, aber hier in Lagny ist es mitunter zum Verzweifeln, es kommt vor, daß die Kranken in 24 Stunden zweimal wechseln. Die Verpflegung ist, wenn sie einmal im Gange, was ihre Zubereitung betrifft,

[213] immer zu ermöglichen, aber das Verabreichen derselben, wo keine Räume zum Abspeisen da sind, wo das Essen jedem Kranken einzeln gebracht werden muß und die Beschaffung des nöthigen Geschirres bietet Schwierigkeiten, wovon niemand in der Heimat eine Ahnung hat. Wie viele Becher, Löffel u.s.w. müssen ersetzt werden, weil die Kranken sie oft mitnehmen; aber wie dann, wenn man sie nicht gleich wieder ersetzen kann? Dann muß einer auf den andern beim Essen warten; das hat in einem Lazareth wenig zu bedeuten, aber in einer Passantenstation, wo eins das andere treibt, hemmt es unbeschreiblich.

Ich muß Ihnen, meine liebe Marie, doch auch sagen, was wir unsern Kranken verabreichen. Seit es so kalt ist, bekommen sie, sobald sie nach der Ankunft gelagert sind, eine ordentliche Portion Glühwein; dann Fleisch und Gries oder Reis, wenn uns Zeit zum Kochen bleibt. Gries ist dasjenige Gemüse, welches am schnellsten fertig wird und was der Kranke am besten verträgt. Reis, Gräupchen, Erbsen, Linsen, Nudeln u.s.w. sind alles keine Gemüse, die sich für Passantenstationen eignen, wo keine Zeit übrig ist. Alle diese Gemüse brennen, wenn sie in großen Kesseln gekocht werden, wie es hier der Fall ist, wo wir nicht einmal Kessel mit Glasur haben, leicht an und werden ungenießbar. Ich habe, um die eisernen Kessel doch verwenden zu können, sie alle erst tüchtig mit Fett einreiben müssen, bis sie dasselbe genügend angezogen hatten und nicht mehr oxydirten. Sonst war es eine wahre Qual, man konnte nicht einmal Wasser darin kochen. In der Noth wird man eben erfinderisch! Die meisten unserer Kranken bekommen zwei bis drei Mahlzeiten; früh Kaffee und Brot, Mittag und Abend Fleisch.

[214] Die Schwerkranken, die länger als 24 Stunden hier bleiben, um einen Sanitätszug abzuwarten, bekommen außerdem um 10 Uhr früh Bouillon mit hineingeschnittenem Brot oder Semmel und nachmittags Kaffee mit

Butterbrot. Ich gebe ihnen schwarzen Kaffee, stark und rein, aber ohne Zucker. Für sie wird auch das Gemüse gewechselt, daß sie nicht immer ein und dasselbe bekommen. Den Kranken, die früh um 9 Uhr mit dem gewöhnlichen Krankenzuge fortgehen, wird, sobald sie sämmtlich eingeladen sind, abermals Glühwein verabreicht. Zu den Mahlzeiten bekommen Offiziere und Schwerkranke Wein, außerdem erhalten sie Selterswasser, Bier, Chocolade, Eierbouillon und dergleichen. Erbswurst habe ich nur dann den Kranken gegeben, wenn gar keine Zeit zum Kochen da war und es an Gries fehlte; aber ich mengte sie meist mit Nudeln, Gräupchen oder Reis. Letzterer muß allerdings gut abgebrüht und schon ziemlich weichgekocht sein. Fehlte mir alles dieses, so habe ich mir auch damit geholfen, daß ich gutes Mehl in kaltem Wasser aufgelöst und dann in die kochende Erbssuppe gerührt und nochmals mit aufgekocht habe. Das essen die Soldaten gern, denn es ist eine Abwechselung. Auch Gesunden wird die Erbswurst, immer als solche, doch mit der Zeit zum Ueberdruß. Ich habe sie mitunter zum Sauerkraut verwendet. Dasselbe muß allerdings, wenn es sehr scharf ist, milder gemacht werden, indem man kaltes Wasser darauf gießt und es dann rein ausdrückt, ehe man es kocht, weil die Erbswurst für sich schon scharf ist. Man darf auch nicht zuviel dazu thun, kaum mehr als man sonst Mehl zum Sauerkraut nimmt. Dies läßt man nun natürlich weg, da die Erbswurst es ersetzt. So

[215] gibt es ein prächtiges Gemüse; allein ist die Erbswurst zu fett. Die Nordländer vertragen sie schon, aber unsere Sachsen, die an Kartoffeln und Kaffee gewöhnt sind, verderben sich leicht den Magen. In Bezug auf Fleisch- und Milchextract habe ich bemerkt, daß er in etwas größern Massen verwendet gefährlich auf den Magen wirkt. Es erfordert Vorsicht, ihn in der richtigen Weise in die Speisen zu mischen, und er sollte daher nie weder

Kranken noch Gesunden zum beliebigen Gebrauche übergeben werden.
In der Zukunft muß die Verpflegung der Armee, gleichviel, ob im Kriege oder Frieden, Gegenstand einer genauern Berathung werden. In der Art, wie man sie jetzt handhabt, entwerthet man zu viel. Es wird geliefert, empfangen, aber nicht verbraucht, sondern oft weggeworfen, weil es zu schlecht zubereitet ist oder weil man den Soldaten alle Tage immer wieder dasselbe reicht. Es kostet dem Staat nicht mehr, im Gegentheil indirekt weniger, wenn man etwas Abwechselung und Sorgfalt in die Zubereitung bringt. Auch im Frieden sollte darauf mehr gesehen werden; die Verpflegung ist auch dann für den Soldaten, der doch stets außergewöhnlich angestrengt wird, weit wichtiger als es scheint. Das, was geliefert wird, ist ausreichend, um einen Menschen zu ernähren, aber die Zubereitung ist oft so, daß es ihn nicht ernährt. Für die Kasernenküchen müßten Köche angestellt werden, die schon wo anders ihren Lehrcursus durchgemacht haben, und nicht erst hier kochen lernen wollen; sie müssen zwar dem Militärstand angehören, aber doch mehr die Stellung von Beamten einnehmen. Auch das Waschen der Wäsche möchte während der activen Dienstzeit von officieller Seite

[216] geschehen. Dann würden die Kasernenstuben weniger als Trockenplatz benutzt; jetzt sparen manche Soldaten an Ausgaben für die Wäsche, um sich statt dessen anderes weniger Nöthige zu verschaffen

Weit wichtiger sind diese beiden Gegenstände in Lazarethen selbst. Dort sollte das Zubereiten und Vertheilen der Speisen von Frauen besorgt werden, ebenso die Aufsicht über reine und schmuzige Wäsche. Schwerkranken sollte man versuchsweise weibliche Krankenpflege geben; auch die Frauen, welche die Küche und die Aufsicht über die Wäsche übernehmen, müßten geschulte Krankenpflegerinnen sein. Die Sanitätssoldaten oder Krankenwärter möchten eine Art Militärbeamte sein, eine höhere Besoldung erhalten und nicht so oft gewechselt werden; denn die beste Schule ist das Spital und das Krankenbett selbst. Die wohlthätigen Folgen dieser verschiedenen Maßregeln würden sich sehr bald herausstellen, und der Staat würde, wenn er auch einige Ausgaben mehr machte, auf der andern Seite wieder sparen. Ich selbst habe die Erfahrung gemacht, daß die Zubereitung der Speisen im Hospital, wie wir sie durchgängig haben, einer Reformation bedarf. Es hängt zu viel von der Ernährung des Kranken ab. Bekommt der Kranke erst einmal Ekel vor den Speisen, wodurch sollen dann die Kräfte für den Verlauf der Krankheit erhalten werden? Der öftere Wechsel der Krankenkost läßt sich sehr gut mit der Diät vereinigen. Das Vertheilen der Speisen im Krankenzimmer kann die Pflegerin am besten besorgen, da sie den Kranken kennt und weiß, ob er viel oder wenig genießt; auch deswegen sollte man dasselbe ihr stets überlassen, weil es fast die einzige Freude ist, die man ihr in ihrem

[217] anstrengenden Berufe gewähren kann. Bei Schwerkranken ist es nicht am Platze, ihre Schüsseln reichlich zu füllen; nur kleine Portionen sind zweckentsprechend und lassen sich leicht wieder ersetzen, wenn der Kranke mehr verlangt und mehr erhalten darf; aber niemand kann man das Uebriggebliebene geben, es wird weggeworfen, und das ist gewiß ein großer Verlust. Krankenpflegerinnen, die in Militärlazarethen verwendet würden, müßten Corporationen angehören. Das Verwaltungsfach dagegen muß in einem Militärlazareth vor wie nach in militärischen Händen bleiben. Die Stellung der weiblichen Krankenpflege müßte den Verhältnissen angepaßt werden. Alles was ich hier sage laßt sich besser durch die Praxis beweisen als auf dem Papier durch Worte.

Doch zurück auf unsere Station hier in Lagny. Wie in Château-Thierry das Verpflegungsmagazin der IV. Armee, so liefert uns hier das der III. Armee alles, was etatmäßig für kranke und verwundete Soldaten geliefert werden kann, in der bereitwilligsten Weise. Wir haben täglich frisches, gutes Brot; an frischem Fleisch habe ich ebenfalls noch keinen Mangel gehabt. Obgleich enorme Preise dafür gezahlt werden müssen, so habe ich für jeden Kranken früher dreiviertel Pfd., jetzt sogar ein ganzes Pfd. verlangt und bekommen. An Menschen, die so erschöpft hierher gebracht werden, kann man nicht sparen. Der Staat will das auch nicht; geschieht es dennoch, so liegt es an den Beamten, die sich Weitläufigkeiten und Arbeit ersparen wollen und nicht gern die nöthigen Berichte an die Behörden machen. Den von dem Verpflegungsmagazin gelieferten Sachen fügen wir nun noch, soviel als thunlich, Liebesgaben bei, und an diesen haben wir

[218] nicht Mangel; wir nehmen aber auch keine Sachen, die- für die Evacuationsstation nicht nöthig sind. An warmen Unterkleidern und dergleichen brauchen wir viel; zumal da man sich nicht immer vor Misbrauch schützen kann, und sich doch lieber einem solchen aussetzt, als daß man einen Soldaten, der wirklich nichts Warmes hat, frieren läßt.

Den 18. December. Die Zahl der heute hier Evacuirten beträgt 843 Mann. Seit mehrern Tagen hören wir den Kanonendonner mit wenig Unterbrechung; es werden so große Vorbereitungen getroffen, daß einem das Herz oft still steht. Gott mag sich unser erbarmen! Eine Stunde von uns, in Chelles, schlagen die französischen Granaten ein. Die Truppen stehen immer auf Alarm; sobald es dunkel wird, kann man sogar hier in Lagny nicht ohne Feldgeschrei von einer Straße zur andern. Die Localverhältnisse sind immer noch recht schlecht, wir müssen die Kranken oft in so traurigen Löchern unterbringen, daß einem das Herz bricht, und doch sind sie froh, wenn sie nur nicht hungern und frieren. Wäsche waschen kann man hier kaum; es fehlt an Frauen und auch an Einrichtungen dazu; hier wird die Wäsche im offenen Fluß gewaschen und ist kaum zu bezahlen.

Heute kam Prinz Reuß zu uns und brachte mir Grüße aus Margency von unserm Kronprinzen was mich innig freute. Der Prinz, Herr von Sawatzky, unser Baron von Witzleben und ein paar verwundete Offiziere waren unsere Gäste, und zwar in dem einzigen Zimmer, das neben der Küche ist. Es hatte einen um so höheren Werth für mich, diese Herren als Gäste bewirthen zu können, als man meiner Gewohnheit, unsern hier untergebrachten Offizieren, die gehen konnten, ihre Mahlzeit gleich hier

[219] im Haus zu geben, von gewissen Seiten aus nicht immer das rechte Motiv unterlegte. Hätte ich ihnen ihr Essen in die Wohnung geschickt, so würde das mehr Zeit gekostet haben und die Herren hätten es kalt essen müssen, da es nicht in allen Häusern gewärmt werden konnte.

Eigenthümliche Fügung der Vorsehung: einer der verwundeten Offiziere, die wir zu Gaste hatten, war der junge Graf M. von dem schlesischen Cavalerieregiment, mit dem wir am 3. August von Dresden auf den Kriegsschauplatz abgefahren waren, dessen Offiziere sich damals in so ritterlicher Weise unser angenommen hatten. Er gab sich mir selbst zu erkennen; leider ist er ziemlich schwer am Arm verwundet.

Mir war den ganzen Tag recht schwer zu Muthe. Herr von N. ist nicht zu retten, das thut mir sehr weh. Die Chassepotkugeln[69] müssen mitunter mit Sprengladung gefüllt sein, sonst wäre es kaum möglich, daß solche Zerstörungen von Knochen vorkommen könnten.

Am 19. December morgens 3/4 7 Uhr hat von N. endlich ausgelitten, gerade am Geburtstage seiner Mutter.

Am 20. December. Gestern kam endlich Dr. Jacobi

---

[69] Französisches Infanteriegewehr mit Metallpatronen, seit 1866 im Einsatz; auf mittlere und weite Entfernungen dem preußischen Zündnadelgewehr überlegen.

mit Herrn Hausschild; ich freute mich sehr, wenn letzterer mit hier bliebe. Er ist so mit ganzer Seele bei der Sache und hier gerade am Platze, da Herr Kürsten nach Hause abgereist ist. Seine Gesundheit war sehr danieder, Gott gebe, daß er sich wieder erholt; er hat lange ausgehalten.

Die Telegraphendirection ist nach Versailles abberufen worden; das fragliche Gebäude hatten wir zum Theil schon vorher für unsere Zwecke benutzt. Dr. Jacobi hat ein größeres Gebäude, das für uns zu entlegen war, zur [220] Aufnahme für Kranke eingerichtet und mehrere Häuser nach Pomponne zur Aufnahme für Schwerkranke. Das bairische Lazareth hatte sich verpflichtet, für die Passanten 500 Betten auszustellen; sie haben es aber nur bis auf 150 gebracht. Dort mögen sonderbare Einrichtungen sein. Der Chefarzt ist von dem Spitalcommandanten einer nicht bedeutenden Differenz wegen in Arrest geschickt worden und deshalb haben sie nur 150 Betten aufstellen können. Sollten denn solche Sachen nicht Zeit haben, bis der Krieg vorbei ist? Ein Chefarzt ist doch eine zu wichtige Person, zumal so nahe an den feindlichen Vorposten. Die 150 Kranken, die das bairische Lazareth aufnimmt, werden von uns verpflegt. Durch Dr. Jacobi haben wir eine große Erleichterung, weil er mehr als hundert Kranke aufnehmen kann, mit denen wir gar nichts zu thun haben; so haben wir jetzt für 250 Kranke kein Pflegepersonal mehr nöthig und dadurch mehr Luft. In dem Hause, wo wir uns einlogirt haben und wo wir erst 70 Lagerstätten für Kranke hatten, sind nur noch 14 Offiziersbetten aufgestellt, und zwar für solche, die nicht getragen zu werden brauchen; die übrigen Räume können wir nur für unsere Zwecke benutzen. Außerdem haben wir noch 40 solcher Betten in verschiedenen Häusern und eine Passantenstation mit 12 Lagerstätten für solche Kranke, welche den früh 1/4 5 Uhr abgehenden Postzug

benutzen, damit die Schwerkranken nicht gestört werden.
Den 21. December hatte ich eine große Freude. Ein Theil der 31er, die hier auf Commando liegen, von denen wir wesentliche Unterstützung haben, war so glücklich eine Stunde weit von hier einen herrenlosen Weinkeller mit 20 Faß Wein zu entdecken; sie haben ihn in Besitz genommen

[221] und die Offiziere schickten mir den größten Theil hierher. Ich kann ihn sehr gut zum Glühwein brauchen bei dieser Kälte. Das englische Depot hat auch schon mehrere Faß liefern müssen, ebenso das Etappencommando. Auch 10 Centner Zucker erhielt ich vom Verpflegungsmagazin zu diesem Zweck. Ich konnte nicht allen Wein und Zucker, den ich zum Glühwein brauche, von der freiwilligen Krankenpflege entnehmen, wenn ich ihn auch von ihr bekommen kann; ich entziehe ihn sonst den andern Spitälern.
Der Herr Intendanturrath Beuthner aus dem Hauptquartier war hier, um sich zu überzeugen, wie auf unserer Station die Verpflegung gehandhabt würde. Er war sehr überrascht, als man ihm aus unsern Büchern nachweisen konnte, daß, obwol wir keineswegs gespart, wir doch sowol in Château-Thierry als hier an die Regierung ein Guthaben von nicht unbedeutender Höhe hatten, im Vergleich mit dem, was die Regierung an die Unternehmer zahlt, welche die Verpflegung in Accord genommen haben. In künftigen Fällen wird man dies gewiß nicht mehr thun, sondern die freiwillige Krankenpflege wird dieses Fach mit zu dem ihrigen machen. Ich freue mich wie ein Kind, daß gerade unser junger Albertverein es ist, in dessen Vertretung es mir gelungen, auf diesem Gebiete Bahn zu brechen und praktisch die Ausführbarkeit dessen, was wir wollen, zu beweisen. Auch das gewährt mir eine Genugthuung, daß es von den Behörden gebilligt wird, wenn ich soweit als thunlich auch für die Gesunden mit sorge und für die mit der Pflege der Kranken Be-

schäftigten eine Art Häuslichkeit herzustellen versuche. Trotzdem ich die Nothwendigkeit überall durchfühlte, daß

[222] dies geschehen müsse, wenn die Herren nicht bei so andauernder anstrengender Thätigkeit erliegen sollten, so wurde ich doch oft deshalb getadelt, weil es gegen die Bestimmungen der freiwilligen Krankenpflege verstößt. Ach, und wie gut wäre es gewesen, hätte man es überall durchzuführen gesucht; wie viele Kräfte wären der Sache erhalten worden, aber auch wie viele Liebesgaben, wenn eine richtige Controle dagewesen wäre; dann hätte nicht jeder Schlachtenbummler die Depots der freiwilligen Krankenpflege brandschatzen können; dann hätten die Verwaltungen gewußt, daß diejenigen die wirklich arbeiten, auch verpflegt werden.

Evacuirt wurden heute 730 Mann, gestern 400, vorgestern 950.

Heute kamen 2 sächsische Offiziere hier an, wovonder eine durch den Leib verwundet, der andere am Oberarm amputirt ist; sie waren zu schwach, um mit dem gewöhnlichen Krankenzuge zu fahren und so habe ich beide einstweilen hier behalten. Auch noch andere 48 Mann aus der Vorpostenlinie passirten unsere Station; sie sollten nach Claye, Annet oder Meaux dirigirt werden, wo mehr Platz sein soll. Sie waren aber so erschöpft, daß ich sie hier behielt, und werde ich sie morgen mit dem Krankenzuge weiter befördern.

Mein Sohn und die Aßmann sind in Annet gewesen; um aus meinen dort befindlichen Vorräthen die Schwestern auf acht Tage zu versorgen mit dem, was die Kranken brauchen.

Seit heute ist fürchterliche Kanonade, bei welcher unsere Sachsen, die preußische Garde und die Würtemberger betheiligt sind. Es hat ein Ausfall stattgefunden, aber

[223] die Franzosen sind glücklich zurückgeschlagen. Wir halten uns hier in Bereitschaft, damit, wenn die Verwundeten kommen, alles zu ihrem Empfang hergerichtet ist. Dr. Schady, 4. Feldlazareth, evacuirt morgen 71 Mann mit dem ersten Zuge und kann dann in Pomponne bequem 300 Mann aufnehmen. Dem Dr. Jacobi ist das große Haus, welches General Chauvin innehatte, überwiesen worden, worin gut 200 Betten aufgestellt werden können. Morgen früh will ich beizeiten vor nach dem Kampfplatze, auch gedenke ich nach Noisiel zu fahren, um die Schwestern zu inspiciren. Mein Pflegesohn und der würtembergische Oberarzt Dr. Schmidt gehen heute die Spitäler nahe an den Vorposten durch, um zu sehen, wer noch dort liegt und wer transportabel ist, um diese dann für den würtembergischen Zug abholen zu lassen.

Den 22. December. Heute früh war ich mit Dr. Jacobi in der Nähe des Kampfplatzes; bei dem Kampfe waren von Sachsen betheiligt 107er und die 13er Jäger; man sagt, verwundet wären nur 70 Mann, und darunter seien noch 11 Franzosen. Dr. Schady war bereits vorige Nacht mit Wagen nach dem Platze gefahren, um die Verwundeten nach Pomponne zu holen; er hat 41 Mann gebracht, darunter die 11 Franzosen und 7 Würtemberger, die übrigen waren alle Sachsen. In Noisiel habe ich die Schwestern besucht; dort ist zwar ein würtembergisches Spital, aber es sind sächsische Verwundete mit darin untergebracht. Generalarzt Braune ist nicht mehr da, nur Stabsarzt Dohna mit zwei Unterärzten. Mit Hauptmann von W. geht es so leidlich; seine Verwundung ist am Oberschenkel; der Knochen ist nicht verletzt, aber der große Nerv. Ich denke ihn in einigen Tagen

[224] hierher holen zu lassen, was er sehr wünscht, um ihn bei passender Gelegenheit mit nach Deutschland zu schicken. Die Schwestern haben dort einen sehr schweren Dienst; besonders die E., sie hat meist Typhuskranke; das Local

ist so, daß noch keine Schwester ausgehalten hat, man kann es kaum erwärmen; sie hat aber nicht geklagt und ist ganz zufrieden, dennoch kann ich sie für die Dauer nicht dort lassen. Der würtembergische Arzt ist voller Anerkennung gegen unsere Pflegerinnen. Außer den Albertinerinnen sind noch sieben würtembergische Diakonissen und drei Barmherzige Schwestern dort. Der Krankenbestand ist etwa 200. In der Nähe von Noisiel lag alles voll Militär auf freiem Felde, auch besonders viel Artillerie; alle Geschütze waren bespannt; es waren preußische Truppen, bestimmt, unsere Sachsen zu unterstützen. Mir brach fast das Herz; die Leute liegen da seit gestern in voller Rüstung bei 15 Grad Kälte. Es wird, Gott sei Dank, alles aufgeboten, sie zu erwärmen und zu erquicken.

Den 23. December. Heute ist endlich dem Intriguiren des Barons v. F., des Redacteurs Fuchs, der Frau Dr. B. und Frau A. und einiger anderer, die zu ihnen gehörten, ein Ziel gesteckt worden. Sie erlaubten sich fortwährend Anordnungen zu treffen, ohne im mindesten den Beruf und das Recht dazu zu haben, wodurch nichts wie Unannehmlichkeiten und Verwirrungen entstanden. Da sie mit ihren Anmaßungen nichts durchdrangen, versuchten sie es mit heimlichen Ränken, insbesondere war ich das Ziel derselben. Sie gingen so weit, mich in Versailles beim Fürsten Pleß anzuklagen. Dieser aber schickte den Anklagebrief an den Baron von

[225] Witzleben mit der Weisung, den Personen sofort die Papiere und die Binde abzunehmen und ungesäumt nach Deutschland zu schicken. Evacuirt wurden heute 797 Mann, gestern 515.

Den 24. December. Heute früh war uns allen recht schwer zu Muthe; wenn wir an die Heimat dachten, wo heute das Christfest gefeiert wird, und es bekümmerte uns doppelt, daß man das Los der armen Krieger bei der furchtbaren Kälte nicht erleichtern konnte. Freilich thut es einem auch recht wehe, wenn man zu Weihnachten in seiner Familie fehlen soll; ist mein Töchterchen darüber traurig, daß es nicht bei mir sein kann, so wird es sich schon mit dem Gedanken trösten, daß ja so viele tapfere Soldaten fern von ihren Aeltern das Weihnachtsfest zubringen müssen, und wie gar viele auf dem Schmerzenslager!

Wir hatten uns vorgenommen, allen Verwundeten und Kranken, soweit möglich, eine Freude zu machen. So wollte man in unsern sächsischen Feldlazarethen in Meaux, Claye, Annet, Pomponne, Noisiel in den Krankenstuben Christbäume anzünden; man hatte hier Sammlungen veranstaltet, auch von Deutschland waren zu diesem Zwecke Geschenke gekommen; besonders aus Frankfurt a.M. war sehr viel an Dr. Zimmermann und seine Colonne geschickt worden, damit er es an die Spitäler vertheile; auch Berlin, Nürnberg u. a. sandten beträchtliche Collis. Unsere Hauptspitäler Claye und Annet sind reichlich mit Weihnachtsgaben versorgt und auch in den übrigen ist kein Mangel. In Lagny sind die Kranken in Betreff der Weihnachtsfreude schlimmer daran, weil hier nicht feste Spitäler, sondern Passantenstation ist; aber in den Lo-
[226] calen, wo es möglich ist, hat man doch ebenfalls Christbäume angezündet; alle Kranke, die man uns bringt, sollen heute etwas Besonderes zu essen und zu trinken und auch irgendeine nützliche Gabe bekommen.

So wehmüthig auch dieser Morgen war, wurde uns doch eine große Freude: Herr von Simpson-Georgenburg, Hauptchef unserer internationalen Depots in Frankreich, kam von Versailles hierher und dankte den Pflegerinnen und mir im Namen der freiwilligen Krankenpflege für unsere Leistungen und wiederholte mir, daß sämmtliche deutsche Depots in Frankreich mir unbeschränkt offen ständen, und daß es in Betreff der freiwilligen Gaben für mich keinen Unterschied gäbe, ob III. oder IV. Armee. Ich kann ihm nicht genug für dieses Vertrauen danken!

Um den heutigen Tag mit denen, die ihr Schicksal unter unsere Pflege gegeben, nach heimatlicher Sitte zu feiern, hatte ein jeder das Seinige gethan. Der Maler Ehrenberg aus Kiel, der Führer einer Colonne freiwilliger Krankenpfleger aus gebildeten Ständen (Candidaten der Theologie, Referendare, Kaufleute u.s.w.) hatte ein Bild mit Kohle gezeichnet, verwundete Krieger auf dem Schlachtfelde von Frauen gepflegt, die Blicke sehnsüchtig nach den Wolken gerichtet, aus denen das Christuskind herniedersteigt, dem der Engel des Friedens vorausschwebt. Das Bild war in Tannenzweige eingerahmt und hell beleuchtet; zur Seite stand ein großer von Licht strahlender Tannenbaum. Ein Candidat hielt einen erhebenden Gottesdienst in einem Saal, in welchem keine Kranken mehr untergebracht werden; alles, was zur freiwilligen Krankenpflege gehört, die Herren von der Commandantur, die Aerzte und mehrere Herren aus Schlesien und aus Meck-

[227] lenburg, die Liebesgaben gebracht, waren zugegen. Es fehlte nicht an kleinen Geschenken, da ich noch mehrere Sachen hatte, die mir Ihre königl. Hoheit unsere Kronprinzessin nach Douzy geschickt; ich gab sie denjenigen, die sich besonders verdient gemacht hatten. Der Gottesdienst begann mit dem Liede: „Allein Gott in der Höh' sei Ehr'", und der Predigt lag als Thema der Lobgesang der Engel zu Grunde: „Ehre sei Gott in der Höhe und Friede auf Erden und den Menschen ein Wohlgefallen". Nach dem Gottesdienste blieben alle zu einem vaterländischen Abendbrote (Heringssalat) zusammen; wir hatten gerade am Heiligen Abend nicht viel Kranke und Verwundete; sie waren vorher versorgt worden, damit unsere Schwestern an der Feier theilnehmen konnten. Der Etappencommandant brachte aus dankbarem Herzen ein Hoch auf die hohe Präsidentin unsers Albertvereins, sie, die

nimmer müde wird Gutes zu thun, wo sie nur kann; auch Baron von Lücken ließ Ihre königliche Hoheit hochleben als Vorkämpferin auf einem Gebiet, das bisjetzt noch nicht von Frauen vertreten war. Unser Herz war so voll; da die Gesellschaft doch eine Art Heiterkeit erlangte, zogen sich die Albertinerinnen weinend zurück, und wie gern wäre ich mit ihnen gegangen, aber ich mußte bleiben und aushalten.[70]

Den 25. December. Heute hatten wir alle auf Briefe aus der Heimat gewartet, aber ein eigenes Geschick wollte, daß keins von uns einen erhielt. Ich war von sechs Offizieren in Pomponne zur Bescherung oder vielmehr zum Heringsschmaus eingeladen; sie schickten mir ein höchst joviales Einladungsschreibem woraus hervorging, daß sie für das beabsichtigte Abendessen nur den

[228] Essig besaßen und im übrigen nicht blos aus meine Person, sondern auch auf meine Heringe und meine Kartoffeln rechneten; leider konnte ich der Einladung keine Folge leisten. Nach Annet wollte ich ebenfalls, um die Schwestern zu besuchen, mußte es aber der großen Kälte wegen aufgeben, obgleich es nur dreiviertel Stunden entfernt ist. Nach Tische kamen kranke Soldaten aus den Vorposten, sie gehen mit dem Krankenzuge zurück, ob ganz in die Heimat, weiß ich nicht; es kommt darauf an, wo Platz ist. Ich möchte gern über die Sachsen eine ganz genaue Controle führen, um immer ein ausführliches Verzeichniß nach Dresden einsenden zu können und die in der Heimat über ihre Angehörigen hier zu unterrichten und, soweit möglich, zu beruhigen; aber es ist rein unmöglich. Drüben in Lagny liegen im würtem-

70 Über diese Weihnachtsfeier berichtet auch der Candidat, der den Gottesdienst zelebriert hat, ohne jedoch – durchaus typisch für eine von Männern dominierte Welt – Marie Simon und ihr „vaterländisches Abendbrot" zu erwähnen; XXVIII. *Serie der Fliegenden Blätter des Rauhen Hauses in Hamburg vom Jahre 1871*, Seite 93.

bergischen und bairischen Spital auch noch Sachsen, allein ich kann, so sehr ich mir auch Mühe gebe, ihre Namen nicht erfahren; denn die Krankenwärter haben keine Zeit und die Krankenjournale dürfen sie nicht aus den Händen geben, ich selbst aber kann jetzt nicht hinüber.

Den 26. December. Auch heute keine Nachricht aus der Heimat. Der Adjutant von H. ist wieder nach dem Spital in Pomponne gebracht, sein Zustand ist aber nicht bedenklich.

Den 27. December. Mit schwerem Herzen sehen wir dem heutigen Tage entgegen, die ganze Nacht haben wir Kanonendonner gehört; auch jetzt schießen sie immerfort. Der himmlische Vater möge sich unserer Kinder erbarmen! Die Kälte ist sehr groß; man bietet alles auf, um die Verwundeten und Kranken vor dem Erfrieren zu schützen. Wir kochen hier tüchtig Glühwein und ver-

[229] theilen ihn unter sie, wenn sie kommen und wenn sie wieder auf den Transport gebracht werden. Der Wein, den uns die 31er geschafft und den die Engländer liefern, thut vortreffliche Dienste; auch Herr von Simson-Georgenburg schickte mir am Heiligen Abend eine große Quantität Rothwein. An wollenen Sachen und Decken fehlt es gleichfalls nicht. Unser Sanitätsdetachement vorn kann ich von hier aus recht gut versorgen, ebenso die nahe liegenden Lazarethe. Es macht mich recht glücklich, wenn ich keinen leer fortzuschicken brauche. Auch die auf Vorposten wissen mich zu finden und so kann ich vielen helfen. Will ich etwas nützen, so muß ich vorderhand hier bleiben, bis eine andere Eisenbahnstation, die noch günstiger liegt, offen wird. Mitry wird nie eine Bedeutung für unser 12. Armeecorps haben. Nach Chelles vor können wir nicht, das liegt noch innerhalb der französischen Schußweite, und es ist da alles zerstört. Die Ausfälle, welche jetzt nach unserer Seite hin gemacht wurden, galten meist Lagny und Claye, weil hier die

Verpflegsmagazine sind. Der Himmel gebe, daß die Franzosen ihren Plan nie ausführen können!

Der Vormittag geht hin, ohne daß wir etwas Näheres vom Kampfplatze erfahren. General Montbé und Nehrhoff sind mit ihren Truppen engagirt; unsere sächsische Artillerie beschießt den Avron[71]. Es ist 2 Uhr. Das Feuer von französischer Seite hat aufgehört; es wird erzählt, daß man den Avron aufgibt, dagegen Miene macht, unsere Batterien zu überfallen. Uns ist recht traurig zu Muthe; ein so banges Gefühl, wie mich seit ein paar Tagen beherrscht, hat mich noch nie ergriffen, ich war immer ruhig in den ernsten Momenten, dieses [230] mal überkommt mich namenlose Furcht. Vielleicht gestaltet sich alles besser, als man denkt. Ach wie mag unserer armen Frau von Montbé und den andern Damen zu Muthe sein; was mag unsere theuere Präsidentin leiden. So ein trauriges Weihnachtsfest! Nun, Gott wird Erbarmen haben.

Wir waren alle recht verstimmt, da kommen auf einmal der Herr N. M. und Felddiakon F. aus der Heimat und bringen Weihnachtsgeschenke von unserer Königl. Hoheit, an der wir alle so mit ganzer Seele hängen. Nun ging es an ein Auspacken, alle Traurigkeit war wie gebannt. Das einzige Verstimmende war, daß die Pflegerinnen nicht zusammen sein konnten. Ihre königl. Hoheit hat durch die sinnige Wahl alle recht glücklich gemacht, hauptsächlich die, welche den 18. August sowie die Schlacht bei Sedan so nahe berührte; diese hatten von ihr Denkmünzen erhalten mit den Bildern unsers Prinzenpaares und mit Aufschriften, die sich auf diese Tage bezogen-Heute haben wir nur 90 Mann evacuirt, gestern 370, vorgestern 352, am 24. 570.

---

[71] 100 Meter hohe Anhöhe vor Paris, die vom 27. bis 29. Dezember 1870 von Abteilungen des 12. (sächsischen) Armeecorps beschossen und eingenommen wird.

Den 28. December. Vom Kampfplatze hört man da und dort wol Kanonendonner, aber Gott sei Dank gibt es nicht viele Verwundete; die man heute eingebracht, gehören der 2. preußischen Artilleriebrigade an. Herr von Witzleben fährt soeben vor nach dem Kampfplatze. Sobald er zurückkommt, werde ich Näheres hören; auch habe ich über Chelles hinausgeschickt. Die Wagen vom 4. und 5. Feldlazareth, überhaupt jedes Geschirr, was aufgetrieben werden kann, wird vorgeschickt, damit die Verwundeten so schnell als möglich untergebracht werden. Wir haben bei 8–12 Grad Kälte noch scharfen Wind.

[231] Baron von Witzleben ist zurück; man hatte geglaubt, der Avron wäre geräumt, es wurden Streifpatrouillen vorgeschickt, von denen ein Unteroffizier und ein Freiwilliger erschossen wurden. Der Berg liegt voll von Infanterie, welche sich in die Erde eingegraben und Zelte über sich aufgestellt haben, sodaß sie von uns nicht gesehen werden; von unserer Seite wird nicht der Berg beschossen, sondern die naheliegenden Dörfer und die Forts. Ist der Avron erst geräumt, dann ist Lagny mit seinen Magazinen sicher; aber man fürchtet dort noch harte Kämpfe. Die Armee ist durch die Marne getrennt; aber die Pionniere und Pontoniere sind stark vertreten, damit, wenn es ja den Franzosen gelingt durchzubrechen und die Brücken zu zerstören, was übrigens kaum wahrscheinlich ist, man die Verbindung zwischen unsern Truppen schnell wiederherstellen kann. Die gefangenen Franzosen sind nicht verschwiegen genug gewesen und so ist es unsern Truppen möglich geworden, Vorkehrungen zu treffen. Die Artillerie ist es, auf die hier am meisten ankommt; man hat 24-pfündige Batterien in die Flanke zu bringen gewußt, und das soll, wie Sachverständige sagen, von sehr großer Wichtigkeit sein.

Den 29. December. Soeben war Dr. Jakobi hier und brachte mir ein Packetchen aus dem Corpscommando und machte ein seelenvergnügtes Gesicht; es waren gerade mehrere Aerzte anwesend, auch der Lazarethdirector, welcher eigentlich hier eine der Hauptpersonen ist, aber sehr zuvorkommend und gefällig ist. Ich hatte an der Adresse erkannt, wer dies Absenderin des Packetchens war: es war die Handschrift unserer theuern Kronprinzessin Ich wollte es ins Gegenwart Fremder nicht öffnen, aber

[232] Jakobi ließ mir keine Ruhe, er hatte die Handschrift auch erkannt, und so gab ich endlich nach. Wie ich das Packet öffnete, fand ich ein Medaillon mit dem Bilde Ihrer königl. Hoheit; wie war ich erfreut, ihr liebes wohlwollendes Antlitz zu sehen! Ich habe ihrer immer in aufrichtiger Verehrung und Dankbarkeit gedacht; ich weiß, was ihr unser Verein zu verdanken hat; wenn man ihr, wo es gilt Segen zu stiften, manchmal Schwierigkeiten macht, indem man an Principien festhält, die sich nicht vereinbaren lassen mit dem, was das Herz dictirt, dann fragt ihre große Seele nicht nach der Form; mit großherziger Selbstverleugnung hält sie unbeirrt fest an dem für recht Erkannten.

Das war heute ein recht glücklicher Tag. Morgen muß ich nach Claye und Annet; Generalarzt Roth liegt in Claye krank.

Den 30. December. Gestern ist der Avron genommen worden, auch Villemomble und noch ein Ort, dessen Namen ich vergessen. Es hat nicht viel Menschen gekostet, 16 Sachsen sind durch Unvorsichtigkeit ums Leben gekommen; als sie den Berg besetzten und die zurückgelassene Munition und Geschütze nahmen und zerstörten, ist eine Granate geplatzt. Ihre Namen habe ich noch nicht erfahren können. Man hat die Hoffnung, daß man Paris bald einnehmen wird; so sehnlich ich es auch wünsche, so graut es mir doch vor dem ersten Moment; denn es wird viel Jammer und Elend geben. Eine Frau, welche durch Zufall aus Paris gekommen, aber nicht wieder hineingelassen wurde, erzählt schauderhafte Dinge von Krankheit und Hunger, welche dort herrschen sollen; sie sagt unter anderm, daß sämmtliche neugeborene

[233] Kinder sterben, auch die ein Jahr und darüber sind; es war grauenerregend, wie sie das so schilderte: Die Menschen hätten wenig oder gar keine Religion. Freilich ist das schrecklich genug, wenn solches Elend nicht zu Gott führt!

Heute war ich in Claye, um mich zu überzeugen, wie es den Kranken geht, und die Grauen Schwestern zu besuchen und mich mit dem Generalarzt Roth über einiges zu berathen. Die Graue Schwester, die dort am Typhus daniederliegt, ist außer Gefahr und auf dem Wege der Besserung. Es ist rührend, wie heiter und zufrieden die Schwestern sind, sie leben mit den Diakonissen ganz friedlich und besuchen sich gegenseitig. Schwester Mauricia, die Oberin der Grauen Schwestern, ist sehr tüchtig und hat viel Energie und wahrhafte Nächstenliebe. Die Schwestern in Julien haben nicht viel zu thun; infolge dessen werde ich sie ablösen lassen, sie mögen einstweilen in Claye und Annet bleiben, wo es genug zu schaffen gibt, bis ich sie nöthiger brauche.

In Annet ist es eine Herzensfreude zu sehen, wie die Kranken, die Schwestern sowie die Aerzte zufrieden sind. Die Grauen Schwestern und unsere Pflegerinnen leben sich gegenseitig zu Gefallen, es gibt keine Disharmonie, man wetteifert, die Kranken zu verwöhnen. Sie sollten nur einmal hören, liebe Marie, was meine Albertinerinnen und die Grauen Schwestern für tausenderlei Anliegen haben, wenn ich nach Annet komme. Es lagern dort ziemliche Vorräthe, sodaß ich ihre Wünsche, wenn diese auch nicht immer ganz bescheiden sind, befriedigen kann; sie müssen dann recht schwesterlich theilen, je nach der Zahl der Kranken, und jede gibt sich Mühe, mir zu

[234] zeigen, daß die ihrer Pflege anvertrauten Kranken die dankbarsten sind. Die Vincentinerinnen schließen sich mehr ab, aber man ehrt ihre Grundsätze und es gibt keinen Streit. Die sächsischen Felddiakonen mit Pastor Petzold sind auch dort zum Theil thätig. Ich bin Pastor Petzold herzlich dankbar, weil er dafür Sorge trägt, daß seine Diakonen die Schwestern mit großer Aufmerksamkeit und Achtung behandeln. Magdalene Kutschank[72] hat eine Station mit einem Diakonen zusammen, Namens Starke, und ich muß immer lachen, wenn eins die Vorzüge des andern rühmt.

Wie bin ich froh, daß ich nicht zu sparen brauche, auch da nicht, wo hier und dort Gesunde Wünsche haben. Es läßt sich jetzt alles besser übersehen, da unser Armeecorps sowol als unsere Spitäler mehr beisammen sind. Heute hat man mir den Hauptmann von W. gebracht; ich möchte ihn gern ein paar Tage hier behalten bis ein bequemer Krankenzug abgeht. Es ist recht traurig, daß die würtembergischen Krankenzüge die Umgehungsbahn bei Nanteuil nicht passiren können; ihre Wagen sind zu breit und entgleisen bei der außergewöhnlichen Biegung an der dortigen Stelle zu leicht. Für die Verwundeten war aber die Breite der Wagen und die der Thüren gerade recht praktisch, sie konnten leicht in die Wagen hineingehoben werden.

Soeben habe ich erfahren, daß die Verwundung der 16 Sachsen etwas übertrieben ist; Divisionsarzt H. war hier; er wird mich morgen das Nähere wissen lassen.

Den 31. December. Ein recht bewegtes Jahr geht seinem Ende nahe; was wird uns das neue bringen?

---

[72] Schwester Magdalene Kutschank ist als eine von zwei Albertinerinnen auf dem Historiengemälde von Friedrich Wilhelm Heine aus dem Jahr 1879 abgebildet. „Die feierliche Begrüßung Sr. Königlichen Hoheit des Kronprinzen Albert von Sachsen als Feldmarschall und Obercommandeur der Maasarmee an der Spitze der Sächsischen Truppen durch den Rath der Stadt Dresden am 11. Juli 1871“ ist im Stadtmuseum Dresden zu sehen, Inv.-Nr. 1992/k 10.

Gott mag uns Kraft geben und allen denen Frieden der Seele, welchen es so tiefe Wunden geschlagen hat!

[235] Den 1. Januar 1871. Das neue Jahr hat recht schön für mich begonnen. Den Sylvesterabend haben wir durch einen Gottesdienst gefeiert. Maler Ehrenberg zeichnete wieder einige Tableaux. Senator Dürfeld hatte angeregt, daß die ganze Woche über für jeden ein Spaß an dem Christbaum hängen sollte mit irgendseinem scherzhaften Gedicht. Die hübschen Sachen waren vielfach eingepackt und mit dem Namen desjenigen versehen, für den sie bestimmt waren, aber nicht bemerkt, von wem sie kamen. Die kleinen Gedichte wurden laut vorgelesen, und so war alles recht heiter. Unsere Albertinerinnen waren sehr sinnig bedacht, und man fühlte an den Gaben und Gedichten durch, daß sie sich Hochachtung erworben. Der Neujahrsmorgen brachte mir einen Brief von Ihrer königl. Hoheit unserer Kronprinzessin; was ich beim Durchlesen desselben empfunden, vermag ich nicht wiederzugeben; ich nahm das Medaillon das sie mir geschenkt hatte, und so war mir zu Muthe, als sähe ich Ihre königl. Hoheit in Wirklichkeit vor mir stehen. Ich ging heiterer als je an meinen Beruf, ja meine Heiterkeit schien anzustecken, die Schwestern und die ganze Umgebung war ungewöhnlich lebhaft geworden.

Den ganzen Morgen kamen Offiziere und Soldaten und brachten Glückwünsche oder hatten kleine Anliegem und da sie zur richtigen Stunde kamen, so fiel manches günstiger aus als es wol sein sollte. Dann besuchte ich den Hauptmann von W., welcher, wie er sagt, sich bei Muttern ganz wohl fühlt, obgleich ich ihm eine Wohlthat, an die er sehr gewöhnt ist (Morphiumeinspritzung), entzogen habe; trotzdem hat er gut geschlafen. Abends

[236] hat er Bier getrunken, und das ist ein Genuß für unsere Soldaten, der sie mit allem aussöhnt.

Um 10 Uhr vormittags meldete man mir, daß Major v. B. eine Treppe heruntergestürzt sei und sehr wünsche hierher gebracht zu werden; ich habe ihn aufgenommen und in das Zimmer von N. gelegt. Er bedarf einer sorgsamen Pflege und Ueberwachung, da man noch nicht weiß, ob er eine innere Verletzung davongetragen hat.

Nachmittags fuhren meine Pflegerinnen nach Annet, um dort Visite zu machen; unterwegs trafen sie aber die Pflegerinnen von dort, welche hierher wollten, und so hatten diese einmal mit den Plätzen getauscht.

Bei uns gab es inzwischen angestrengten Dienst, denn es kamen sehr viele Verwundete; wir haben heute wieder 450 evacuirt, gestern nur 170, vorgestern 460, am 29. 380, am 28. 182. Abends kamen Minister von Fabrice, Prinz Reuß und Frau von L., welche die Leiche ihres Sohnes suchen will. Letztere wohnt bei Herrn von Witzleben.

Den 2. Januar. Heute wird heftig geschossen. Die sächsische Artillerie beschießt die Dörfer und Forts, um die Arbeiten auf dem Avron zu schützen. Wenn nur erst der furchtbare Berg sicher wäre; man fürchtet Minen. Je näher die Aussicht auf die Einnahme von Paris kommt, je schrecklicher ist mir zu Muthe; was wird sich nicht alles ereignen, wenn nicht die größten Vorsichtsmaßregeln getroffen werden! Der lange Aufenthalt in Frankreich hat unsere Truppen doch etwas verwildert. Der Gedanke ist mir schrecklich, daß diese mit den entarteten Parisern in Berührung kommen sollen. Hätte ich die Macht, ich [237] würde alle Mittel in Bewegung setzen, daß unsere Truppen nicht nach Paris hineindürften.

Es ist Abend und soeben wurde mir die Nachricht, daß die Dörfer, welche man beschossen, brennen sollen. Von Verwundeten unsererseits hörte ich nichts. Prinz Reuß besuchte mich, war sehr freundlich und brachte mir Grüße von Ihrer königl. Hoheit unserer Kronprinzessin.

Er geht wieder zu unserm Kronprinzen und sagte mir, er stände nur 5 Meilen weit entfernt von hier. Wenn erst die Verhältnisse am Orte ein wenig geregelt sind und keine neuen Verwundeten kommen, dann möchte ich wol gern einmal hin; ich bin nun schon so lange in Frankreich und noch nie hat es sich gefügt, daß ich unsern Kronprinzen zu sehen bekommen hätte.

Unser Minister von Fabrice hat auf dieser Reise recht viel Misgeschick gehabt. Erstens haben seine Leute unterwegs seine Sachen verloren, dann ist er drüben in Lagny, obwol ihm Baron von Witzleben hier eine Wohnung eingerichtet, in ein jammervolles Quartier gerathen. Er hatte sich bei der Etappe Quartier bestellt und die kann eben kein besseres geben, als ihr zu Gebote steht. Als ihn Prinz Reuß und Herr von Witzleben um 1/2 9 Uhr besuchen (um 7 Uhr war er angekommen), finden sie ihn zähneklappernd in einer großen Stube in einem nicht saubern Bette liegen, die Tapeten heruntergerissen, kein Feuer im Kamin und nur ein einziger Stuhl im Zimmer, sodaß sich einer der Herren auf den Bettrand setzen mußte; ob er etwas zu essen bekommen hat, weiß ich nicht; wir hatten ihm hier in Thorigny eine gute Mahlzeit zubereitet. Den andern Morgen hatte er zeitig Postpferde bestellt, um bald nach Versailles zu kommen, und

[238] sowie der Wagen angespannt ist, setzt sich ein anderer Offizier hinein und fährt auf und davon. Und Prinz Reuß war noch recht heiter über das Misgeschick; wie ich mein Bedauern aussprach, so meinte er, das Quartier wäre gar nicht so schlecht gewesen; denn Herr von Witzleben hätte mir vergessen zu sagen, daß auch noch ein Tisch darin gestanden und die Fenster ganze Scheiben gehabt hätten, und das wäre vor Paris schon viel zu viel Luxus. Gesehen habe ich Herrn von Fabrice nicht; er hat mich grüßen lassen und gesagt, daß ich eine gute Mutter sei. Eigentlich sollte ich kein Mitleiden mit ihm haben, an

uns lag die Schuld nicht, wir hatten ihm hier alles zurechtgemacht. Warum wandte er sich an die Etappe! Heute haben wir wieder über 800 Verwundete und Kranke nebst 10 Offizieren, die vorhergehenden Tage nur halb soviel; sie kommen fast alle von Orleans her; es sind meist Baiern.

Das Bombardement hat den ganzen Tags gedauert und geht auch die Nacht fort; von unserm Armeecorps haben wir keine Verwundeten bekommen. Die Kälte hält an, die Marne ist zugefroren, sodaß mich der Eisgang anfängt ängstlich zu machen und ich mir aus Vorsorge eine neue Küche bauen lasse, da die Häuser an der Marne, wo sie sich jetzt befindet, dann bedroht sind und die Kranken im Fall einer Zerstörung hungern müßten. Gott gebe daß die Nothbrücken stehen bleiben, sonst sind wir von Lagny abgeschnitten, woselbst wir doch immer einiges kaufen können.

Den 3. Januar. Noch immer Kanonendonner; es wird von unserer Seite mit Kartätschen geschossen. Baron von Witzleben ist mit Frau von L. weggefahrem um die

[239] Leiche ihres Sohnes aufzusuchen. Mein Pflegesohn ist mit Lieutenant Herschel und der Wagenparkcolonne vor, im Fall es Verwundete gibt. Bisjetzt habe ich noch nichts erfahren. Diese Nacht soll die 23. Division auf dem Avron die Anstalten zerstören, welche die Franzosen gegen uns gemacht, und man will suchen, Geschütze hinaufzubringen. Gott gebe, daß es ohne Blutvergießen abgeht!

Diesen Morgen ist der Lieutenant G. gestorben; er lag im 4. Feldlazareth in Pomponne, war am 22. December durch die Brust geschossen worden. Mit Hauptmann von W. geht es recht hübsch, ebenso mit Major von B. Der Sanitätsszug, der von Dresden kommt, soll vom Generalarzt Roth nach Lagny dirigirt werden. Den Vormittag war der Sohn der Frau v. M. bei mir; der Herr Lieutenant hat zwar viel Dienst, doch die Mama wird ihn kaum wiedererkennen, solche Bausebacken hat er bekommen.

Welch eine Gottesgnade, daß jetzt die Hälfte unserer sächsischen Feldlazarethe nicht etablirt[73] ist; die Zahl der Kranken ist kaum tausend, wovon mindestens 205 transportabel sind.

Den 4. Januar. Frau von L. hat die Leiche ihres Sohnes nicht finden können. Ein eigener trauriger Zufall ist ihr und dem Baron von Witzleben begegnet: sie sind an einen Platz gekommen, wo sie noch sieben unbegrabene Leichen fanden, zwei Franzosen und fünf Sachsen, die noch vom 2. December her dort lagen. Der Ort war durch die Franzosen genommen, aber von uns wieder erobert worden; ich vermuthe, daß man die Leichen französischerseits dahin gelegt, und die Deutschen auf diesen entlegenen Platz nicht wieder gekommen sind. Von den [240] fünf Sachsen kennt man nur den Namen eines einzigen; er hatte einen Brief bei sich und ein Taschentuch lag neben ihm, es soll der Freiwillige R. aus Leipzig sein, ich glaube vom 107. Regiment. Der Ort, wo man die Leichen fand, lag innerhalb der Schußweite der Franzosen und man kann niemand eine Schuld beimessen, daß sie nicht schon lange gefunden und begraben waren; ihre Verwundung war übrigens derartig, daß jedenfalls der Tod augenblicklich erfolgt ist. Heute werden sie beerdigt.

Der Kanonendonner ist heute lebhafter denn je, aber etwas Näheres hört man nicht; es wird jeden Tag mehrere male vorgeschickt, da man weiß, wie sehr mir das Schicksal der Unserigen am Herzen liegt, und ist etwas Besonderes, dann mir sofort Nachricht gegeben. Mein Pflegesohn und mehrere junge Aerzte, die sich dem

---

73 aufgebaut, eingerichtet.

unterziehen, sind sehr bekannt und die Stabsoffiziere wissen ja, daß ich keinen Misbrauch treiben werde.

Heute kam der Bruder des Hauptmanns von W., welcher hier bei der Belagerungsartillerie steht, einen Moment hierher, um seinen Bruder zu sehen. Es war wirklich erhebend, welche Freude der Verwundete darüber hatte; beide hatten sich in Frankreich noch nicht gesehen, und mein Pflegling wollte dieses Land nicht verlassen, bis er seinen Bruder gesehen. Mir war es gelungen, diesen davon in Kenntniß zu setzen, und er hatte es, trotzdem seine Batterie thätig war, doch ermöglicht zu kommen.

Morgen soll eine Dislocirung unserer Sachsen stattfinden, ein Theil der Cavalerie kommt zwischen hier und Le vert galant zu stehen, und dann kann ich vielleicht für manchen etwas thun, wenn ich erst weiß, bei welcher Ab-

[241] theilung er steht. Unsere Cavalerie lag bisjetzt so weit von hier, daß ich nur selten Nachricht erhalten konnte, ich will mir aber Mühe geben, solche nach Hause gelangen lassen zu können. Ich habe schon meine Wege, auf denen ich etwas erfahren kann. Sollte ich allerdings, wenn sich bei Paris etwas ereignet, weiter vor müssen, dann ist mir die Möglichkeit auf einige Zeit wieder genommen, dann gibt es in der Regel großen Wirrwarr und immer muß ich mir wieder von neuem die Wege ebnen. Freilich kann ich nicht sagen, daß meine Angaben ganz ausführlich sind; denn wie sehr ich mir es auch angelegen sein lasse, erlange ich doch nicht überall sichere Auskunft; hauptsächlich nach einem Treffen, und da cursiren so viele falsche Notizen daß man sehr viel Unheil anrichten kann, wenn man Nachrichten weiter verbreitet, ohne sie vorher zu prüfen. Ich war heute ganz vorn in der großen Irrenanstalt Ville Evrart[74], die unsere Sachsen erobert und besetzt haben,

---

[74] Hopital de Ville-Évrard; 1868 gegründete psychiatrische Klinik in Neuilly-sur-Marne; 1970 2.000 Betten, heute 400.

wo sich, wie ich gehört, sehr viele für uns im höchsten Grade brauchbare Sachen, besonders Bettstellen, Matratzen Geschirr u.s.w. befinden sollten. Ich habe einiges, soviel auf meinem Wagen Platz war, mitgenommen, denke aber dort öfters hinzugehen, um noch mehr hierher nach Lagny zu schaffen, und auch um dieses großartige Etablissement, das ich heute bei meinem kurzen Aufenthalte nur oberflächlich kennen lernte, dann in genauern Augenschein zu nehmen. Ich sah bei dieser Fahrt mit eigenen Augen, wie schlimm es unsere Vorposten haben. Könnte ich ihnen doch eine Erleichterung verschaffen! Die Jahreszeit bringt schreckliche Beschwerden mit sich, aber Feuer machen dürfen sie nicht da vorn, um ihren Standort nicht dem Feinde zu verrathen. Und keine Minute haben sie Ruhe, denn

[242] immer pfeifen ihnen die Granaten um und über die Köpfe, wenn sie auch zum Glück sehr selten treffen. Hätte ich das Geld, was die Franzosen an Artilleriemunition verpuffen, wüßte ich schon, wozu ich es verwendete. Man hat in der Heimat keine Idee, was unsere Truppen leisten und wie musterhaft sie sich halten. Ist nur erst dieser entsetzliche Krieg vorbei, dann möchte ich einen Aufruf an Deutschlands Frauen und Jungfrauen erlassen, daß eine jede, deren Sohn, Mann oder Bräutigam in diesem Kriege gegen die Franzosen gekämpft und gesiegt, aber auch gelitten hat, daß sie alle, kommen die Helden erst nach Haus, mit ganz besonderer Sorgfalt, und wo nöthig, auch mit Nachsicht hegt und pflegt. Könnten meine Mitschwestern sich mit eigenen Augen überzeugen, was eine einzige Winternacht bei dieser nichtswürdigen Kanonade zu bedeuten hat! Die Franzosen schießen ohne Unterbrechung wie toll. Ich wollte es erst niemals glauben, wenn es nach einer solchen Nacht hieß: keine Verwundete. Ich glaubte, man hielte ihre Zahl, die ich sogar für groß hielt, absichtlich geheim. Aber ich habe mich überzeugt, daß diese Meldungen auf Wahrheit beruhen. Bei alle

dem Sturme sind unsere Truppen immer guter Dinge, als wäre alles nur ein Kinderspiel. Aber wenn dieser unselige Zustand noch lange dauert, werden doch endlich Krankheiten ausbrechen und um sich greifen. Großartig ist die Sicherheit und Ruhe unserer Braven, die Ungeschicklichkeit der französischen Artilleristen macht sie sogar heiter und übermüthig, daß es einen fast beunruhigen könnte. Sie wissen meist immer, wohin die Granaten fallen und wann sie explodiren, und machen oft Kreise auf den Boden, innerhalb deren sie einschlagen sollen. Ihre Be-

[243] sonnenheit und Sicherheit, die mich fast angesteckt hat, ist der deutlichste Beweis ihrer guten Zucht, zeigt, daß sie nüchtern sind und nicht dem Trunk ergeben; das will viel sagen bei dieser Kälte und Anstrengung. Einer unserer Artilleristen hat mir auseinandergesetzt, wie man ruhig auf manchen Wegen unter den Kugeln wegfahren könnte, da es unmöglich sei, den so weit tragenden Geschützen, die eingegraben seien, rasch eine andere Richtung zu geben, und daß die Franzosen mit ihren Wunderkanonen nicht um die Ecke schießen können. Ich fahre nun jetzt ganz ruhig, wenn ich auch über mir die Granaten schwirren höre; so fuhr ich neulich nach Ville Evrart über Chelles hinaus. Ich war noch nicht weit gekommen, so trat ein höherer Offizier an mich heran und wollte mich nicht weiter passiren lassen. (Es war kein Sachse, sonst hätte er mich gekannt). Er glaubte, ich wollte einen meiner Angehörigen suchen, und erbot sich, mir dazu behülflich zu sein, aber weiter vor könne ich nicht dringen. Da ich ihm erklärte, daß er im Irrthume sei, und daß ich nach Ville Evrart wolle, um dort allerhand mir Brauchbares zu holen, was ich für Kranke und Verwundete nöthig hätte, erwiderte er, ich könne niemand anders als Frau Simon sein, ich möge in Gottes Namen fahren. Und das that ich denn auch und kam glücklich an mein Ziel, obgleich es recht schwer war, durch die verschiedenen Ver-

haue durchzukommen. Die Posten waren alle durch Sachsen besetzt; manche von ihnen kannten mich und es machte mir Spaß, wenn ich sie sagen hörte: „Die gehört zu dem Verein der Kronprinzessin und ist von ihr hierher geschickt.“ Manchmal wurde es mir ängstlich zu Muthe,

[244] wenn ich über mir ein gewisses Sausen verspürte, aber dann dachte ich an die guten Lehren meines Artilleristen und war wieder beruhigt. Ich konnte nicht lange in Ville Evrart bleiben, fand aber, daß da außerordentlich viel für unsere Zwecke Verwendbares sei, und nahm auch gleich mehreres mit. Nächstens fahre ich wieder hin. Ich sah mir auf dem Rückwege noch einmal die Stellung genauer an; es wird den Franzosen schwer werden, sie aus derselben zu vertreiben, alles ist voll Verschanzungen und voll Verhaue. Ein Stück über Chelles hinaus hat man einen Kanal abgedämmt und die großen Wiesen rechts und links von der Straße unter Wasser gesetzt, jetzt ist alles gefroren, und es erscheint wie ein spiegelglatter See. Die dazwischen führende Straße ist mit Verhauen und Barrikaden aus Faschinenkörben[75], Geröll, Steinen, Sandsäcken u.s.w. versehen.
Als ich wieder nach Chelles kam, sah ich einen einjährigen Freiwilligen vom 107. Regiment Schildwache stehen, der furchtbar elend aussah; ich ließ halten und frug, ob er krank sei oder irgend etwas bedürfe. Er aber war aus meine Nachfrage sehr empfindlich und erwiderte, daß er ganz wohl sei, obgleich sein Aussehen ganz das Gegentheil bezeugte. Es ist merkwürdig, was unter den Freiwilligen für ein Diensteifer herrscht, und welche Selbstbeherrschung sie aufbieten, damit sie sich nur nicht krank zu melden brauchen. Ich kenne es aus Erfahrung, wie nachtheilige Folgen das hat; es kommt nicht

---

[75] Tonnenförmige Körbe aus Haselnuss- und Weideästen; verfüllt als Barrikade oder Schutzwall genutzt.

selten vor, daß sie eine Krankheit so lange mit sich herumschleppen, bis es zur Hülfe zu spät ist, während ein paar Tage rechtzeitiger Schonung einer ernsten Krankheit vorgebeugt hätten.

[245] Den 5. Januar. Heute früh wurde ich recht angenehm überrascht. Die Musik vom 105. Regiment brachte mir ein Ständchen. Wahrscheinlich haben mir die Herren Offiziere diese Aufmerksamkeit zutheil werden lassen. Da dieses Regiment auf Vorposten steht, war das Ständchen um so dankenswerther, als sie sehr früh aufbrechen mußten und auf mehrern Leiterwagen hierher kamen. Obgleich ich mich unendlich darüber gefreut, so haben mir die Leute doch leid gethan bei dieser großen Kälte; sie wurden von unsern Herren sehr gut aufgenommen und mit allem reichlich versehen. Es ist dies das dritte mal, daß ich auf französischem Boden unsere Vaterlandshymne hörte, das erste mal, als General Craushaar und viele Offiziere bei St.-Privat beerdigt wurden, das zweite mal, als nach der Uebergabe von Metz das 61. preußische Infanterieregiment Château-Thierry passirte, und nun heute zum dritten male. Gott gebe, daß diese Klänge die Boten eines glücklichen Ereignisses sind!
Eben bekomme ich die Nachricht, daß drei Forts beim Avron zum Schweigen gebracht und die Dörfer Nogent, Noissy und Rosny besetzt sind. Der Kanonendonner dauert fort, unsere sächsische und die preußische Artillerie sollen bereits großen Schaden angerichtet haben. Man vermuthet Minen. Wenn nur unsere braven Truppen vor großen Verlusten bewahrt bleiben!

Aus Annet habe ich 43 Sachsen herbringen lassen, weil mehrere bequeme Krankenzüge angemeldet sind, mit denen sie forttransportirt werden. Unter ihnen ist auch Herr B., der zwar sehr krank, aber außer Gefahr ist; er

[246] wäre übrigens längst schon zu Hause, wenn das gute Kind trotz aller Vorsicht sich nicht den Magen verdorben hätte.

[Zehnter Brief] Brief an eine Direktorialdame des Albertvereins

Thorigny, 5. Januar 1871

Liebe theure Frau!

Haben Sie herzlichen Dank für Ihre Freundschaft und Nachsicht, ich bedarf beides so sehr. Sie dürfen mir glauben, wenn ich auch viel Schweres mitunter zu überwinden vermag, so ist es doch jetzt am schwierigsten, mich schriftlich zu verständigen. Es ist hart, gerade das oft entbehren zu müssen, was mein Herz so sehr bedarf: mich mitzutheilen. Jetzt bin ich nicht einmal mehr im Stande, mit Bleistift zu schreiben, mir fallen die Augen zu, sobald ich es thue; die Aerzte meinen, daß dieser Zustand vom Rücken herrühre. Oft will ich es erzwingen, es bestraft sich aber immer dadurch, daß mir die Gedanken schwinden. Das hat mir schon viel Kummer gemacht! Bei den Verhältnissen, wie sie hier sind, kann ich nur selten einen Moment der Muße für mich erübrigen. Da ich sehr wenig Schlaf habe, könnte ich in der Nacht schreiben; ich brauche aber jemand, dem ich dictire, und so kann ich das auch nur in sehr beschränktem Maße thun; immer bin ich abhängig, entweder mein Kopf

[247] ist in einem solchen Zustande, daß ich nicht dictiren kann, oder ich kann diejenige nicht haben, der ich mich anvertrauen darf; überdies kostet es immer einen Kampf, seine innersten Gedanken fremder Feder anzuvertrauen.

Diese Beichte war ich Ihrer Freundschaft für mich schuldig, damit Sie mich vertreten auch nach dieser Richtung hin. Es kränkt mich tief, wenn ich von den Menschen falsch verstanden werde, die mir lieb und theuer geworden sind. Wie oft war mir bange ums Herz, daß ich die Gnade und das Wohlwollen unserer hohen Präsidentin verlieren könnte, wenn ich daran dachte, daß sie wohl berechtigt ist, Berichte von mir zu erwarten über die hiesigen Verhältnisse, die ich nicht zu geben im Stande bin. So quäle ich mich oft selbst; aber ist es nicht eine Sünde, daß ich mir Scrupel mache; wer hätte tiefer als ich empfunden, wie ihr edles Herz so voll von Nachsicht und Menschenliebe ist! Seit einigen Tagen habe ich aber jedes ängstliche Gefühl überwunden, und schreibe alle Tage etwas aus meinem Tagebuche und sende diese Notizen Ihrer königl. Hoheit zu; so viel Zeit muß ich mir stehlen, trotz vielfältigster Beschäftigung.

Frau Advocat F. hatte mich um Auskunft über Oberlieutenant Röderer vom 107. Regiment gebeten. Alles, was ich erfahren konnte, ist Folgendes: Röderer wurde in dem Moment, als er einem französischen Offizier, der sich gefangen gegeben hatte, den Säbel abnehmen wollte, mörderischerweise ins Gesicht geschossen und ist darauf augenblicklich todt gewesen; seine Soldaten sollen fürchterliche Rache genommen haben. Oberstabsarzt Dr-Schady sagte, mir, daß Röderer mit mehrern seiner Kameraden in einem Grabe liege, daß man seine Leiche

[248] erkannt habe, indem man einen andern Offizier gesucht. Der Vater mag sich an den Unteroffizier Ruschpler vom 107. Regiment wenden, derselbe ist verwundet vor mehrern Tagen nach Leipzig geschafft worden, er war dabei, als Röderer erschossen wurde. Sie glauben nicht, wie schwer es ist, hier etwas zu erfahren, weil die Truppen die Quartiere wechseln, und die Ortschaften sind bewohnt; weder ein Pfarrer noch ein Richter ist da, bei dem man Erkundigungen einziehen könnte. Mein Pflegesohn ist fast immer unterwegs.

Meine theuere Freundin! Die Opfer, die unser innig geliebtes Vaterland bringen muß, sind so groß und schwer, daß jedes von uns alle seine Kräfte aufbietet, die

Wunden, die uns die Nothwendigkeit geschlagen, mit dem Herzen zu verbinden. Ich fühle mit jeder Mutter, jeder Schwester und Braut, wie heilig jeder auch nur die leiseste Hoffnung oder Sicherheit über das Schicksal ihrer Lieben ist, doch muß ich mit aufgehobenen Händen bitten, niemand anzuklagen, wenn man ihnen nicht genügende und zuverlässige Nachrichten geben kann. Da wo jede-Ordnung aufhört, ist Vorsicht wol nothwendig. Ich bin überzeugt, daß mehrere von denen, die man als vermißt bezeichnet, noch lebend in französischen Händen sind, aber man gestattet ihnen nicht, den Ihrigen Nachricht zu geben; wir haben es ja hier nicht mit civilisirten Menschen zu thun, sondern mit der Hefe einer exaltirten Nation. Ich habe bereits Schritte gethan, um die Möglichkeit zu erlangen, unsere Kinder, wenn sie als Verwundete in französische Hände gerathen, aufsuchen zu dürfen; ich hoffe, daß es mir gelingen wird, dies durchzusetzen, denn es ist hochwichtig. Man steht sich augenblicklich so

[249] nahe, daß die Vorposten da und dort kaum ein paar hundert Schritt voneinander entfernt sind. Es hat mich fast zur Verzweiflung gebracht, wie nach dem Kampf vom 30. November und 2. December verschiedene Verwundete mir sagten, daß ihre ebenfalls verwundeten Kameraden in französische Hände gefallen seien. Soviel Mühe ich mir auch gab, Näheres über deren Schicksal zu erfahren, so war es doch ohne Erfolg. Das war der Grund, daß ich den Vertreter des Internationalen Vereins für Rußland, Grafen Baschmakoff, als er mir als solcher einen Besuch abstattete und mir seine Dienste anbot, dringend bat, allen seinen Einfluß geltend zu machen, daß in Frankreich die Internationalität in Betreff der Kranken und Verwundeten von den Franzosen selbst nicht mit Füßen getreten würde; ein Brief, den ich soeben aus Versailles erhalte, zeigt, daß die Ausführung meines Vorhabens, nach Paris hineinzugehen, mir von seiten

Frankreichs nicht unmöglich gemacht wird. Ich will nichts unversucht lassen, unsern Kindern in jeder Lage eine Mutter zu sein, denn sie haben es verdient. Freilich hat mich Montmédy[76] vorsichtig gemacht, zumal ich kein Recht habe, mich leichtsinnig in Gefahr zu begeben. Ich könnte dann vielleicht auf längere Zeit zur Unthätigkeit gezwungen werden. Ich will, sobald es unsere hohe Präsidentin gestattet, im Namen unsers Vereins in Versailles um Ermächtigung nachsuchen, in der sichern Voraussetzung, daß man mein Gesuch nach Kräften unterstützt.

Dieser Tage wird wol der dresdener Krankenzug kommen; hoffentlich sind die Verbesserungen derart, daß man Schwerkranke darin aufnehmen kann. Ich glaube nicht, daß unsere Sachsen den Zug allein anfüllen; wir [250] haben mit jedem bequemen Krankenzuge von hier bereits fortgeschickt, was transportabel war.

Frau von M. bitte ich Sie über ihren Herrn Bruder, Major von B., zu beruhigen, es geht ihm verhältnißmäßig leidlich; er muß sich nur recht gut halten und bei strenger Diät im Bette liegen bleiben; wenn es ein Rippenbruch ist, so ist er nicht gefährlich, und da er in meiner speciellen Pflege ist, werde ich gewiß sorgen, daß nichts verabsäumt wird; indessen ein paar Wochen muß er fest im Bette bleiben. Sollte sich Gelegenheit darbieten, ihm ein gutes bairisches Bier in Flaschen zu schicken, so würde ihm das, wenn er erst besser ist, recht willkommen sein; Wein, das tägliche Getränk, haben sie hier alle satt.

Noch habe ich eine Bitte. Sollte vielleicht eine der Damen eine ganz besondere Freude machen wollen, dann wäre ich recht dankbar, wenn sie mir eine Quantität Hoff'schen Malzextract oder Salvatorbier mit Gelegenheit hierher schickte. Solche stärkende Erfrischungen sind bei

---

76 Vgl. Schilderung auf Seiten 140 ff.

den starken Eiterungen oder bei schlechtem Magen recht heilsam. In den Hauptdepots sind derartige Sachen, wenn sie auch hierher gelangen, sehr leicht vergriffen, und was für besondere Fälle aufgespart wurde, ist zu Ende.

Herrn Major N.[77] bitte ich zu sagen, daß man ihm die Angelegenheit mit den Albertinerinnen falsch vorgestellt. Ich hörte von der Pflegerin H. davon, habe die Sache untersucht und erledigt. Der Betreffende ist ein anständiger tüchtiger Krankenwärter aus Pulsnitz, welcher sich beim Major N. gemeldet, von ihm selbst an den Internationalen Verein gewiesen und von diesem nach Frankreich geschickt worden ist. So kam er auch nach Annet.

[251] Wie ich ihn nun frug, warum er sich Albertiner nenne, so erklärte er mit großem Selbstbewußtsein, daß er Albertiner sei und daß er sich bei Herrn Major Dr. N. und nicht beim General R. gemeldet habe. Da er dem Albertverein nach Aussage der Aerzte durch seine tüchtigen Leistungen nur Ehre gemacht, so hatte ich durchaus keinen Anlaß, ihm irgendeinen Vorwurf zu machen, bat ihn aber, sich nicht mehr Albertiner zu nennen, da unser Verein nur Pflegerinnen habe. Ich gebe zu, daß der Mann, weil sich unser Verein der größten Anerkennung freut, demselben gern hätte zugezählt sein mögen. Der Herr Major weiß ja selbst am besten, wie lieb mir unser Verein ist und wie hoch er mir steht, er durfte schon an mich glauben; denn ich bin gar nicht in der Verfassung, unsern Verein, sei es von welcher Seite es auch wolle, verunglimpfen zu lassen. Wenn ich auch viele Fehler habe, so ist der meinem Charakter doch nicht eigen, daß ich meine Ueberzeugungen wechsele; ich kann sie wol aus Gutmüthigkeit, solange es mich selbst betrifft, andern zu Liebe unterordnen; wo es aber die Sache gilt, habe ich auch den Muth, sie zu vertreten. Vom Major selbst

---

77 Major Dr. Julius Naundorff, Schriftführer im Directorium des Albertvereins.

hätte ich die Ueberzeugung, daß er ein rechter Brummbär wäre, und daß er viel besser thäte, hierher zu kommen, um sich von manchem zu überzeugen.

Ich könnte Ihnen noch viel mittheilen, meine liebe Frau von *, aber ich muß es bis zum nächsten male aufsparen; es wird Tag und ich muß thätig sein. Heute kommen die Schwerkranken sowie die Reconvalescenten aus unsern Spitälern hierher. Es ist ein hamburger Krankenzug angemeldet worden, welcher sehr bequem ist, und auch der unserige wird evacuirt. Es ist heilsam,

[252] wenn die Kranken hier ein paar Tage ausruhen, ehe sie auf die Eisenbahn kommen; denn der Transport per Achse ist trotz aller Vorsicht doch sehr anstrengend. Grüßen Sie alle recht herzlich von mir und behalten Sie lieb.

Ihre

Marie.

Fortsetzung des Tagebuchs

Den 6. Januar. Heute war ich wieder in Ville Evrart, mit Dr. Jacobi und mehrern andern Aerzten, welche sich uns in Chelles anschlossen. Kaum waren wir wieder über Chelles hinaus, so kamen schon wieder Granaten geflogen; die Forts hinter dem Avron schwiegen nur eine Zeit lang; die Franzosen hatten aber unterdessen Kanonen in einer Schlucht zwischen dem Fort Rosny und Nogent aufgestellt und schossen im Bogen über den Mont Avron weg auf unsere Batterien. Da man ihre drei Ostforts ziemlich beschädigt hat, suchen sie nun ihre Batterien vor denselben zu verschanzen. Unsere Batterien stehen am Chellerberg, der höher ist als der Avron, deshalb kann man ihnen nicht so gut beikommen; es ist eigentlich kein richtiger Berg, sondern ein langer ziemlich kahler Hügel, den eine kleine Ebene von 10 Minuten Breite vom Avron trennt. Die Kämpfe um Ville Evrart müssen viele Opfer ge-

[253] kostet haben, wie die weißen Kreuze beweisen, die man überall vom Eisenbahndamm hinter Chelles an bis zur Anstalt hin sah und die die Gräber der Gefallenen bezeichnen; ob es Deutsche oder Franzosen sind, die da begraben liegen, darüber konnten wir keine Gewißheit erlangen, denn einerseits war die Schrift auf den Kreuzen durch die Witterung verwischt worden und an andere konnte man wegen der Eisflächen nicht heran. Hinter der Au- stalt ist ein Wäldchen, aus dem sich die Unserigen und die Franzosen immer gegenseitig herausgetrieben hatten. Die französischen Vorposten sind ganz nahe. Links von Ville Evrart hat man auf einer kleinen Anhöhe in den würtembergischen Vorpostenstellungen 24-Pfünder aufgestellt, die nehmen die Franzosen in die Flanke und machen ihnen, wie man mir sagt, fürchterlich zu schaffen. Auf der Wache in Ville Evrart selbst beobachtete man die äußerste Vorsicht, um die Aufmerksamkeit der französischen Artillerie und ihre Kugeln nicht auf sich zu ziehen: alles ist in den Parterreräumen, nur der Observationsposten ist oben, sonst darf niemand hinauf. Man sieht von der Anstalt aus ganz deutlich die Kanonen auf Fort Nogent aufblitzen. Die Wachmannschaft ist hier gut versorgt, sie haben große weite Mäntel über ihren gewöhnlichen Soldatenmänteln, haben gutes Brot und klagen überhaupt nicht über Mangel, nur über viel Dienst. Morgen will ich Strohmatratzen und Decken herschicken, soviel ich entbehren kann. Die Anstalt ist das Großartigste, was ich je in der Art gesehen habe, sie ist für 1200 Geisteskranke eingerichtet und zwar in der zweckmäßigsten Weise und mit einem außerordentlichen, aber durchweg praktischen Luxus ausgestattet, alles ist so gediegen und so sauber;

[254] so fand ich z. B. in der Küche Dampfkessel in allen Größen. Das sollte unser Präsident Walther[78] sehen! Ich wünschte mir ein Albertiner-Krankenhaus mit solcher Einrichtung. Leider ist die Anstalt übel zugerichtet, theils durch die französischen Granaten, theils von seiten unserer Truppen, die viele der kostbarsten Möbel zertrümmert haben, um sie als Feuerholz zu verwenden. Die Franzosen thun sich durch ihr fortwährendes Bombardiren oft selbst den größten Schaden; wie viele Dörfer hier sind nicht von ihnen selbst von den Forts aus ohne Noth zerschossen und zerstört worden. Und nun bilden sie sich steif und fest ein, daß es unsern deutschen Truppen nur darum zu thun ist, Paris in Grund und Boden zu schießen, und lassen es mit größter Hartnäckigkeit darauf ankommen, daß es die Unsern dazu gezwungen, endlich doch noch thun werden. Sie bedenken nicht, daß sie sich selbst die Pulsadern aufschneiden, wenn sie sich nicht ergeben. Ich bin fest überzeugt, so schonend wie wir mit ihnen, wären sie mit uns nicht verfahren.

Den 7. Januar. Heute gehen mit dem hamburger Krankenzuge alle sächsischen Verwundeten und Kranken fort, die wir jetzt hier haben, auch drei Graue Schwestern und, Frau von L. Es war mir möglich, einen Wagen mit Coupes zweiter und dritter Klasse mit anhängen zu lassen, damit die Diener und Damen gleichzeitig fortkamen. Die Eisenbahnverwaltung ist immer sehr zuvorkommend gegen mich. Der Wagen, in welchem unsere Offiziere sind, geht mit dem Zuge bis nach Halle und von da nach Leipzig, da der Hauptmann von W. und mehrere andere in Leipzig bleiben; B. und von M. fahren nach Dresden. Ich bin heute wieder in Ville Evrart gewesen. Gestern

[255] war der schönste Tag, milde Luft und klarer Himmel, diesen Morgen regnete es tüchtig. Die große Kälte scheint vor-

---

[78] Vgl. Fußnote 62, Seite 205.

über zu sein, nun hat man es wieder mit dem Schmuz zu thun. Ich habe abermals vieles mit hierher gebracht; Bettstellen, Geschirre, darunter viele kupferne Kessel mit Henkeln an der Seite; nun können wir das Essen unsern Kranken viel besser zuschicken, und sie bekommen es nicht mehr kalt. Die Bettstellen von Eisen sind sehr schön, und haben Stahlmatratzen ohne jeden Polster. Es liegen noch mehrere hundert in der Anstalt. Wir haben eine Anzahl derselben für die Schwerkranken und die Offizierstationen bestimmt. Ich möchte wol einige mir als Modell mit nach Hause nehmen, daß man sehe, wie praktisch dieselben construirt sind. Auch der Anstaltsapotheke haben wir viel Nützliches entnommen. Unsere Station sieht nun schon ziemlich respectabel aus; wir haben jetzt fast durchgehend Bettstellen, denn abgesehen von denen aus Ville Evrart bekamen wir eine Anzahl aus Château-Thierry, andere fertigten uns die Pionniere an.

Heute wurde wieder fürchterlich geschossen. Seit zwei Tagen soll auch auf der Südseite von Paris das Bombardement eröffnet sein. Man hört die verschiedenartigsten Gerüchte, man sagt sogar, der Mont Valerien der eigentliche Schlüssel von Paris, sei von den Deutschen genommen, was ich fast nicht glaube. Man erfährt kaum, was in der nächsten Nähe geschieht. Seit ich vorn gewesen bin, habe ich gesehen, daß die Sache nicht leicht ist. Wenn wir nur erst bis Paris schießen könnten, um die Munitionsfabriken unthätig zu machen. Im Süden vor Paris soll auch wieder eine Schlacht geschlagen worden sein, Näheres weiß ich noch nicht. So viel ist gewiß,

[256] daß hier bei uns kein eigentlicher Ausfall mehr zu befürchten ist, nachdem der Avron uns gehört. Die Ostforts werden wol auch nicht gestürmt werden, sie liegen zu weit von der eigentlichen Stadt, um von ihnen aus hineinschießen zu können; die andern Forts sind weit

wichtiger, da von ihnen aus die Stadt eher zu erreichen ist.

Den 8. Januar. Heute hat man mir den Hauptmann K. gebracht, und 18 Kranke von den Vorposten. Ungeachtet die Kanonade fortdauert, hat unser Armeecorps keine Verwundeten; von der preußischen Artillerie sind 11 verwundet.

Heute sind wieder Herren aus Versailles hier, der Adjutant vom Fürsten Pleß und mehrere hohe Offiziere; sie bestehen alle darauf, hier zu logiren, es scheint eine Art Auszeichnung für uns sein zu sollen, daß wir recht viel Arbeit haben.

Die drei Pflegerinnen H., G. und vielleicht auch die S. werde ich wol nach Hause schicken müssen. Die ersten beiden eignen sich wol kaum zu Albertinerinnen, ich werde noch genauer prüfen, was vorgefallen und dann entscheiden, ob beide oder nur die erste zu entlassen sei. In Betreff der Pflege habe ich nicht zu klagen, aber es geht ihnen der moralische Halt ab. Die erste Anforderung an eine Albertinerin ist, daß sie sich selbst achtet, daß sie moralisch hoch steht, und auf dem Kriegsschauplatze ist das noch strenger zu nehmen als daheim, zumal hier, wo die Albertinerinnen sich eine Stellung errungen haben, welche Neid erregt, und wo ein ungewöhnlicher Maßstab an uns gelegt wird. Wir dürfen keinen Augenblick aus-den Augen verlieren, wer unsere Präsidentin ist. Uns

[257] mangelt der ganze Schutz der Welt gegenüber, den die geistlichen Schwestern in Anspruch nehmen.

Es ist für mich ein recht erhebendes Gefühl, daß unsere Albertinerinnen mit den Grauen Schwestern wirklich wie mit Schwestern verkehren, auch die Diakonissen sind schwesterlich, wenn auch dresdener zuweilen eine Ausnahme machen.

Man muß streng darauf sehen, daß jede, die sich Albertinerin nennt, sich gewissenhaft verpflichtet, im Frieden wie im Kriege sich so einfach wie möglich zu tragen, schlicht gekämmtes Haar und nette Kopfbedeckung. Es wäre gar zu schmerzlich, wenn wir das uns so schwer erkämpfte Vertrauen etwa verlieren sollten, weil wir während des Krieges alles aufgeboten, um soviel Pflegekräfte als nur möglich zu stellen, aber nicht streng genug in der Auswahl gewesen. Die Welt hat zu wenig Nachsicht, hauptsächlich in solchen Zeiten, sie achtet nur da, wo sie muß.

Den 9. Januar. Ich bin besorgt, daß man zu streng verfährt mit denen, die mich angefeindet; man scheint die Anklagen, welche gegen mich erhoben wurden, als-böswillige Erfindungen erkannt zu haben, geht aber nun gleich so weit, um mich das vergessen zu machen. Der hiesige Depotverwalter, obwol ich darum gebeten, ihn in seiner Stellung zu lassen, muß fort; sein Nachfolger ist bereits hier. Mir wäre es lieber gewesen, man hätte es beim alten gelassen. Ich habe in diesem abscheulichen Frankreich schon so viel unschuldig gelitten, daß ich das auch noch hingenommen hätte; durch solche Erörterungen wird viel Neid rege gemacht!

Die Kanonade dauert fort, von Verwundeten um [258] Paris höre ich nichts; aber bei der Loirearmee soll wieder eine Schlacht geschlagen worden sein, und da wird es sicherlich wieder viele Verwundete geben! Heute höre ich, daß es in Paris an mehrern Stellen brennen soll. Die Zahl derer, die evacuirt werden, ist jetzt sehr verschieden, am-3. Januar waren es 710, am 4. 40, vorgestern 801, gestern wieder nur 124, heute 231.

Heute Nachmittag erfuhr ich, daß Fräulein von Trautvetter gestorben ist. Sie mußte also den Anfang machen! Den Pflegerinnen, welche ihr am nächsten stehen, und mir selbst sollte nicht vergönnt sein, eine Hand voll Erde aus ihren Sarg zu werfen. Gott gebe ihr Frieden!

Den 10. Januar. Heute war ich in Claye, Annet und Meaux. Generalarzt Roth in Claye muß immer noch zu Bett liegen, aber es geht ihm doch besser. In Meaux habe ich im englischen Depot wieder recht reichlich gefaßt: 50 Dutzend Hemden, 100 Dutzend Paar Strümpfe, 400 wollene Decken, 20 Dutzend Unterjacken, 1000 Flaschen guten Wein, Schinken, Wurst u.s.w. Mir sind diese Sachen äußerst nothwendig für unsere Vorposten und Feldwachen; einzelnen habe ich schon Matratzen und Decken gegeben. Weil wir vorn keine Krankenstuben mehr etabliren dürfen, so ist es gut, daß die Herren Aerzte etwas zur Verfügung haben, wenn einer oder der andere erschöpft ist. Nun haben aber die Gesunden auch Bedürfnisse an warmen Sachen; ich bin daher glücklich, wenn ich ihnen etwas geben kann, denn bei dieser Kälte ist der Dienst gar so hart. Es ist ein sprechendes Zeugniß für das gute Verhältniß zwischen Offizier und Soldat, wenn erstere persönlich kommen und für ihre Soldaten betteln. Könnte ich nur in den

[259] Vorposten die Menage übernehmen, es würde schon etwas helfen, wenn unsere Truppen eine Art Häuslichkeit hätten. Ich will damit nicht sagen, daß sie Noth leiden, aber sie haben keine Ordnung, und da fürchte ich sehr um ihre Gesundheit. Solange die Aufregung dauert, wird es wol gehen, aber mancher legt hier den Keim zum spätern Siechthum. Ich habe oft meinen Streit mit den jungen Offizieren, daß sie immer ohne Mäntel reiten was sie gar nicht nothwendig haben, denn niemand ist da der ihre Taille bewundern kann.

Den 11. Januar. Es waren mehrere Aerzte von der Truppe hier, Dr. T., Dr. M. und andere. Gott sei Dank, wir haben keine Verwundeten. General von

Manteuffel[79] und mehrere andere hohe Offiziere haben sich anmelden lassen, um hier zu übernachten. Abends trafen sie auch ein und speisten bei uns. Manteuffel sagte mir allerhand Schmeichelhaftes über unsere Thätigkeit, innige Freude aber machte er mir, als er meinte: „Wissen Sie, Mama Simon, Ihre Kronprinzessin ist ein herrliches Weib; mit welcher Energie sie sich der Sache hingibt, meine Verwandten schreiben mir oft davon!" Auch von Sr. königl. Hoheit unserm Kronprinzen hat er mir viel erzählt, von seiner Ruhe und Besonnenheit, ferner, wie unsere Generale Senfft und Lippe ihn am 23. December so außergewöhnlich unterstützt und so gut manövrirt hätten, daß er ihnen zum wärmsten Danke verpflichtet sei. Graf Wartenburg meinte, es wäre eine Freude gewesen, mit welcher Präcision und Unerschrockenheit unsere Cavalerie vorgegangen wäre. Die Herren blieben bis nach 12 Uhr bei Tisch sitzen, ich mußte natürlich aushalten. Es scheint, als wenn noch nicht Frieden werden

[260] wollte. General von Manteuffel geht nach Süden, um eine neue Armee zu übernehmen und sich dann mit General von Werder zu vereinigen; diese Nachricht hat mich wieder sehr muthlos gemacht.

Den 12. Januar. Heute war wieder ein rechter Freudentag für mich. Gräfin Bernstorff, Gemahlin des norddeutschen Gesandten in London, die einen großen Transport Liebesgaben auf den Kriegsschauplatz abgesandt, hat auch mich mit einer ansehnlichen Menge nützlicher Sachen bedacht; besonders beglückte mich ein großer Koffer, der mit unendlicher Sorgfalt gepackt ist und viel Nützliches und Praktisches enthält, wie mir bisher etwas

---

[79] Edwin von Manteuffel, 1809 bis 1885, preußischer General, am 11. Januar 1871 wird er aus Nordfrankreich abberufen und übernimmt das Kommando der Südarmee; nach Kriegsende bleibt Manteuffel Oberbefehlshaber der Okkupationsarmee in Frankreich; im Spetember 1873 wird er Generalfeldmarschall.

Aehnliches noch nicht zu Gesicht gekommen ist. Nichts fehlte, an alles war gedacht: Medicamente, Erquickungs- und Stärkungsmittel, Instrumente und anderes mehr. Ich kann nicht sagen, wie mich das freut, daß nicht allein der Internationale Verein in London, sondern auch die deutschen Frauen in England uns solche Beweise von Vertrauen und Anerkennung geben. Das ist gewiß eine Aufmunterung für unsern jungen Albertverein.

Vor einigen Tagen erhielt ich durch zwei berliner Delegirte eine Masse Weihnachtssachen, die zu spät hier-eingetroffen und eigentlich von dem Comité zur Bescherung der Truppen bestimmt waren. Die beiden Herren baten mich, eine Anzahl Packete, die an einzelne Personen in verschiedenen Truppentheilen adressirt waren, und die hier niemand, auch nicht das Centraldepot ihnen hatte abnehmen wollen, hier deponiren zu dürfen. So beschränkt ich auch mit dem Raume war, suchte ich es doch möglich zu machen. Die Herren sagten mir, sie hätten bereits an die Betreffenden geschrieben, daß sie binnen acht Tagen

[261] ihre Packete bei mir abholen sollten, und daß es nach Ablauf dieser Frist im Interesse der Kranken verwendet werden würde. Vielleicht kann man doch noch Einzelnen nachträglich eine Weihnachtsfreude bereiten.

Den 13. Januar. Wir hatten abends Herrn Geh, Finanzrath von Nostitz und Herrn Referendar Kohlschütter bei uns; ich freute mich darüber, denn sie kamen ja aus der Heimat und erzählten mir viel von unserer theuern Kronprinzessin. Der Herr Geheime Finanzrath hat sich nicht von der Etappe einquartieren lassen, sondern wohnte bei Baron von Witzleben und aß bei uns zu Abend.

Der Kampf zwischen Baron von W. und Kammerherrn von L. um meine Wenigkeit dauert fort; Herr von L. kann es mir immer noch nicht ganz vergessen, daß ich so lange in Château-Thierry geblieben bin.

Ich muß bei jeder Gelegenheit, wo ich mit ihm zusammenkomme, immer einen kleinen Seitenhieb mit in Kauf nehmen, auf mich könne er doch nicht rechnen, ich machte es doch wie in Château-Thierry u.s.w. Da er ein so nobler, warmherziger Mann ist, den ich wie alle, die mit ihm in nähere Berührung kommen, hochschätze und verehre, so lasse ich mir seine Neckereien gern gefallen, einem andern hätte ich darob schon offene Fehde angekündigt. Er ist ein wirklicher Johanniter in des Wortes vollster Bedeutung; neben ihm vermisse ich immer den guten braven Rex, auch er war mit ganzer Seele dabei. Eine Zeit lang war ich um Herrn von L. recht besorgt, er schien sehr angegriffen zu sein; jetzt sieht er wieder wohler und trotz seinem abgeschabten Rock sehr hübsch aus. Es macht mir immer Spaß, wenn

[262] Männer, die doch nicht so leicht einen andern zur Geltung kommen lassen, von seinen schönen regelmäßigen Zügen schwärmen; was werden erst die Pariserinnen sagen! Da werde ich wol meine Autorität als Mutter geltend machen müssen und ihn, wie so viele andere, nicht hineinlassen dürfen.

Den 14. Januar. Ich habe Ihnen schon manchmal von der lustigen Stimmung unserer Truppen erzählt; da haben Sie auch einmal ein Beispiel davon. Lesen Sie folgendes mir aus den Vorposten zugesandte Poem:

Sehr hochgeehrte Frau Simon!
Gestatten Sie mir einen poetischen Ton.
Der Krieg, er ist kein Kinderspiel,
Wer ihn mitmacht, muß dulden viel,
Besonders, ist es kalt und feucht
Wie jetzt, erkältet man sich leicht.
Soll da der Mensch bei Kräften bleiben,
Muß Stärkung er sich einverleiben,
Gehörig seinen Magen füllen,
Und sich in warme Kleidung hüllen.

Für beides, für Magen und für den Leib,
Versorgte mich kürzlich ein braves Weib,
Und diese heißt Simon, der hiermit ich danke
Und wünsche, daß niemals dieselbe erkranke.
Doch hören Sie, was mir jüngst ist passirt:
Es ward eine Flasche mir zugeführt
Von Ihnen, betitelt »Champagner-Cognac«,
Die fällt mir herab und bekommt einen Knack,
Sodaß der Inhalt einen Ausweg nimmt.
Für wen war diese Flasche bestimmt?
Für den Oberst von +
Ach wollten Sie nicht so gütig sein
Und mich mit einer andern beglücken.
Ich werde nebst Wurst dem Herrn Oberst sie schicken-
Der, den bisjetzt eine Kugel nicht traf.
Ihr ganz ergebenster ++

[263] Den 15. Januar. Die Kanonade ist heute wieder fürchterlich, alle Fensterscheiben zittern; einige Diakonen sind zu Fuß vor; es ist so furchtbar glatt, daß niemand reiten kann. Daß Paris an mehrern Orten brennt, ist begründet; auch auf Fort Nogent brennt es. Hier herrscht große Aufregung: täglich kommen Tausende von Truppen an, meist Baiern; auch große Züge von Munition gehen hier durch nach Chelles, wo der Munitionspark liegt. Gott nehme nur den in seinen Schutz, sonst geschähe grenzenloses Unheil. Unser Sanitätszug soll in Forbach fest liegen; ich habe bei der Evacuationscommission um Beschleunigung gebeten, da er nothwendige Sachen für uns enthält. Heute kamen zwei Herren aus Mainz vom dortigen Specialcomite zu uns, um zu fragen, was hier am nothwendigsten gebraucht werde. Man hat dort mit dem Frauenverein zusammen eine Sammlung veranstaltet, welche einen bedeutenden Ertrag gegeben hat, zugleich aber dort beschlossen, nur solche Sachen zu kaufen und herzuschicken, die hier nöthig gebraucht würden. Das ist

gewiß sehr praktisch und verdient allseitig Nachahmung, Es kommen so viele Sachen her, die man hier nicht recht brauchen kann, aber in der Heimat gut hätte verwerthen können.

Am Abend hatten wir unter anderm den Adjutanten des Grafen Maltzahn, Herrn von Sawatzky, und den Adjutanten des Großherzogs von Mecklenburg, Herrn von Thiele-Winkler bei uns. Letztern freute ich mich persönlich kennen zu lernen, ich hatte so viel Gutes von ihm gehört, hauptsächlich, wie er seine Arbeiter unterstütze und moralisch zu heben suche.

Den 16. Januar. In Betreff der drei Pflegerinnen [264] scheint es, nach genauer Erörterung meinerseits, nicht so schlimm zu sein, als es mir vorgestellt wurde. Sie haben den Schein gegen sich, es fehlt ihnen der weibliche Takt, der hier nothwendig ist; denn wer für Schmeichelei empfänglich ist, kann hier sehr leicht in eine falsche Stellung kommen. Die G. und die S. sind Waisen; sie haben mir versprochen, sich so zu betragen, daß sie keinen An-. stoß mehr geben. Ich werde es also noch einmal mit ihnen versuchen, und will sie in meiner Nähe behalten. Die M. läßt auch in mancher Beziehung viel zu wünschen übrig. Für mich ist es recht schwer, die Entscheidung zu treffen; ich muß mit rücksichtsloser Strenge verfahren, die mir dann leicht als Parteilichkeit oder Ungerechtigkeit ausgelegt wird.

Den 17. Januar. Diese Nacht soll ein Ausfall gegen die 23. Division stattgefunden haben. Die Gerüchte waren so beunruhigend, daß man bei der Aufregung, in der man hier lebt, das Schrecklichste befürchtete. Ich entschloß mich, an Ort und Stelle zu fahren, um mich zu überzeugen, was es eigentlich gegeben. Mein Pflegesohn und der sächsische Felddiakon F. begleiteten mich. Es ist allerdings ein Ausfall gewesen, in der Nähe von Livry, er hatte aber nichts zu bedeuten. Solche Ausfälle wiederholen sich auf der ganzen Vorpostenlinie täglich. Der Feind befolgt die Taktik, unsere Truppen möglichst zu beunruhigen und schießt immer ins Blaue hinein, um zugleich die Pariser nicht zu Verstande kommen zu lassen. So sind unsere Kinder Tag und Nacht keine Minute sicher und immer auf Alarm, sie sind aber wohl und munter und so ruhig, als wenn sie auf dem Exercirplatze wären. Verwundungen gibt's sehr wenige, die Verpflegung

[265] ist gut und so hört man keine Klagen, trotz der großen Kälte; auch Erkrankungen sind jetzt seltener und finden sich meist nur bei den Neueingezogenen, die die Strapazen noch nicht gewöhnt sind. Der Hauptzankapfel ist immer noch der Avron, die Franzosen versuchen ihn immer wieder zu besetzen, woran sie die Unsern mit aller Gewalt hindern. So kommt es nun vor, daß sie sich gegenseitig die Streifpatrouillen wegfangen; von uns haben sie in den letzten Tagen auch 10 Mann erwischt, wie die Offiziere sagen, verschmitzte Jungens, aus denen die Franzosen wenig herausbekommen würden. Die Sympathie der Franzosen für die Sachsen soll mitunter groß sein, aller Unfug, den unsere Kinder mitgemacht, kommt auf Rechnung der Prussiens.

Ich war auf meiner Tour auch in Montfermeil und habe das Sanitätsdetachement, die Aerzte und den Commandanten gebeten, sie möchten mich, wenn sich irgendetwas ereignen sollte, ja benachrichtigen, und wenn es Verwundete gäbe, sie wenn irgendmöglich gleich nach Lagny schicken.

Den 18. Januar. Heute findet in Versailles die Kaiserproclamation statt; auch unsere beiden Prinzen[80] haben sich hinbegeben.

---

[80] Kronprinz Albert (1828–1902), Führer der neuen IV. Armee/Maasarmee, und Prinz Georg (1832–1904), Chef des 7. Infanterieregiments Nr. 106.

Seit gestern ist Regenwetter eingetreten; das Wasser wächst bedeutend und das Eis in der Marne fängt an sich zu heben; ich will die Sachsen, die drüben in den bairischen und würtembergischen Spitälern liegen, rasch herüberholen lassen, damit sie für unsern Sanitätszug hier bereit sind; denn ich fürchte, wenn die Marne austritt und die Brücken wegen des Eisgangs abgebrochen

[266] werden, daß ein Evacuiren dann nicht mehr möglich sein wird.

Mit Major von B. geht es sehr gut. Heute war Oberstlieutenant Gärtner, Chef der Cernirungsartillerie[81] der Ostfront, hier, und bat für seine sehr angegriffenen Mannschaften um warme Sachen, Decken und Erfrischungen, nachdem ich schon vor einigen Tagen von anderer Seite in derselben Angelegenheit angegangen worden war. Neulich war nämlich Herr Stabsarzt Dr. Hille hier und erzählte mir, daß es bei den Belagerungstruppen so sehr an warmen Kleidungsstücken fehle. Ich konnte es nicht recht begreifen, da doch immer mit für sie gesorgt worden war, aber dennoch ist es so. Es sind nämlich viel Ersatzmannschaften gekommen und für diese ist noch nicht gefaßt worden. Oberst von L., erzählte mir der Herr Stabsarzt, habe bereits darüber Bericht erstattet, aber es sei noch nichts darauf erfolgt. Ich sagte Herrn Dr. Hille zu, daß ich ihm für diejenigen, die auf Posten wären, warme Sachen sowie einen Zuschuß von Erquickungsmitteln geben wollte. Die Truppen, zumal die Vorposten, können nicht immer zur rechten Zeit das erhalten, was ihnen officiell geliefert wird; jede Truppenabtheilung hat bei ihrem betreffenden Magazin zu fassen und das ist nicht immer in der Nähe; 24 Stunden Zeitverlust aber bringt mitunter Gefahr und soll man denn warten, bis

[81] Cernierung: Einschließung einer Ortschaft, meist Festung, z. B. zum Aushungern.

die Leute krank geworden sind? So scheint mir ein Zuschuß zu den officiellen Lieferungen unter Umständen gewiß recht am Platze zu sein. Nach Aussage des Herrn Dr. Hille ist die Zahl derer, die bei den Batterien auf Vorposten zu stehen kommen, hundert. Ich bat ihn, dem Commandanten zu sagen, daß ich das Nöthige schaffen

[267] wolle und daß er gegen eine Bescheinigung die Sachen bei mir in Empfang nehmen möge. Am andern Tage kam nun der Adjutant des Commandanten, um das Versprochene zu holen. Ich hatte mich so darauf gefreut, ihn recht reichlich bedenken zu können, wurde aber durch seine Bemerkung, daß die Zahl jener Vorposten 1400 betrüge, aus meinen Himmeln gerissen. Nun war guter Rath theuer. Was anfangen! Doch geholfen mußte werden; ich hatte es einmal zugesagt und war entschlossen, mein Wort zu halten. Ich bestellte also den Adjutanten wieder, um den Rest zu holen, und wandte mich nun in erster Linie an das Verpflegsmagazin, da ich wußte, daß dort 40000 Decken lagen, die nach Orleans bestimmt, dort aber wol nicht mehr nöthig waren. Auch war Vieles an warmen Unterkleidern, Schuhen u.s.w. als herrenloses Gut aufgefunden und abgeliefert worden. Der Etappencommandant sowie der Controleur R. und Proviantmeister St., mit denen wir in Betreff der Verpflegung zu thun hatten, wußten, daß wir ein nicht unbedeutendes Guthaben an das Verpflegungsmagazin hatten, und sie versprachen alles zu thun, was ihnen in ihrer Stellung möglich wäre. Es existirt der Befehl, daß man den Truppen einen entsprechenden Zuschuß gewähren soll, es muß aber beim Militär die Form um jeden Preis aufrecht erhalten bleiben, wenn nicht alles aus Rand und Band gehen soll, und so kommt es, daß solche wohlgemeinte Verordnungen oft lange nur auf dem Papiere stehen. Die erwähnten Herren konnten denn auch nicht so ohne weiteres disponiren, und ich war in größter Be-

sorgniß. Das war gestern. Als nun heute der Commandant, Oberstlieutenant Gärtner, selbst kam, um mir

[268] das Schicksal seiner Jungens, wie er sich ausdrückte, selbst ans Herz zu legen, war glücklicherweise Herr Intendanturrath Beuthner hier. Ich klagte ihm meine Noth und er war sofort in seiner Herzensgüte bereit zu vermitteln, daß wir alles, was nothwendig sei, aus dem Verpflegsmagazin erhielten. Als ich ihm recht innig danken wollte, war er es, der dankte für die Sorge, welche ich um die Truppen hätte, und war damit ganz einverstanden, nicht erst zu warten, bis die Menschen krank geworden. Ich sollte nur die Herren mit der Bedarfsanzeige zu ihm schicken. Nun können Sie denken, liebe Freundin, daß diese nicht bescheiden ausfiel, denn ich dachte, nachlassen kann man immer. Also 700 wollene Decken, 1000 Stück wollene Hemden, 1000 Paar wollene Strümpfe, 10 Centner Kaffee, 12 Centner Schinken und Rauchfleisch, 12 große Faß Kornschnaps, 5 Centner Fleischconserven, mehrere hundert Paar Stiefeln und Schuh. Dann gaben wir aus unserm Depot noch dazu circa 100 wollene Jacken, 400 Leibbinden, 200 Paar Unterbeinkleider, 1 Centner Zucker, 25 Flaschen Portwein, 50 Flaschen Cognac und noch Verschiedenes; die Fleischconserven, den Cognac und Zucker für die Offiziere, den Portwein für die Kranken. Wie ich mich nun bei dem Herrn Intendanturrath wegen meiner Unbescheidenheit entschuldigen wollte, sagte er mir, diese Unbescheidenheit sei ein Ehrenzeichen für mich, und ich möge mich, wenn es an etwas fehle, nie sorgen, sondern nur immer zu ihm kommen. Und als ich ihn bat, er möchte ja dafür sorgen, daß nicht etwa die Kanzleimenschen bei der Abrechnung Differenzen machten und gar einer nach Jahr und Tag noch Bezahlung von dem verlange, der aus Fürsorge für seine Soldaten so bereit-

[269] willig eine Empfangsbestätigung ausgestellt (denn die Belagerungsartillerie gehört zur VI. Armee und das Verpflegsmagazin zur III.), da lachte er mich aus und versicherte mir, daß das nie geschehen werde.
So ganz ohne Gegendienst durfte der Commandant nicht ausgehen; ich hatte über Chelles hinaus noch eine Masse Holz liegen sehen und hier brauchte ich es sehr nothwendig; so wurde denn mit dem Herrn Oberstlieutenant ein Abkommen getroffen und er war sehr bereitwillig dazu, mir das Holz herzuschaffen, da doch beim Artilleriepark Fuhrwerk zur Disposition steht. Wenn die Pariser wüßten, daß sie mit dazu beitragen, mir Holz zu verschaffen, indem sie die Bäume hier zerschießen sowie ein paar alte Laffetten und daß unsere Artilleristen trotz der fürchterlichsten Kanonade noch Zeit genug übrig haben, um die Lazarethe und die freiwilliger Krankenpflege in Lagny-Thorigny mit Holz zu versorgen, sie würden vielleicht ihr Pulver sparen und sich rascher entschließen, Paris zu übergeben.
Es sind so viele Berichterstatter auf dem Kriegsschauplatze von renommirten Zeitungen, ich wünschte, ich hätte einen derselben hier, er würde ganz eigenthümliche Bilder in sich aufnehmen. Hans Wachenhusen[82] soll in Lagny sein; schade, daß ich ihn nicht kenne. Er soll in irgendeiner Zeitung, ich glaube in der Kölnischen, einen erbarmungslosen Krieg gegen die freiwillige Krankenpflege losgelassen haben. Vielleicht wäre er, wenn er sich einen Einblick in unsere hiesige Thätigkeit verschafft hätte, doch milder gestimmt worden. Es ist, gelinde gesagt, unbedacht, alles ungeprüft in Eine Klasse zu werfen und zu ver-

[82] Hans Wachenhusen, 1823 bis 1898, vielgelesener deutscher Kriegskorrespondent, Reise- und Romanschriftsteller; im Deutsch-Französischen Krieg als Korrespondent für die Kölnische Zeitung tätig.

[270] urtheilen. Ein derartiges Verfahren kann auch unter solchen Verhältnissen unmöglich Nutzen schaffen noch Uebelstände beseitigen.

Den 20. Januar. Es ist mir die Meldung gekommen, daß heute unser Sanitätszug in Mitry eintreffen wird. Ich will, wenn es möglich ist, nach Claye und Annet, vielleicht auch nach Mitry. Wenn ich etwas zu sagen hätte, würde ich Claye entschieden als Spital aufgeben, wegen der dort befindlichen Feldschlächterei. Als ich das letzte mal dort war, roch es sehr übel. Wollte man es beibehalten, so könnte man nur die bereits anderwärts in Beschlag genommenen kleinen Schlösser mit Kranken belegen.

Ich bin recht niedergeschlagen, daß ich nicht erfahren kann, wer verwundet ist von dem Theile unserer Cavalerie und unserer Jäger, die zu einer andern Armee abcommandirt sind. Herr von Witzleben hat an den dortigen Delegirten Herrn von Finkenstein bereits geschrieben, heute muß er telegraphiren, die Briefe gehen zu unsicher. Ich will schon noch einen Weg ausfindig machen, zu erfahren, in welchen Spitälern sie untergebracht sind, und werde, wo nöthig, Pflegerinnen hinschicken.

Den 22. Januar. Heute kamen wieder zwei große Sendungen speciell an uns, aus Nürnberg und aus Frankfurt a. M. Es macht mir zwar viel Arbeit, eine Art Depot mit zu verwalten, zumal da die Localverhältnisse Schwierigkeiten in den Weg stellen, aber ich thue es gern; kann ich doch um so mehr helfen.

Die Post brachte mir heute sehr viele Briefe, darunter einen von unserer hohen Präsidentin, ein Directorialschreiben, was mich um des Vereins willen sehr freut.

[271] Den 23. Januar. Es ist, als wenn man nicht zur Ruhe kommen sollte. Daß man die Eisenbahnbrücke bei Toul gesprengt hat, ist schlimm, wir haben dadurch doppelte Mühe, zumal man auf der andern, nördlicher lau-

fenden Bahn, die uns auch mit Deutschland in Verbindung erhält, bei Mezieres die Schienen gelockert und dadurch auch schon einen Zug zum Entgleisen gebracht hat; es scheint darauf abgesehen zu sein, uns den Proviant abzuschneiden. Die Sanitätszüge können jetzt nicht zu uns gelangen und die Kranken und Verwundeten müssen länger bei uns bleiben. Auch die Gefangenen bringt man auf der Bahn nicht vorwärts, und so werden sie auf der Landstraße transportirt, ein schweres Marschiren in dieser Jahreszeit! Seit einigen Tagen haben wir Regen und die Wege sind ganz bodenlos. In Paris muß eine wahre Verzweiflung herrschen; das Fort St.-Denis brennt an acht Stellen; man hatte nicht geglaubt, daß unsere Geschütze so weit tragen, daß sie auch das Innere von Paris erreichen. Beim letzten Ausfall beim Mont Valerien haben sie ungeheuere Massen Truppen aus Paris geworfen und dann nicht wieder hineingelassen; man erzählt sich, die Menschen würden betrunken gemacht und die Offiziere trieben sie mit dem blanken Säbel vor; so kommen sie unserer Artillerie entgegen. Bei jedem Ausfalle sollen Massen von französischen Todten und Verwundeten herum liegen. Vom Süden kommen wiederholt Telegramme um Eisbeutel, Watte, Schienen u.s.w., und auch um Pflegekräfte.

Heute besuchte mich ein Pater Horn, er geht mit zehn Barmherzigen Schwestern nach Bordeaux, um dort gefangene verwundete deutsche Soldaten zu pflegen. Man [272] sollte auch um alles in der Welt die deutschen Verwundeten und Kranken aufsuchen und wenn sie transportabel sind, nach Hause schicken. Ich habe bereits verschiedene Verbindungen angeknüpft, und wenn ich die nöthige Erlaubniß von den verschiedenen Seiten bekomme, will ich thun, was in meinen Kräften steht. Nur müßte ich mich dann mit einem Herrn verbinden, der der französischen Sprache mächtig ist und womöglich Frankreich etwas kennt. Ich möchte nichts unversucht lassen, möchte das Pfund nicht vergraben, das der himmlische Vater mir-anvertraut. Er hat mir bisjetzt Kraft gegeben, manches zu überwinden, wovor mir bange ward. Im Vertrauen auf ihn habe ich meine Mission begonnen als ein Werkzeug in seiner Hand; das will ich bleiben solange es ihm gefällt.

Den 24. Januar. Einige meiner Pflegerinnen waren recht erkrankt; die K. liegt seit acht Tagen; es ist leider der Typhus, aber ich glaube, daß sie über den Berg ist; mit der M., die eine tüchtige Halsentzündung hatte, geht es besser; ebenso mit der A., um die ich sehr besorgt war denn ich fürchtete, es wäre eine Gehirnentzündung, aber sie hat nur zwei Tage gelegen.

Den 25. Januar. Unser Sanitätszug soll den Sonnabend 1/2 11 Uhr abgehen, sicher ist es aber noch nicht.

Heute hatten wir wieder hohen Besuch; Hausminister von Schleinitz aus Berlin sowie die beiden Präsidenten des preußischen Abgeordnetenhauses und einige Geheimräthe waren unsere Gäste. Die Eisenbahnzüge gehen sehr unregelmäßig, die Herren sollten um 7 Uhr kommen, kamen aber erst früh um 3 Uhr. Der Hausminister erzählte,

[273] Jules Favre[83] sei in Versailles bei Sr. Majestät und Bismarck gewesen und es seien begründete Hoffnungen auf Frieden vorhanden.

Heute haben wir 400 Kranke, worunter viele Offiziere, hier behalten müssen, weil kein Sanitätszug abging, und mehrere Hundert sind wieder angesagt. Sollte morgen ein

[83] Jules Favre, 1809 bis 1880, gemäßigt bürgerlicher Abgeordneter im französischen Parlament, nach der Gefangennahme Napoleons III. im September 1870 ruft er mit Léon Gambetta die Dritte Republik aus, wird Aussenminister und unterzeichnet am 28. Januar 1871 für Frankreich den Waffenstillstand mit dem Deutschen Reich.

Sanitätszug kommen, dann schicke ich eine Anzahl Sachsen mit demselben fort; ich will sehen, daß sie zusammen in einem Wagen gelagert werden, der dann in Halle an einen andern Zug, der nach Leipzig und Dresden geht, angehängt wird. Man sollte es ermöglichen, die evacuirten Kranken gleich an Ort und Stelle zu bringen; wie manchen Würtemberger hat man mit nach Berlin genommen! Man thäte den einzelnen davon Betroffenen mit dieser Rücksicht einen großen Gefallen und andererseits ersparte man manchen ganz unnöthigen Transport.

Den 27. Januar. Morgen sende ich die irdische Hülle des Oberlieutenants R. von hier ab; man macht unsagliche Schwierigkeiten mit dem Transport von Leichen.

Der große Moment in Betreff Paris scheint nahe. Der allmächtige Gott möge seinen Segen geben! Seit nachts 12 Uhr ist auf Befehl Sr. Majestät das Schießen eingestellt; auch die französischen Geschütze schweigen; die Unterhandlungen sind im Gange.

Gestern ist ein rechtes Unglück geschehen: vier von unsern Sachsen wurden von einer Granate schwer verwundet, mit der sie gespielt hatten; drei von ihnen sind in Montfermail bereits gestorben, der letzte, den man nach Pomponne gebracht hat, liegt hoffnungslos darnieder. Mit unserm Sanitätszuge sende ich an Ihre königl. Hoheit

[274] eine Kiste mit Granatsplittern, sowie eine ganze, aber völlig entladene Zuckerhut-Bombe; ich weiß, daß solche in Leipzig im Bazar gut bezahlt worden sind. Ich selbst bin kein Freund von solchen Fragmenten, denn mit diesen Trophäen hat man nach unsern Kindern geschossen. Auch ein Körbchen mit Käse zum Frühstück fürs Max-Palais schicke ich mit: ich versetze mich so recht lebhaft dahin und werde sehr glücklich sein, wenn ich erst wieder hingehen kann; denn es ist bewundernswerth was da geleistet wurde und wie sich unsere Damen in jeder Hinsicht bewährt haben. Diese lange andauernde Thätigkeit in den vielen

Lazarethen und Verbandstationen ist keine Kleinigkeit, zumal doch fast jede der Damen ihren Haushalt zu versorgen hat.

In Annet hat eine Frau angezeigt, daß der Pfarrer über 600 Gewehre verborgen habe, und zwar einen großen Theil in der Kirche selbst, daß er Verbindungen mit Francireurs unterhalte und daß man die Magazine überfallen wolle. Der Pfarrer ist als Gefangener nach Meaux abgeführt, ein College von ihm soll sich dass Leben genommen haben. Man hat zwar nicht die angegebene Zahl Gewehre gefunden, aber ganz aus der Luft gegriffen war die Anzeige nicht. Oberstabsarzt Pfotenhauer hatte immer ganz friedlich mit dem Pfarrer verkehrt und war stets mit großer Schonung gegen ihn verfahren. Man will wissen, daß die Vincentinerinnen ebenfalls mit Frankreich Verbindung unterhielten; wenn das auch der Fall sein sollte, so wird das gewiß keine politische Verbindung sein; ihr eigentliches Mutterhaus ist ja in Frankreich.

Ach Gott, die Zeit ist recht schwer, hier sind die Menschen verwildert, und zu Haus sind sie aufgeregt, und weil sie keine Ahnung haben von dem, was hier ge-

[275] schieht, so urtheilen sie, wie es ihnen gerade einfällt. Mir schreibt man Briefe, die mich um der Sache willen recht traurig machen, aber sie werden mich dennoch nicht entmuthigen.

Den 28. Januar. Es darf nicht mit Stillschweigen übergangen werden, wie man hier eine eigene Justiz übt zu Gunsten der freiwilligen Krankenpflege. Der Auditeur unserer Etappe bestraft alle Polizeivergehen mit Geldstrafen; die Einnahme fließt in unsere Kasse. Dieser junge Mann hat das Zeug zum Justizminister. Es ist interessant, was alles bestraft wird. Neulich hat ein Lieferant, welcher sich eine Unredlichkeit zu Schulden kommen ließ, 25 Thaler zahlen müssen. Unser Etappenarzt läßt sich die Zeugnisse, welche er für Privatpersonen ausstellen muß, ebenfalls bezahlen und gibt den Ertrag in unsere Kasse. Das hilft alles wirthschaften.

Ich bekam heute einen sehr schwerkranken Vicefeldwebel D. vom Train zur Pflege; wieder ein Fall, wo die Krankheit nur bedenklich geworden war, weil der junge Mann sie so lange verheimlichte, bis er liegen blieb. Jetzt ist die Krankheit so ernst geworden, daß wenig Hoffnung vorhanden ist, wenn auch Dr. Jacobi ihn noch nicht ganz aufgegeben hat, bei guter Pflege hofft er ihn dennoch zu erhalten. Ich muß den Mann hier behalten, er darf weder auf den Transport gebracht noch in ein Spital gelegt werden. Er hat einen so ernsten Typhus, daß bereits Frost eingetreten ist. Wie gern möchte ich den armen Jungen durchbringen, er ist kaum 19 Jahre. Mir ist nur lieb, daß ich Pflegerinnen entbehren kann. Ich habe jetzt hier im Hause ein Asyl, um darin für kommende Fälle Pflegerinnen einzurichten, und

[276] dann, wenn sich ein Lazareth von uns etablirt, gleich mit ihnen bei der Hand zu sein. Ohne Thätigkeik sind sie auch jetzt durchaus nicht

Dr. Jacobi hatte neulich einen ganz ähnlichen Fall wie der eben erwähnte vom Vicefeldwebel D., mit dem Freiwilligen E.; auch er hatte sich nicht werfen lassen wollen und mußte man ihn schließlich ganz bewußtlos aus den Vorposten hierher bringen. Da es bei uns im Hause sehr geräuschvoll, bat ich Dr. Jacobi, ihn nach Pomponne zu nehmen; sein ganzer Zustand deutete auf eine heftige Gehirnentzündung, niemand glaubte, daß er noch 24 Stunden leben könnte. Jetzt ist er bei völligem Bewußtsein, hat einen tüchtigen Ausschlag bekommen und ist außer Gefahr. Hätte er einen langen Transport aushalten müssen, oder hätte man ihn in ein überfülltes Spital geschafft, so wäre er zu Grunde gegangen. Solche Erfahrungen sind uns recht wohlthuend. Die Pflege am Krankenbett selbst ist eine Erholung für das Gemüth.

Die Passantenstation[84] und die Verpflegung dagegen sind höchst aufreibend und gar wenig befriedigend; es gehört ein fester Charakter dazu durch die crassen Bilder, die sich täglich wiederholen, nicht total zu Boden gedrückt zu werden.

Morgen bin ich zum Divisionsstab der 24. Division vom General Nehrhoff eingeladen. Ich habe leider schon verschiedene von den Offizieren an mich ergangene Einladungen nicht annehmen können, weil es entweder zu viel zu thun gab oder ich vor Erschöpfung nicht gehen konnte. Morgen wird hoffentlich nichts dazwischenkommen. Der Divisionsstab liegt in Brou, kaum eine halbe Stunde von hier zu fahren.

[277] Den 29. Januar. Heute gegen Morgen bekam ich durch eine Staffette die Nachricht, daß Paris capitulirt hat[85]. Man war so mistrauisch geworden, daß man selbst den zuverlässigsten Quellen nicht mehr rechten Glauben schenken wollte. Alles ist in großer Aufregung und Besorgniß, ob nicht etwa die seit mehrern Tagen abgebrochene Kanonade wieder beginnen könnte. Besonders erregt sind die wenigen hier gebliebenen Einwohner; sie hoffen, wenn erst der Friede sicher ist, werden sie uns in 24 Stunden los.

Im Laufe des Tages wurde die Uebergabe von Paris zur Gewißheit. Es war uns allen zu Muthe, als wäre uns eine schwere Last abgenommen, an die wir endlich gewöhnt waren. Was uns zuerst recht besorgt machte, war die Uebergabe der Forts, und dann auch das Herausströmen der pariser Bevölkerung. Wir haben für diesen Moment große

---

84 Station für den kurzzeitigen vorläufigen Aufenthalt von Verwundeten und Kranken, von der aus sie in Lazarette verlegt werden.

85 Die Kapitulation von Paris und der Waffenstillstand werden am 28. Januar 1871 vereinbart; 170.000 französische Soldaten bleiben in Paris kriegsgefangen; sämtliche Waffen, mehrere Tausend Geschütze müssen abgeliefert werden.

Vorräthe angesammelt, um nicht in Verlegenheit zu gerathen. Viele Einwohner von Lagny, die nach Paris hineingeflüchtet waren, kamen bereits und wollten Besitz von ihren Häusern nehmen. Die Commandantur hat einen schweren Stand; die Menschen sind außer Rand und Band. Die Sachen in den Magazinen sowol als unsere Liebesgaben sind so wenig geschützt, daß trotz aller Vorsicht viel gestohlen werden wird. Die ersten Tage werden wol die schlimmsten sein; ich bin neugierig, wie unsere Soldaten den Parisern gegenüber sich benehmen werden.

Den Abend kam ich der Einladung des Herrn Divisionsgenerals nach. Fast sämmtliche Herren des Stabes waren auf den Forts, denn dieselben wurden bereits übergeben. Man war nicht ganz ohne Sorge, daß Minen

[278] gelegt seien und großes Unglück geschehen könne. Wie unsere Herren aber versichern, beobachten die französischen Offiziere, welche die Forts zu übergeben haben, eine anständige und vertrauenerweckende Haltung. Die Franzosen müssen die Minen erst entladen, dann kommt ein Offizier zu den Unserigen mit der Meldung, daß die Forts sicher sind und übergeben werden können. Bereits um 6 Uhr hat Oberst von L. mit 2 Compagnien das Fort Rosny besetzt.

Die Stimmung der Herren in Brou war eine recht ernste, sie fühlten die Größe des Moments und waren mehr bewegt als heiter. Auch bei den Truppen war sie durchweg eine ähnliche, wie Adjutanten berichteten, die fortwährend Meldungen an den General brachten, denn man war sehr besorgt, daß Excesse stattfinden könnten, hauptsächlich während der Nacht. Aber die Truppen bewährten sich auch hier und legten Zeugniß ab von der Gediegenheit des deutschen Soldaten. Bei der Aufgeregtheit der Franzosen hing alles von der Selbstbeherrschung der Unserigen ab.

Den 30. Januar. Diesen Morgen fuhr ich nach den Forts, um mich zu überzeugen ob und in welcher Weise ich da vielleicht nützen könnte; ich fand eine ungeheuere Aufregung, besonders auf Fort Rosny, wo man den größten Vorrath an Wein, Fleischconserven u.s.w. aufgefunden hatte. Die Kasernen waren schrecklich von den Granaten zugerichtet. An allen sah man, daß die Deutschen ihre Munition nicht aufs gerathewohl verschossen hatten. Jeder Schuß schien seine Schuldigkeit gethan zu haben. Weiter hätte ich nun nichts gewünscht, als daß die unruhigen Gemüther von Deutschland hier gewesen

[279] wären, welche die Mäßigung der Belagerungsarmee und daß sie so lange vor Paris still gelegen, in allen Variationen getadelt haben. Ich bin fest überzeugt, daß sie ihren Unverstand einsehen und auf den Knien Abbitte leisten würden. Ich als Frau verstehe wenig von der eigentlichen Kriegsführung, aber ich muß Gott aus aufrichtigem Herzen danken, daß er nicht zugegeben, daß unsere Kinder diese Festungen stürmen sollten, denn das sind die Forts, nichts anderes.

Unsere Soldaten führten mich überall herum und erklärten mir den eigentlichen Werth der Forts und die günstige Stellung der Franzosen; sie rühmten ihre guten Verschanzungen und ihre sorgfältige Arbeit. Es wird einem sonderbar zu Muthe, wenn man diese mörderischen Vorrichtungen in der Nähe besichtigt. Die drei Forts Nogent, Rosny, Noisy sind durch große Laufgräben verbunden und beherrschen eine Linie von 1 1/2 Stunde. Ueberall sind Geschütze angebracht, und zwar vom allerverschiedensten Kaliber, auch ganz kolossale, die sogenannten Schiffskanonen. Es kam mir vor wie in einer Rumpelkammer; ich habe kein halbes Dutzend gleiche Geschütze gesehen. Mehrere von den Riesengeschützen waren beschädigt. Auch noch eine Menge unverbrauchte Munition war da. Wenn man bedenkt, daß die Franzosen ihre Munition in Paris anfertigen konnten, die Deutschen sie aber erst Hunderte von Meilen unter den schwierigsten Verhältnissen herschaffen mußten, so wird es wol auch dem größten Franzosenfreund etwas Respect abnöthigen, daß die Deutschen Paris bezwungen trotz der 19 Forts und dieser eminenten Cernirungskette.

Vom Fort Noisy nach dem Fort Romainville hatten

[280] die Franzosen ein Zeltlager errichtet; es waren einige Ellen tiefe Löcher in die Erde gegraben und Zelte darüber ausgespannt, worin zwischen 20 und 50 Mann Aufnahme finden konnten. Nach einer andern Richtung hin war wieder an einer Anhöhe ein Barackenlager angelegt; die Baracken hatten das Aussehen wie bei unsern Gärtnern die Winterbeete. Der Ort Romainville war nur von wenigen seiner Einwohner verlassen. Aus Paris strömten massenhaft Menschen heraus, besonders Frauen und Kinder. Unsere Truppen blieben den Aufdringlichkeiten der erstern gegenüber sehr reservirt und behandelten sie mit der gebührenden Misachtung. Wenn's nur so bleibt! Die Zerstörungen der Ortschaften sind bedeutend. Die schönsten Obstplantagen sind rasirt; auch die riesigen Pappeln auf der Chaussee nach Chelles zu liegen umgesägt auf dem Boden. Ein trauriges Bild! Die Obstgärten, zumal wo die Bäume nicht hoch waren, hätten sie ruhig stehen lassen können, und die Pappeln auf der Chaussee würden meiner Ansicht nach die Forts eher geschützt haben. Man spricht viel von dem großen Nationalgefühl der Franzosen, und doch können sie so unbesonnen das Eigenthum der Nation zerstören! Mir sagte einer von unsern Offizieren, daß die Forts von Paris ursprünglich wol mehr dazu angelegt wären, um Paris selbst in Schach zu halten; ein sprechendes Zeugniß vom Vertrauen gegen die eigene Nation!

In Fort Noisy soll eine Krankenstube mit eingerichtet werden, in den andern Forts ist es nicht nöthig. Mir ist bange wegen der großen Unreinlichkeit in den Forts, unsere Jungens werden von gewisser Einquartierung kaum verschont bleiben, zumal das Waschen der Wäsche außer-

[281] ordentlich beschwerlich ist. Es ist gut, daß ich im voraus für seinen ziemlichen Vorrath Insektenpulver gesorgt habe. In Lagny brauchen wir keins; wir haben trotz aller Schwierigkeiten die Lagerstätten dort vor Ungeziefer schützen können; das muß bei einer Passantenstation gewiß sehr anerkannt werden. Wir verdanken es zum großen Theil unsern Diakonen, welche die Reinhaltung der Locale aufs gewissenhafteste besorgten; andterntheils aber auch dem englischen Depot, was uns so reich mit Wäsche versorgt, daß wir im Stande sind, jedem neuen Ankömmling, der uns nicht ganz appetitlich aussieht, frische Wäsche zu geben.
Als ich nach Lagny zurückkam, fand ich daselbst ein ziemlich reges Leben. Baron von Witzleben hatte die Meldung bekommen, daß man die Spitäler um Paris herum so schnell als möglich aufzuheben gedenke, und daß wir uns auf eine starke Evacuation einrichten möchten. Es ist gut, daß wir Locale genug haben. Heute sind einige ziemlich schwer kranke Offiziere hier eingetroffen. Noch spät am Abend kamen mehrere hohe Postbeamte, die nach Versailles berufen sind; sie hatten kein Nachtquartier, glücklicherweise konnten wir ihnen dieses und auch eine Abendmahlzeit schaffen. Den Präsidenten von Br., der ebenfalls kam, um seinen kranken Sohn zu suchen, hat Baron von Witzleben in seine Wohnung aufgenommen. Unter den verwundeten Offizieren sind drei Würtemberger, der eine wird von seiner Frau gepflegt, der andere von seiner Mutter, der dritte von seiner Schwiegermutter. Es ist ein berliner Sanitätszug angekommen unter Führung des Professors Moschler. Vielleicht macht es derselbe möglich, den Zug anstatt nach

[282] Königsberg nach Stuttgart zu dirigiren, da die meisten, die evacuirt werden, nach Süddeutschland gehören. Gelingt das nicht, so weiß ich kaum, wie es zu machen ist, daß die Damen bei ihren Verwundeten bleiben; zwei von diesen sind sehr schwer verwundet und nur mit Vorsicht zu transportiren; der dritte fährt mit dem Postzuge nach Rheims, um von da aus den würtembergischen Sanitätszug zu benutzen.

Ich hatte Ihnen erzählt, liebe Marie, daß man mir seinerzeit eine Menge Packete übergeben hat, die Weihnachtsgeschenke für Soldaten bei verschiedenen Truppentheilen enthielten. Es sind leider nur drei größere Kisten abgeholt worden, einige kleinere Packete, die vollständige Adressen hatten, ließ ich mit Gelegenheit fortschicken. Ich konnte die Sachen nicht länger mehr verwahren, denn es war nicht mehr wahrscheinlich, daß sie nun noch abgeholt würden Ich öffnete also alles, um es soweit wie möglich im Interesse unserer Station zu verwenden. Die meisten Packete enthielten Eßwaaren, die total verdorben waren. In vielen fanden sich Zettel vor, die herzliche Wünsche, aber keine Adresse enthielten, und zum größten Theil nur mit dem Vornamen unterzeichnet waren. Fast bereute ich es, die Packete nicht nach der getroffenen Abrede mit den Ueberbringern nach Verlauf von acht Tagen geöffnet, sondern in der Erwartung, daß sie noch abgeholt würden, damit bisjetzt gewartet zu haben. Hätte ich sie damals erbrochen, so wäre noch vieles genießbar gewesen, jetzt mußte ich es wegwerfen. Auch eine große Anzahl Cigarren, welche sich mit verschiedenen Sachen zusammengepackt vorfanden, waren verdorben, ebenso die verschiedensten Fleischwaaren, Pfefferkuchen, Chocolade,

[283] gebratene Gänse mit Aepfeln gefüllt, Flüssigkeiten, deren Flaschen zerdrückt waren u.s.w.
Man sollte derartige Sachen unter keiner Bedingung hierher schicken, am wenigsten aufs gerathewohl, auch nicht

an Vereine zur Beförderung übergeben; man bürdet ihnen eine große Last und Verantwortung auf. Solche Sendungen werden nur zu oft Ursache zur Misstimmung sowol für den Absender als für denjenigen, für welchen sie bestimmt sind. Ich finde es freilich recht natürlich, wenn man den Seinigen gern ein Zeichen der Liebe zugehen lassen möchte, aber die Vernunft gebietet, daß man den Verhältnissen Rechnung trägt; dem Wohle des Ganzen müssen wir Frauen, so schwer es uns fällt, unsere persönlichen Gefühle, seien sie auch an sich noch so berechtigt, doch unterordnen. Im Kriege hat der Reiche und der Arme gleiche Pflichten, Liebeshätschelei ist ungerecht und erregt deshalb Misstimmung, und leistet der Demoralisation Vorschub. Unsere Kinder sind keine Franzosen und können den Luxus entbehren. Im Kriege soll der Soldat Stellung und Gewohnheit zu Hause lassen und thut es auch gern; sehr viele und nicht die Schlechtesten empfinden die Zusendung von Leckereien sehr unangenehm. Die Feldpost weiß übrigens auch ein Lied von diesen Sendungen zu singen.
Ich fand unter den Packeten auch einen Stangenkuchen[86], der war gut erhalten und von solcher Größe; daß ich lange damit wirthschaften kann; ferner einen neuen Sattel, einen Uniformrock nebst Mütze und mehrere Paar feine Handschuhe. Diese Sachen beabsichtige ich, da ich gar keinen Anhalt habe, die Eigenthümer herauszufindem in nächster Zeit an das Centraldepot in Berlin zurück-

[284] zuschicken; für die Krankenpflege können wir sie ja nicht verwenden. Vielleicht ermitteln Sie, liebe Marie, im Max-Palais, wo so viele Damen zusammenkommen, etwas oder sagen es der Frau Commissionsräthin Hartmann, daß ihr Mann im Dresdner Journal die Angelegenheit bekannt macht; denn das sind Sachen, die gewiß der Be-

86 An einer runden Stange gebackener Kuchen, Baumkuchen.

steller recht nothwendig braucht. Seien Sie mir nicht böse, liebe Marie, wenn ich gegen die Liebeshätscheleien kämpfe. Sie haben vier Söhne, ich aber habe eine ganze Armee und Sie wissen, daß ich vor nichts zurückschrecke, jedes Opfer gern bringe, um dem oder jenem eine Erleichterung zu verschaffen, aber um gutherziger Regungen willen darf man nicht Störungen in das Ganze bringen. Denken Sie nicht, liebe Freundin, daß mich der Krieg gefühllos gemacht, er hat mich nur viel gelehrt. Mit dem ganzen Liebesgabenwesen muß meiner Ansicht nach in künftigen Fällen eine andere Einrichtung getroffen werden. Wenn auch die freiwillige Thätigkeit im Kriege dem Staate unentbehrlich und unersetzlich ist, so sollte doch das Einsammeln von Liebesgaben in Naturalien unterbleiben, man könnte lieber eine freiwillige Steuer an Geld dafür ins Auge fassen; nur alte Leinwand und Verbandzeug und eigene Producte, wenn sie sich dazu eignen und der Bedarf da ist, könnten eine Ausnahme machen.

31. Januar. Heute waren wir wieder auf den Forts. Nogent war bereits von den Würtembergern besetzt, Noisy und Romainville von den Sachsen. Meine Absicht war, den Oberstabsarzt Dr. Kießling aufzusuchen, um zu erfahren, was er zur Einrichtung der Krankenstube von uns gebrauchen kann.

[285] Wie wir zurückfuhren, war in Chelles ein reges Leben. Gegen 400 Sachsen, meist vom 107. Regiment, die in Paris gefangen gewesen, waren eben zurückgekommen; die meisten von ihnen befanden sich in einem recht beklagenswerthen Zustande. Ich berieth mich über sie mit Stabsarzt Dr. Hille und wir hielten es für das beste, diejenigen, die für den Dienst untauglich wären, nach Lagny und von da direct nach der Heimat zu schicken. Generalarzt Roth, dessen Rath ich mir für mein Handeln einholte, billigte unsern Vorschlag, und auch die übrigen

Aerzte waren gleicher Ansicht. Die Aerzte des 12. Armeecorps unterhielten eine Verbindung unter sich und hatten jede Woche eine gemeinschaftliche Berathung bei dem Herrn Generalarzt.

Den 1. Februar. Heute wurde mir eine große Freude; Professor Nußbaum, Generalarzt der bairischen Armee, ein gar lieber freundlicher Mann, war mit seinem Assistenten unser Gast; er geht morgen früh mit dem Postzuge nach Deutschland zurück.

Den 2. Februar. Heute lernte ich den Herzog von Ratibor persönlich kennen, er wohnt beim Baron von Witzleben und war gleichfalls unser Gast. Er gedenkt morgen nach Versailles zu gehen.

Den 3. Februar. Unsere Station gleicht einem großen Hotel. Die Offizierquartiere sind immer belegt. Nur mit großer Mühe ist Raum für die Gesunden zu finden; auch etwas zu essen können sie nur für schweres Geld bekommen, und das kaum. Drüben in Lagny ist ein großes Gewühl. Seit Paris offen ist, sind die Lebensmittel in Meaux und Lagny enorm theuer geworden. Hätte unser Proviantmeister, Herr R., nicht mit den

[286] Fleischern und Bäckern in Lagny festen Contract gemacht, wir würden weder Fleisch noch Brot haben.

[Elfter Brief]
Brief an eine Directorialdame des Albertvereins

Thorigny, 3. Februar 1871

Meine liebe Frau von +

Heute schreibe ich Ihnen mit erleichtertem Herzen; so Gott will, gibt es keine Verwundeten mehr und wenn ich nicht zu sanguinisch[87] bin, so werden wir in vier Wochen so weit sein, daß unsere Kranken und Verwundeten meist

[87] Lebhaft, leichtsinnig, impulsiv.

nach der Heimat gebracht sind. Denn es wird alles aufgeboten, die einigermaßen Transportabeln fortzubringen, und was mich betrifft, so werde ich nicht unthätig dabei sein. Wenn nur erst der Generalarzt Roth wieder fort kann, dann geht vieles leichter; ich habe ihn in den letzten Tagen nicht gesprochen. Ich weiß nicht, ob und wo von uns Kriegslazarethe errichtet werden sollen; es wird sich wol danach richten, wie viel von unsern Truppen hier bleiben. Für mich gibt es jetzt weit mehr zu thun als die letzte Zeit daher, denn ich bin viel unterwegs; auch muß ich schon jetzt daran denken, daß ich Ende dieses Monats nach Hause kommen kann. Bei den vielen Verpflichtungen, die ich übernommen habe, ist die geschäftliche Abwickelung nicht gerade die leichteste. Und doch darf ich nichts ungeordnet verlassen, in das allgemeine

[287] Durcheinander mag ich nicht hineingezogen werden, meine Sachen müssen klar sein, zumal den Verwaltungsbehörden gegenüber. Bei meiner Abrechnung in Château-Thierry zeigte sich eine Differenz von 10 Centnern Salz, welche man auf meinen Namen, ohne mir etwas davon zu sagen, aus dem Verpflegsmagazin genommen. Man hatte keine Ahnung, daß ich mir alles, was ich entnahm, genau aufgezeichnet. Sofort stellte sich heraus, daß sie bei der großen Salznoth von seiten des Centraldepots gebraucht und nach Versailles geschickt worden waren. So unangenehm mir die Sache war, so konnte es mir doch andererseits nur lieb sein, den Beweis liefern zu können, daß ich es auch in solchen Dingen, selbst als Frau, die gewöhnlich das Geschäftliche nicht versteht, nicht leicht nehme. Mein Pflegesohn hat mir freilich tüchtig zur Seite gestanden, er kennt die militärische Verwaltung besser. Hier wird es mit der Abrechnung leichter, Senator Dürfeld führt die Bücher und besorgt die Controle. Da der Frieden so gut wie gesichert ist, so werden wir nicht lange mehr hier zu bleiben brauchen; vielleicht sind jetzt

Kriegslazarethe nicht mehr nöthig. Bei den jetzigen Sanitätszügen bringt man ja auch Schwerkranke mit fort. Es wird so viel Widersprechendes erzählt, daß man nicht weiß, was man glauben soll; ich bereite mich eben auf alle Eventualitäten vor. Viele Sachen thun mir leid, die ich doch werde hier lassen müssen, wo sie vielleicht gar nicht mehr nothwendig sind; zu Hause könnten wir sie so gut brauchen! Morgen bin ich zu Tische zum Obersten von Sandersleben geladen und werde da auch den Grafen Schlabrendorf, Delegirten bei der IV. Armee, und den Grafen Einsiedel finden; von ihnen höre ich

[288] wol, was beschlossen wird. Auch von dem hohen Directorium hoffe ich bald Nachricht zu erhalten, wie ich es mit den Liebesgaben, von denen wir zwar noch vieles brauchen, machen soll. Es wird mit dem Nachhausebringen wegen der Grenze freilich seine Schwierigkeiten haben

Ich komme gar nicht zu mir selbst, mir schwirrt der Kopf von dem vielen Durcheinander. Sie können sich wol denken, daß unsere Kinder, die jetzt so in der Nähe liegen, mich besuchen; das thut mir auch wieder wohl. Was mich recht froh macht, ist, daß wir nahe an 400 zu den Lebenden zählen dürfen, die wir schon fast aufgegeben hatten, es sind die Gefangenen von Paris. Heute kehrten wieder welche aus der Krankenstube in Chelles zurück, die morgen theils mit dem berliner Sanitätszuge, theils mit dem gewöhnlichen Krankenzuge nach Deutschland abgehen. Gestern war Dr. Nedon aus Claye hier, auch er evacuirt nach Kräften. Rechte Sorge macht mir die Pflegerin M., die bereits seit mehrern Jahren ein Fußleiden hat und sich jetzt wol übernommen haben mag; sie zog sich eine recht ernste Venenentzündung zu mit einem nicht unbedeutenden Rothlauf; sie wird von der Pflegerin H. gepflegt. Auch ich fühle mich heute recht elend; die Mandeln sind mir tüchtig angeschwollen und entzündet. Wie danke ich Gott, meine liebe Frau von +, daß er mir Kraft gegeben auszuhalten, solange unsere Kinder meiner bedurften. Aber ich sehne mich recht nach Hause; das fortgesetzte Leben zwischen Furcht und Hoffnung, nichts als Elend und Jammer in der unmittelbaren Nähe, der Kampf gegen Vorurtheile, Herzlosigkeit und Unverstand, alles das macht die Seele doch endlich matt.

[289] Mich hält einzig der Gedanke, wirklich nützen zu können, aufrecht, und es ist mir oft recht traurig zu Muthe, wenn ich an die vielen denke, die ich bei meiner Heimreise auf fremder Erde zurücklassen muß. Hätte ich nicht Verpflichtungen meiner Familie gegenüber, ich möchte nicht mehr mit der Welt verkehren. Seien Sie mir nicht böse, theure Frau, meine Stimmung heute ist, trotzdem ich viele Ursache hätte heiter zu sein, doch eine recht trübe.

Es kehren schon eine große Menge Franzosen zurück, die ihre Häuser wieder in Besitz nehmen wollen und doch davon absehen müssen, weil sie noch für die Kranken und Verwundeten gebraucht werden. Das wird uns viel zuschaffen machen, denn die Menschen sind fast ausgehungert und der Nationalhaß ist sehr groß. Morgen sollen die Waffen abgeliefert werden; ist erst der Friede geschlossen, so wird man sich auch über das Geld bald einigen, und wir können Frankreich den Rücken wenden. Deshalb muß alles aufgeboten werden, daß so wenig Kranke als möglich zurückbleiben, wenngleich man sie hier nicht schlecht behandeln würde.

Schreiben Sie mir, wenn Ihnen irgend möglich, recht bald; ich möchte gern wissen, welche Wünsche unsere hohe Präsidentin in Betreff der Pflegerinnen hat; denn es soll nichts geschehen, was Hochdieselbe nicht ausdrücklich billigt. Ach wäre sie jetzt hier! Wieder liegt ein Abschnitt vor mir, bei welchem ich sie sehr, sehr vermisse; ich kann mir nicht ihren Rath erbitten, und mir fehlt in vielem der Halt bei meinem heftigen Wesen. Die Verhältnisse drängen und man muß manches überspringen. Zu Hause ist es anders. Die Hochherzigkeit und Milde, die Nachsicht, die Ihre königl. Hoheit stets für mich gehabt,

[290] haben mich zu dem gemacht, was ich bin. Sind mir Handlungen gelungen, wovor mir zuerst bangte, so danke ich es ihr. Die hohe Frau übt auf mich eine unbeschreibliche Macht aus; ist sie mit mir zufrieden, so bin ich heiter und nichts wird mir schwer. Aber nicht selten ist es mir passirt, daß ich in ihrer Nähe unzusammenhängend und verwirrt war über Sachen, die ich mir sonst klar zu machen verstehe. Aehnlich ergeht es mir auch oft mit dem Schreiben; wie manches Blatt übergebe ich dem Feuer, statt es abzusenden. Und doch möchte ich so gern, daß sie alles wüßte, was geschieht, zumal seit mir bekannt, daß sie sich meiner annehmen muß, wenn man mich verleumdet und meine Handlungen zu verdächtigen sucht. Ja, theure Freundin, es ist unsaglich niederdrückend, zu wissen, wie elend und erbärmlich manche Menschen sind. Man schreibt mir, daß man mich in Dresden sogar des Diebstahls beschuldigt, nicht allein, daß man

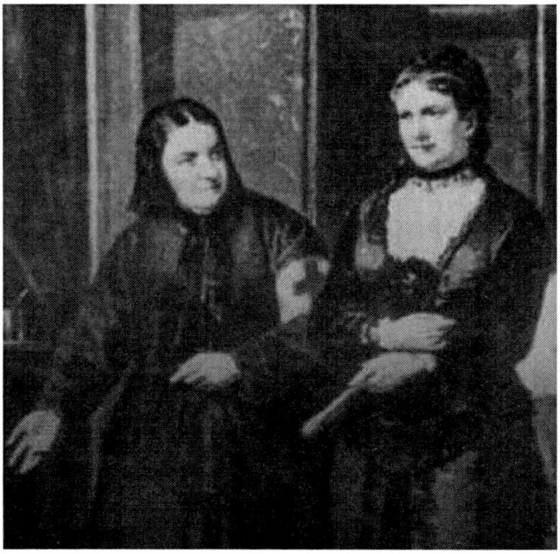

Abb. 13: Königin Carola und Marie Simon, vermutlich in der Heilstätte in Loschwitz. Ausschnitt aus einem Ölgemälde von Johann Kießling, das 1945 im Feuersturm verbrannt ist

behauptet, ich hätte die schweren Weine u.s.w. vergeudet und die schlechten an die Kranken verabreicht. Ich muß es jetzt ruhig dulden, muß aushalten, muß meine Aufgabe trotzdem lösen, weil ich mir sage, daß die Unglücklichen meiner bedürfen. Diese Creaturen bedenken nicht, daß sie durch solches Gebaren den eigenen Charakter kennzeichnen, sie überlegen nicht, daß der Mensch nur gutmüthig bis zu einer gewissen Grenze ist, und daß auch für sie die Zeit kommen wird, wo sie ihre Gemeinheit vertreten müssen. Denn ich werde sie vor den Richterstuhl fordern in einer Weise, wie sie es gewiß nicht ahnen. Ich verzeihe vieles, es geht auch vieles an mir vorüber, ohne daß es mich berührt; aber ich werde mir nicht das Gut, was mich in meinem vielbewegten Leben so unend-

[291] lich froh und glücklich gemacht hat, das wohlwollende-Vertrauen meiner hohen Präsidentin, antasten lassen, solange mir mein inneres Bewußtsein das Zeugniß gibt, daß ich desselben nicht unwürdig bin. Mir wird es nicht schwer, ehrlich und offen den geraden Weg zu gehen; meine Handlungen müssen klar und durchsichtig sein; denn ist einmal die Menge aufmerksam geworden, dann ist sie eine strenge Splitterrichterin[88]. Aber auch als Schiedsrichterin kennzeichnet sie sich, und wohl dem, der sie nicht zu fürchten hat. Ja, meine theure Freundin, die Welt ist hart und gewissenlos, sie lästert alles, was sie nicht begreifen kann. Ich bin fest überzeugt, daß auch Sie mit ihr zu kämpfen haben, weil die Menschen nicht fassen, wie man Freude daran finden kann, sich der Verlassenen und Unglücklichen anzunehmen, ohne selbstsüchtig und eitel zu sein.

Nun habe ich Ihnen viel vorgeklagt, aber wenn das Herz übervoll ist, gewährt es eine Erleichterung, sich einer Freundin rückhaltslos anvertrauen zu dürfen.

---

[88] Selbstgerechte Tadlerin, besonders kleinliche Beurteilerin, Pedantin.

Ihrem Sohne geht es gut; Sie werden den prächtigen Jungen nicht wiedererkennen, die Strapazen haben ihn kräftig und stark gemacht; auch Ihre beiden Neffen befinden sich wohl. Sobald ich irgend kann, schreibe ich an die Damen. Ihrer Frau Schwägerin schicke ich einen recht herzlichen Kuß. Herrn Major N. sagen Sie, daß mich sein Herr Bruder besucht und daß es ihm wohl geht; den Major schicken Sie aber selbst heraus; sonst werden wir uns tüchtig zanken, wenn er nicht durch eigene Anschauung der Dinge sein Urtheil bildet. Frau K. kümmert sich gar nicht um mich; sie wird es bereuen, ich hätte ihr

[292] sonst einen kleinen Turco[89] mitgebracht. Daß Sie an Frau I. eine tüchtige Stütze haben überrascht mich nicht.

So Gott will sehen wir uns bald wieder!

Seien Sie mir nicht böse daß ich mich in meinem Schreiben so gehen lasse; hat sich einmal Bitterkeit der Seele bemächtigt so ist man nicht immer im Stande sie niederzukämpfen. Leben Sie wohl! Es drückt Ihnen in aufrichtiger Freundschaft die Hand

Ihre

Marie Simon.

Fortsetzung des Tagebuchs

Den 4. Februar. Heute war ich in Claye bei dem Etappendirector von Sandersleben zu Tisch und traf dort den Grafen Schlabrendorf, Hauptetappendelegirten der freiwilligen Krankenpflege bei der 1. Armee. Ich hatte so viel von seiner Umsicht und Energie gehört, daß ich. dem Herrn Obersten von Sandersleben sehr dankbar bin, mir die Gelegenheit ihn persönlich kennen zu lernen ver-

---

89 Spitzname der 1842 bis 1964 bestehenden algerischen und tunesischen Schützenregimenter des französischen Heeres. In der deutschen Propaganda abwertender Inbegriff eines ethnisch betonten Feindbildes.

schafft zu haben. Auch Graf Einsiedel-Wolkenburg, mein eigentlicher Chef beim 12. Armeecorps, war da, ein Mann von so weichem und warmem Herzen, ein rechter Repräsentant der freiwilligen Krankenpflege.

Den 5. Februar Heute haben wir Se. königl. Hoheit den Herzog von Meiningen als Gast. Das Haus, worin Baron von Witzleben wohnt, ist auf dieser Seite

[293] das einzige, was einigermaßen bewohnbar ist. Um es mit Kranken zu belegen, ist es zu entfernt, es bleibt daher immer für Gäste reservirt

Den 7. Februar. Heute kam eine Anfrage vom Fürsten Pleß, wer nach dem Friedensschlusse von der freiwilligen Krankenpflege noch in Frankreich zurückbleiben will.

Den 8. Februar. Zwei Herren aus Leipzig brachten eine bedeutende Sendung Liebesgaben, die für Claye bestimmt waren; da sie nirgends unterkommen konnten, bot ich ihnen Quartier in unserm Hause. Mein kleines Stübchen, worin der gute von N. gestorben, wird nicht leer, immer dient es zur Aufnahme für Obdachlose. In der letzten Zeit habe ich mir hier im Hause ein Zimmer für mich und eine Pflegerin reserviren können. Ohne eine solche Zufluchtsstelle ging es nicht mehr; ich bin so fertig mit meinen Kräften, daß ich stets den nächsten Tag fürchte. Wir evacuirten heute 839 Mann, eine lange nicht dagewesene Zahl.

Den 9. Februar. Die mainzer Herren haben sich beeilt, die kürzlich aufgezeichneten Sachen zu bringen. Heute kamen sie mit denselben hier an, und gerade zu rechter Zeit; was sie brachten, war mir im Augenblick gerade recht nothwendig.

Die Herren aus dem englischen Depot waren heute auf den Forts, begleitet vom Senator Dürfeld. Unsere Offiziere haben ihnen alles gezeigt und erklärt, und die Engländer waren über die ihnen erwiesene Aufmerksamkeit sichtlich erfreut. Kapitän Nevill ist früher österreichischer Offizier gewesen und hatte mit dem Grafen Einsiedel-Wolkenburg zusammen in einem Regiment gedient.

[294] Den 10. Februar. Heute übernachteten drei sächsische Offiziere hier, die wieder zur Truppe gehen. Einer von ihnen wurde am 2. December verwundet und bei uns untergebracht; er war noch ziemlich leidend und hätte noch nicht hierher zurückkehren sollen.

Den 12. Februar. Heute habe ich zwei Damen aus Berlin hier aufgenommen, Frau und Tochter des Geheimraths Stieber[90]; letzterer kam von Versailles, um beide abzuholen. Der gefürchtete Polizeimann hat eine reizende Frau und eine schöne Tochter und scheint ein sehr guter Familienvater zu sein; er ist so aufmerksam und gemüthlich, was einen wunderbaren Contrast zu seinem finstern Gesicht bildet. Ich hatte mir ein ganz anderes Bild von ihm gemacht, und mir ihn jedenfalls nicht so harmlos vorgestellt.

Es ist gut, daß unsere Herren Offiziere fleißig aus die Jagd gehen, ich kann, was sie mir als Beute bringen, bei dem vielen Besuch gut in der Küche brauchen. Frau Baronin von Fuchs-Northoff hat mir auch mit der leip--ziger Sendung zwei Rehe geschickt. Ich habe dazu die Grafen Schlabrendorf und Einsiedel zu Tische geladen und sie gebetem den Baron von Fuchs-Nordhoff mitzubringen, damit er auch etwas davon koste.

Den 13. Februar war eine interessante Dame mein Gast, eine belgische Gräfin, die nach Versailles zum Grafen Bismarck wollte; sie hatte ihre Dienerschaft in

---

[90] Wilhelm Stieber, 1818–1882, Jurist, Autor, Polizeibeamter und preußischer Geheimer Regierungsrat; von 1863 bis 1873 für Otto von Bismarck tätig; wendet immer wieder zweifelhafte Methoden an; im Deutsch-Französischen Krieg ist er Chef der Politischen Polizei des Großen Hauptquartiers. Umberto Eco beschreibt ihn im 14. Kapitel seines Romans *Der Friedhof in Prag*.

Epernay zurückgelassen Nie sah ich eine schönere Frau, als sie war. Alles war hier durch sie in Aufregung versetzt, man frug, wer sie sei, und nach dem Zweck ihrer Reise. Mir allein hatte sie sich zu erkennen gegeben und es machte mir besondern Spaß, discret zu sein.

[295] Die Zahl der Evacuirten betrug heute wieder 879, gestern blos 377, vorgestern gar blos 84.

Den 14. Februar. Ich gehe heute nach Livry, Clichy und Raincy, zu sehen, wie viele Kranke sich dort noch befinden und welche von ihnen transportirt werden können; es ist nicht rathsam, daß jemand ohne Noth zurückbleibt.

Den 16. Februar übernachtete bei uns die Baronin Kleist; sie ist Diakonissin und pflegte in Dammartin. Die Aermste hat infolge von Eitervergiftung einen sehr schlimmen Arm bekommen. Sie machte auf mich einen so wohlthuenden Eindruck, daß ich von ganzem Herzen wünschte, sie wäre mit in unserm Albertverein.

Den 17. Februar. Heute früh ist der sächsische Sanitätszug angekommen und hat mir meine Tochter nebst Fräulein G. gebracht; die Mädchen waren schon den ganzen Tag auf dem Bahnhofe in Mitry, ohne daß es mir gemeldet wurde; sie sind vier Tage und Nächte unterwegs gewesen, haben sich also das Vergnügen, hierher zu kommen, sauer erkaufen müssen.

Den 18. Februar. Heute war der Großherzog von Mecklenburg-Strelitz und der Prinz von Rudolstadt hier nebst mehrern Herren als Gefolge; sie gehen nach Versailles. Ich wünschte, liebe Marie, Sie sähen das rege Leben hier. Die bairischen Ersatztruppen werden vorgeschickt. Von Orleans kommen immer noch sehr viel Kranke; man hebt auch im Westen soweit möglich die Spitäler auf.

Den 21. Februar. Herr von Witzleben ist nach Versailles gereist; es wird dort entschieden werden, wie lange wir noch hier zu bleiben haben.

[296] Ich bin seit einigen Tagen recht krank; der Himmel gebe, daß ich nicht zurückbleiben muß. Die Herren Aerzte machen ein ziemlich bedenkliches Gesicht, hauptsächlich Dr. Jacobi, welcher sonst in der Regel nicht gleich schwarz sieht. Es wäre doch schrecklich, wenn ich mich nicht wieder aufraffen könnte. Meine armen Pflegerinnen müssen bei ihrer grenzenlosen Anstrengung auch noch meine Pflege übernehmen, die wahrlich keine leichte ist.

[Zwölfter Brief]

Thorigny, 2. März

Meine liebe Herzensmarie!

Daß es mir besser geht, haben Sie von meinen Kindern erfahren. Gott sei Dank, jetzt bin ich über den Berg; ich habe im ganzen nur fünf Tage im Bett gelegen. Der Arzt wollte mir freilich das Aufstehen nicht erlauben, aber ich hatte keine Ruhe wegen meiner Kranken, und auch das schöne Wetter, von dem ich rasche Genesung hoffte, zog mich hinaus. Es ist hierzulande völliges Frühjahr, die Veilchen blühen in den Gärten und die Sträucher schlagen aus.

Es gibt jetzt viel zu thun; überall um Paris herum werden die Spitäler aufgelöst und der größte Theil der Kranken kommt hierher; in der letzten Woche des Februar wurden fast jeden Tag sechs, siebenhundert Mann evacuirt, am meisten am 20., nämlich 956. Man schickt jetzt auch versuchsweise einzelne Sanitätszüge vor bis Versailles.

[297] Das Passiren der Umgehungsbahn von Paris ist mit außerordentlichen Schwierigkeiten verbunden, es müssen dabei sehr viele Formalitäten beobachtet werden, ja bei der ungeheuern Aufregung des pariser Volkes ist es sogar nicht ohne Gefahr.

Die freiwillige Krankenpflege sollte, so war es anfänglich bestimmt, nur bis zum 1. März thätig bleiben und dann die Etappe die Verpflegung übernehmen; ich habe aber dem Lazarethdirector Biesel, der nach Versailles abgereist ist, versprochen, so lange auszuharren, bis die Auflösung der Spitäler beendet ist. Baron von Witzleben ist gestern nach Hause gereist; er würde noch hier geblieben sein, wenn nicht in einer ihm verwandten Familie zwei Todesfälle vorgekommen wären. Senator Dürfeld, Herr Lutteroth, Herr Schmidt und Herr Ehrenberg haben sich bereit erklärt, mit mir hier zu bleiben. Es kann sich nur noch um einige Tage handeln, und es wäre unrecht, wollten wir die Etappe im Stiche lassen.

Die Vorbereitungen zur Abreise verursachen uns noch große Beschwerden, zumal ich mich nicht entschließen kann, die Vorräthe, die ich noch besitze, zu verkaufen. Das Centralcomite in Berlin mag, da es den Verkauf der noch in Frankreich in den Depots vorhandenen Sachen anordnete, wol von der Ansicht ausgegangen sein, daß man sie hier vortheilhafter verwerthen könne als in Deutschland, da ja alles hier so enorm theuer ist. Aber sowie man mit der Räumung der Depots und der Verauctionirung der Sachen begann, bildeten sich sofort Consortien, welche die Preise gewaltsam herunterdrücken, sodaß alles zu wahren Schleuderpreisen wegging. Ich kann das nicht für gut heißen und werde mich dagegen verwahren. Ich weiß

[298] nach meinen frühem Erfahrungen, daß wir in der Heimat noch lange mit den Folgen des Krieges zu schaffen haben werden; unsere Vorräthe werden uns bei der Armenkrankenpflege im Frieden sicherlich willkommen sein. Ich will mir daher alle Mühe geben, die Ermächtigung zu erlangen, die übriggebliebenen Sachen mit nach Hause nehmen zu dürfen.

Wenn es irgend geht, will ich es einzurichten suchen, daß meine sämmtlichen Pflegerinnen mit mir zurückgehen

Professor Moschler wollte mich eigentlich abholen, weil ich gern unsere Schwerkranken, die nur einigermaßen transportabel sind, mitnehmen möchte. Wie ich höre, soll der sächsische Sanitätszug noch einmal herauskommen, dann würde ich diesen als Reisegelegenheit benutzen. Mir ist um das Fortkommen nicht bange. Die Eisenbahnverwaltungen, die gegen uns äußerst aufmerksam und freundlich sind, erklären sich bereit, mir die nöthigen Wagen zu stellen, uns sogar per Extrazug zu befördern. Obschon wir vieles zu ertragen und Schweres zu überwinden hatten, drückt uns doch der Gedanke, daß wir eher fortgehen sollen als unsere Pflegeempfohlenen. Sobald der Rücktransport der Truppen beginnt, gibt es Schwierigkeiten für das Fortkommen der Kranken. Gott sei Dank, es sind nicht mehr viele da. Was würde aus ihnen geworden sein, wenn man keine Sanitätszüge gehabt hätte!

Für heute leben Sie recht wohl!

Ihre
Marie.

[Dreizehnter Brief]

[299] Thorigny, 8. März

Liebe Marie!

So Gott will die letzte Nachricht aus Frankreich.
Der sächsische Sanitätszug ist nach Le Mans dirigirt worden und wird uns auf der Rückfahrt mitnehmen. Wie oft habe ich darum geschrieben und telegraphirt, um nur zu wissen, woran ich bin.

Es gibt noch immer viel zu thun; der Transport der Kranken dauert ununterbrochen fort; heute haben wir wieder 520 Mann evacuirt, vor einigen Tagen einmal 616. Wenn es auch von großem Vortheil ist, daß die Sanitätszüge jetzt über Paris hinausgehen, so haben wir hier, die wir die Verpflegung übernommen, doch keine

Erleichterung. Die Masse von Gesunden, welche täglich hin- und herreisen, muß immer noch von uns versorgt werden, da bisjetzt nirgends Gasthäuser eingerichtet sind. Und man thut das auch gern, denn die meisten gehören zum Dienste der Armee oder sind Diplomaten.

Hätte ich mich nicht an unsern Zug gebunden, so könnte ich viel freier handeln, auch in Betreff der Kranken, die ich mitzunehmen gedenke. Es kommen täglich sehr bequeme Züge hier durch; jedem einzelnen Zuge könnte ich mich mit meinen Pflegerinnen anschließen; jetzt läßt sich nun nichts mehr ändern. Die Eisenbahnverwaltung hat mir zum Fortkommen fünf Wagen für meine Sachen und einen Wagen erster und zweiter Klasse für mich und die Pflegerinnen gestellt. Morgen will ich mit dem Einladen beginnen, denn wenn der Zug erst da ist, hat er kaum

[300] ein paar Stunden Aufenthalt; der Verkehr ist zu kolossal und der Bahnhof verhältnißmäßig klein.
Es freut mich sehr, daß meine Tochter und Fräulein G. noch Verschiedenes sehen konnten; Herr Dürfeld und mein Pflegesohn waren mit ihnen sogar in Versailles, überhaupt überall, wo es etwas zu sehen gab. Ich selbst konnte nicht abkommen und war auch nicht in der Stimmung. Wie ich mich in das gewöhnliche Leben wieder hineinfinden soll, weiß ich nicht. Die schrecklichen Bilder von allem, was das Schlachtfeld mit seinen gräßlichen Scenen einschließt, können wir doch nicht zurücklassen, sie sind für das ganze Leben in die Seele tief eingegraben.

Nun, beste Freundin, in wenigen Tagen hoffe ich Sie in meine Arme schließen zu können; Gott gebe, daß ich Sie gesund und wohlbehalten wiederfinde. Herzlichen Gruß und Kuß!

Ihre

Marie

Fortsetzung des Tagebuchs

Den 3. März war der Herzog Ernst von Koburg-Gotha mit mehrern Herren bei uns zu Gaste. Da Baron von Witzleben nicht mehr hier war, machte Senator Dürfeld mit einer Amtsmiene, die ihresgleichen suchte, den Wirth. Ich hatte natürlich nicht Zeit; an-

[301] dauernd bei Tisch bleiben zu können. Der Zufall brachte das Gespräch bei Tische auch auf die sächsische Armee und ihre tüchtigen Leistungen. Se. königl. Hoheit rühmte mit solcher Ueberzeugung die Tapferkeit unserer Truppen und hob so viele schöne Momente hervor, daß niemand, der ihn gehört, glauben kann, er sei ein übelwollender Beurtheiler unserer Sachsen; das wird wol, wie so vieles andere aus der Luft gegriffen sein.

Den 4. März habe ich unsern höchsten Chef den Fürsten Pleß endlich von Angesicht zu Angesicht gesehen. Se. Durchlaucht reist nach Deutschland zurück und bleibt hier über Nacht, um früh den Postzug zu benutzen. Ich kann Ihnen, liebe Marie, kaum meine Ueberraschung schildern, da ich ihn sah. Ich weiß nicht, wie ich dazu gekommen bin, mir ihn stets als einen alten Herrn mit weißem Bart und ernstem finstern Gesicht vorzustellen, und nun finde ich gerade das Gegentheil. Ich habe den Fürsten in dem Hause, wo Baron von Witzleben gewohnt hat, untergebracht, zum Essen bat ich ihn, zu uns heraufzukommen, denn es wäre zu weit gewesen, ihm die Speisen hinzuschicken. Er war aber so angegriffen, daß er nichts genießen konnte. Ich kann es noch nicht begreifen, daß ich während der ganzen Zeit meines Aufenthalts in Frankreich über meinen Irrthum betreffs des Fürsten nicht aufgeklärt worden bin, zumal er mehrere male in Château-Thierry und Lagny war. Den Grafen Stolberg, der 1866 oberster Chef der freiwilligen Krankenpflege war, sah ich mehrere male während des Feldzuges, er war immer liebenswürdig und freundlich. Hier habe ich so unter der Hand gehört, daß eigentlich Ihr Freund die Schuld trägt, daß Graf Stollberg die Stellung von

[302] 66 nicht wieder übernommen hat; er konnte beim Beginn des Krieges Schlesien nicht verlassen.

Ich theilte Fürst Pleß meine Absicht mit, unsere noch unverwendet gebliebenen Vorräthe nicht hier verkaufen, sondern nach Hause mitnehmen zu wollen, um sie dort im Interesse der Armenkrankenpflege zu benutzen. Er billigte mein Vorhaben vollständig. Auch die hohe Präsidentin unsers Vereins hat mich bereits dazu ermächtigt, und ebenso habe ich auch die Zustimmung der Geber erhalten, der Herren vom englischen Depot; denn aus diesem sind die meisten Sachen, über die ich disponiren konnte, entnommen.

Den 5. März waren der Erbprinz von Mecklenburg, Graf Henckel von Donnersmarck und mehrere Offiziere hier, ferner der Kriegsminister und der Minister des Innern von Würtemberg und der bairische Minister des Innern. Für morgen ist nun auch Graf Bismarck mit mehrern seiner Herren angesagt.

Den 6. März. Heute wissen wir wirklich kaum, wie wir es anfangen sollen, alle unsere Gäste unterzubringen. Schon den Vormittag kam eine Depesche nach der andern von Versailles an die Etappe um Nachtquartier; hohe Offiziere und Herren des diplomatischen Corps von fast allen Staaten Deutschlands wurden gemeldet, gegen Mittag auch die Großherzoge von Weimar und von Mecklenburg und der Erbprinz von Würtemberg. Meine Kinder und Senator Dürfeld waren nach Versailles gefahren und wir hier im Einpacken begriffen. Major Bachfeld vom Geniecorps[91] übernahm es, den Großherzog von Weimar und die Offiziere unterzubringen, ich erbot mich, den Reichskanzler nebst Gefolge aufzunehmen. Der mußte

91 Bautechnischer militärischer Verband, technische Truppe oder Ingenieurtruppe.

[303] ganz besonders gepflegt werden, schon allein darum, weil er den Frieden zu Stande gebracht. Selbst während des Bombardements von Paris war Lagny nicht so in Auf--regung gewesen als heute; auch unsere Herren freuten sich sehr darauf, den Abend mit dem Reichskanzler zu verbringen; leider mußte ich die Einladungen sehr be-schränken, da es an Platz mangelte. Ich fuhr mit dem Herrn Requisitions-Schmidt nach Lagny, um Einkäufe zu machen; da war aber weder Fisch noch sonst was Beson-deres zu haben. Ich schickte Herrn Schmidt nach Annet zu Herrn Oberstabsarzt Dr. Pfotenhauer, aber auch dort war nichts zu bekommen, außer Blumen, die mir der-Herr Doktor eigenhändig brachte, den Tisch aufzuputzen. In der Hoffnung, daß Se. Excellenz mit dem zufrieden sein würde, was ich vorsetzen konnte, ließ ich alle Scrupel fallen und ging flugs an die Arbeit. In dem Hause, wo Baron von Witzleben gewohnt, sollte auch Se. Excellenz untergebracht werden, ein Nebenhaus wurde für die ihn begleitenden Herren eingerichtet. In unserm Hause war ein größeres Zimmer, welches seit einiger Zeit als Speisesaal diente, dort ließ ich auch heute den Tisch decken. So sparsam wir auch mit den Einladungen gewesen, so waren doch 14 Herren zusammengekommen; mir that es leid, daß ich nicht das Zehnfache ausnehmen konnte. Es lagen so viel Offiziere in der Nähe, denen ich zu Dank verpflichtet war, daß ich ihnen gern diese Freude gegönnt hätte, aber der Raum war zu klein. Fragen Sie mich nicht, liebe Marie, aus welcher Damastfabrik ich das Tischzeug bezogen, ob Messer, Gabeln und Löffel von Silber waren, wie vieler-lei verschiedene Gläser aus dem Tische standen, und wie

[304] wir es angefangen, um das Geschirr zu wechseln. Trotz-dem sah die Tafel, als sie fertig war, so respectabel aus, daß ich schon mit mehr Vertrauen dem Abend entgegen-sah, zumal da man mir gesagt, der Reichskanzler sei kein

Gourmand, und könne ich ihm ohne Bedenken eine Hausmannskost vorsetzen, auch tränke er gern ein Glas Bier. Dies konnten wir uns verschaffen und Champagner hatten unsere Herren aus Epernay geholt, Controleur R. war selbst hingefahren; man war nur besorgt, daß er nicht zur Zeit wieder da sei. Eine große Calamität war die Bedienung bei Tische; solange Baron von Witzleben hier war, hatten wir dazu immer dessen Diener. Heute ließ ich mir aus Annet einen sächsischen Soldaten, Namens Pötig vom 104. Regiment, holen, von dem ich wußte, daß er Diener gewesen, und nahm noch einen andern dazu vom Regiment 100, Namens Wunderwald, der schon seit Douzy bei mir in Diensten steht. Sie nahmen sich gerade nicht empfehlenswerth aus in ihren abgeschabten Uniformen, aber man sah darüber hinweg.

Gegen 7 Uhr kam Graf Bismarck in Thorigny an. Der Etappencommandant und mehrere Herren empfingen ihn an seiner Wohnung. Obgleich wir gerade an diesem Abend viele Kranke zu versorgen hatten, waren wir doch mit dem Essen in Ordnung und alles war zum Auftragen bereit. Halb 8 Uhr erschienen sämmtliche Herren bei mir. Ich mußte natürlich die Wirthin machen, war aber gar nicht mit mir selbst zufrieden: meine Toilette war in einem Zustande, der zum Empfange so hoher Gäste kaum berechtigte. Es war ein Glück, daß es Abend war. Mein Unbehagen dauerte nicht lange, Graf Bismarck behandelte mich mit so wohlwollender Nachsicht und erleichterte mir

[305] meine Aufgabe so, daß ich alle Befangenheit abschüttelte. Als man sich zu Tische gesetzt hatte, übersah ich noch einmal meine improvisirte Tafel, die Herren bemerkten selbst wol kaum, was für ein Potpourri von Tischgeräthen hier durcheinander aufgestellt war. Man hatte mir einen Platz zur rechten Seite des Reichskanzlers freigelassen. Eigentlich hatte ich nicht die Absicht, mich mit zur Tafel zu setzen, da ich ja meine Häuslichkeit im Auge

behalten mußte, damit nicht Störungen hervorgerufen würden; da ich aber sah, daß die Herren auf mich warteten, nahm ich auf Augenblicke den für mich reservirten Ehrenplatz in Beschlag. Ob es nun die Herren wußten, hauptsächlich der Reichskanzler, welche Mühe ich mir, leider vergebens, gegeben hatte, ein besseres Menu zu schaffen, oder hatte Se. Excellenz wirklich Hunger, kurz er aß mit ziemlichem Appetit. Ich muß Ihnen doch den ganzen Küchenzettel der Reihe nach aufzählen. Nach der Suppe gab es Kalbsfricandeau mit Gemüse, dann Rindslende mit Kartoffeln und Kastanien; letztere brachte mir Herr von Tümpling vor einiger Zeit aus Versailles, mit und ich hatte sie bisher noch nicht verwendet; hierauf folgte Butterbrot und Käse, zuletzt Kaffee. Von dem großen Stangenkuchen, den, wie Sie wissen, ich unter den mir im Januar übergebenen herrenlosen Weihnachtsliebesgaben gefunden hatte, war noch ein ganz respectabler Theil übrig und ich setzte ihn mit auf den Tisch. Wie sich übrigens noch nachträglich herausgestellt hat, gehörte der Kuchen dem Prinzen Alexander von Hessen; er hat aber allen so vorzüglich geschmeckt, daß ich jedem Liebhaber nur rathen kann, sich das Recept zu [306] verschaffen, nach dem dieses prachtvolle Exemplar zubereitet war.

Die Herren waren sehr heiter, besonders der Reichskanzler, keinem sah man es eigentlich an, was für schwere Zeiten sie durchgemacht, welche Arbeit, welche Aufregung sie überstanden hatten. Graf Bismarck entwickelte sehr viel Humor, die Herren mußten manche Neckerei von ihm ertragen, und doch machte das Ganze den Eindruck, als ob die Herren mehr seine Freunde als seine Untergebenen wären. Der Reichskanzler litt, wie ich zufällig erfuhr, nicht unbedeutend an Halsschmerzen, ignorirte dieselben aber so vollständig, daß ihm niemand etwas anmerken konnte; er mochte wol fühlen, wie glücklich

jeden einzelnen seine Gegenwart machte. Ich hätte etwas darum gegeben, meine liebe Marie, wenn Sie hier gewesen wären; es liegt doch ein ganz eigenes Gefühl in dem Bewußtsein, gerade diejenigen beisammen zu sehen, die während dieses verhängnißvollen und großartigen Zeitraumes die Maschine in Bewegung gesetzt und dirigirt haben. Sehr interessirt haben mich auch der Herr von Keudell und der Geheime Justizrath Wagner, von denen ich immer so viel hatte sprechen hören, dann der Neffe des Reichskanzlers, der junge Graf Bismarck-Bohlen, mein Tischnachbar zur Rechten; er beobachtete mit großer Innigkeit jede Bewegung seines Onkels. Die meisten der Herren in des Reichskanzlers Begleitung waren jüngere Männer und er selbst sah so frisch und lebendig aus, daß man hätte meinen sollen, die Gesellschaft sei auf einer Vergnügungsreise begriffen. Ich hatte mir nach den Bildern, die ich bisher von Graf Bismarck gesehen eine ganz andere Vorstellung von ihm gemacht; da er-
[307] scheint er immer mit einem so kalten und strengen Gesichtsausdruck, es liegt aber gerade etwas auffallend Wohlwollendes und Gewinnendes in seinem Wesen, hauptsächlich, wenn er spricht. Ich bin fest überzeugt, daß er seine Freunde, aber auch seine Feinde genau kennt, was nicht bei jedem Manne in einer solchen Stellung der Fall ist. Er läßt gewiß keine Elemente in seine unmittelbare Nähe kommen, die nicht hingehören. Mit unserm Dr. Jacobi, den ich, als zur Etappe gehörig, ebenfalls eingeladen hatte, unterhielt sich Graf Bismarck längere Zeit; ich habe erstern so lebhaft lange nicht gesehen.

Für die Beamten und die Diener aus des Reichskanzlers Gefolge hatte ich in einem andern Zimmer, so gut es eben ging, einen Tisch zurechtgemacht, um ihnen ein Abendbrot zu reichen; nur acht Herren von seiner Begleitung waren mit ihm an einer Tafel; sein Gefolge bestand, wie man mir sagte, im ganzen aus 36 Personen.

Zwei Herren, die nicht oben bei den übrigen Beamten speisen wollten, machte ich, da ich sah, wie erschöpft sie waren, in meinem Küchenstübchen etwas zurecht. Manche wußten eigentlich nicht recht, was sie aus mir machen sollten. Die Dienerschaft war nicht so leicht zufriedenzustellen als der Reichskanzler mit seinen Herren. Sie können denken, liebe Marie, daß ich gern recht viel von meinen interessanten Gästen profitiren wollte, und doch gab es überall zu thun; auch machte mich die furchtbare Menschenmenge, die sich um das Haus drängte, besorgt, weil sehr viele Franzosen darunter waren. Es wäre mir schrecklich gewesen, wenn auch nur die geringste Störung vorgekommen wäre. Ich machte daher einen Controlgang ums

[308] Haus und suchte die mir von der Etappe zucommandirten Soldaten (31er Landwehr) auf, denen ich gesagt hatte, sie möchten sich vertheilen und auch ihre Kameraden herbeiziehen und die Franzosen im Auge behalten; ich wollte sie nochmals erinnern, ja scharf auszupassen und keinen Unfug entstehen zu lassen. Der Unteroffizier, der dem Commando zugetheilt war, erwiderte, ich möchte vollkommen ruhig sein, sie wären auf dem Posten und hätten sich um das ganze Haus vertheilt, jeder, der nur irgend Miene machen würde zur Ruhestörung, sollte gleich in die Marne geworfen werden. Ich war hierdurch über ihre Wachsamkeit völlig beruhigt, denn diese derben Nordländer verstehen in solchen Dingen wenig Spaß.
Gegen 11 Uhr gingen die Herren auseinander. An Ovationen fehlte es nicht, Kriegslieder wurden in Menge gesungen, man vergaß, daß man auf dem Kriegsschauplatz in Feindesland war.[92]

---

[92] Bezeichnenderweise erwähnt Moritz Busch, „dienstwillige Feder und respektvoller Porträtist Bismarcks", dieses mit so viel Mühe vorbereitete Abendessen in seinem 1878 erschienen Bericht *Graf Bismarck und seine Leute während des Krieges mit Frankreich* mit keinem Wort, obwohl der Autor im Übrigen durch „unerhörte Plastizität" beeindruckt.

Als die Herren sich entfernt hatten, warteten wir noch bis gegen 1 Uhr auf den Großherzog von Mecklenburg, der noch angemeldet war und den Morgen mit dem Postzuge weiter fahren wollte. Länger aufzubleiben erlaubten zunsere Kräfte nicht, wir waren zu erschöpft. Ich übergab deshalb dem Bahnhofsinspector das Nöthige, da seine Frau es übernommen, Sr. königl. Hoheit ein Frühstück zu bereiten. Gegen 3 Uhr kommt der Großherzog mit mehrern Herren und pocht an die Fenster unsers Hauses. Unser Herr Requisitions-Schmidt, dem ich gesagt, im Falle Se. königl. Hoheit kommen sollte, wäre alles auf dem Bahnhofe bereit, hält die Herren für Offiziere, die sich verspätet oder dergleichen, und begegnet, den nächtlichen Ruhestörern in nicht gerade sanfter Weise. Se.

[309] königl. Hoheit fordert wiederholt auf zu öffnen, er wolle von der Reise nur ein wenig hier ausruhen. „Da könnte jeder kommen“, ruft ihm Herr Schmidt ärgerlich zu, und will sich unter seine Bettdecke zurückziehen. Doch wird er endlich darüber aufgeklärt, mit wem er es zu thun habe, und bringt nun Se. königl. Hoheit nach dem für ihn auf dem Bahnhofe bereitgehaltenen Zimmer.
Auch dem Erbprinzen von Würtemberg, der noch am 6. abends eintraf, war es mit seiner Einquartierung abenteuerlich ergangen. Als er in das für ihn bestimmte Zimmer tritt, hat bereits eine Französin davon Besitz genommen; sie sei krank, erklärt sie ihm, und Se. königl-Hoheit werde doch nicht wollen, daß sie seinetwegen auf der Straße liegen bleibe. Wie ich später erfuhr, war die Dame kurz zuvor aus Paris zurückgekehrt, und es war ihr Logis, in welches man den Prinzen hatte einquartieren wollen, das sie selbst aber ohne weiteres wieder in Besitz genommen. Der Prinz zog sich natürlich zurück und wir bereiteten ihm in unserm Hause so gut es ging ein Unterkommen. Die Albertinerin Marie Hecker mußte die Honneurs machen, da ich beim besten

Willen nicht abkommen konnte, solange meine Gäste noch bei Tische saßen.
Am andern Tage, den 7. März, um 11 Uhr fuhr der Reichskanzler per Extrazug nach Deutschland. Kurz vor der Abfahrt kamen noch zwei meiner Grauen Schwestern aus Annet, die nach Berlin zurück sollten; die eine war leidend. Graf Bismarck nahm sie auf mein Bitten auf seinem Zuge mit in die Heimat.
Nach einer Meldung sollte auch Se. Majestät der Kaiser hier durchkommen, worauf wir uns natürlich sehr

[310] freuten. Die Route ist aber geändert worden, Se. Majestät ist in Ferrieres.
Den 8. März. Von unserm Sanitätszuge aus Le Mans ist noch keine Nachricht da, Kranke gibt es hier noch jeden Tag.
Gestern früh kam ein Unteroffizier von unsern Pionnieren, um mir – Sie werden sich wundern, liebe Marie – ein allerliebstes kleines Hundchen zu schenken, machte aber dabei ein recht melancholisches Gesicht, das wenig dazu paßt, wenn man jemand mit einem Geschenk erfreuen will. Er schien sich von dem Thierchen schwer trennen zu können, und ich fragte ihn, warum er es nicht behalte, sondern verschenken wolle. Da erzählte er mir, er habe das kleine niedliche Geschöpf vor etwa zehn Wochen in einem verlassenen Hause in einem Winkel gefunden und seit der Zeit immer bei sich behalten und es habe sich völlig an ihn gewöhnt. Jetzt hätten sie aber Marschordre bekommen und da könne er das Hundchen nicht mit sich nehmen; er möchte aber gern, daß es in gute Hände käme, und so habe er sich entschlossen, es mir zu schenken. Ich dachte, diese Liebe zu dem Thiere ist rührend und du willst doch sehen, ob du es nicht wieder in seine Hände bringen kannst. Ich frag ihn also, ob er niemand daheim Nahestehendes hätte, der von mir das Hundchen für ihn in Empfang nehmen könnte.

Zögernd gab er mir eine Adresse an, die mich veranlaßte zu fragen, ob er verheirathet sei. Nein, er sei ledig, aber er habe eine Braut. Ich merkte, das er das hübsche Thier eigentlich ihr zugedacht, und daß ihm deshalb die Trennung von demselben so schwer wurde. Ich sagte ihm daher, er möge an die bewußte Adresse schreiben,

[311] man könne das Hundchen in Dresden bei mir abholen. Ich würde es mit in die Heimat nehmen. Wenn ich nur die kleine Krabbe wohlbehalten nach Hause bringe, daß ich nicht mit meiner guten Absicht doppelten Jammer anrichte.

Der 9. März verging mit allerlei Vorrichtungen. Es kam die Depesche, daß der sächsische Sanitätszug von Le Mans abgefahren sei und noch Platz genug habe, um in Lagny 50 Kranke mitnehmen zu können. Wir setzten alles in Bewegung, um zur Abreise bereit zu sein. Die Kranken hatten wir theils aus den Spitälern hierher bringen lassen, theils sollten sie in Meaux aufgenommen werden. Da die Station noch nicht aufgelöst werden konnte, wurde es uns schwer, fortzugehen; täglich kamen noch etliche hundert. So entschlossen sich denn der Delegirte Herr Lutteroth, der von Anfang an von seiten der freiwilligen Krankenpflege die Evacuation mit geleitet, sowie Herr Ehrenberg mit mehrern seiner Diakonen und Herr Schmidt, die ja beide schon in Château-Thierry uns beigestanden hatten, der eine in der Evacuation, der andere in der Verpflegung, noch bis zur Auflösung der Station hier zu bleiben; die Lagerstätten und was sonst noch gebraucht wurde, übernahmen die beiden Herren zu regeln. Herr Schmidt, der immer in jeder Beziehung opferfreudig und gefällig war, hat der Krankenpflege überhaupt stets in Château-Thierry und hier durch seine vielseitige Verwendbarkeit und Kenntniß der französischen Verhältnisse die anerkennenswerthesten Dienste geleistet. Der Aermste, wer weiß, welche Lebensstellung er finden wird; denn die Stelle in Marseille wird er doch nicht wieder erhalten. Die Verzögerung unsers Sanitätszuges fing mich

[312] schon an besorgt zu machen; am 10. März gegen Mittag erhielten wir endlich eine Depesche, aber sie erfüllte uns alle mit Schrecken, denn sie berichtete, daß er in Puteaux verunglückt wäre und daß mehrere todt geblieben, andere schwer verletzt seien; der Zug läge jetzt in Pantin, da keine Locomotive da sei, ihn weiter zu befördern. Die Eisenbahnverwaltung und das Etappencommando waren sofort bereit Hülfe zu senden; Senator Dürfeld und Hofarzt Brauer bestiegen eine Maschine und fuhren mit derselben nach Pantin. Nachmittags traf der Zug bei uns in Lagny ein, 12 Todte und 24 Schwerverletzte mußten ausgeladen werden. Die meisten Kranken auf dem Zuge lagen an den schwarzen Pocken. Alle Vorräthe waren vernichtet, mehrere Wagen, darunter der eine der beiden Küchenwagen zertrümmert. Es war zweifelhaft, ob der Zug in solch einem Zustande weiter gehen könne. Die Wagen wurden genau untersucht, man suchte soviel wie möglich wieder in Stand zu setzen, und besonders die eine Küche wieder herzurichten und benutzbar zu machen. Der Chef der Evacuationscommission in Epernay kam selbst nach Lagny uud berieth sich mit den Herren, ob der Zug auseinandergenommen werden oder weiter fahren sollte. Man entschied sich schließlich für das letztere. Mir wurde es freigestellt, ob ich noch hier bleiben und mit einer andern Gelegenheit nach Hause fahren oder mich dem Zuge mit meinen Pflegerinnen anschließen und soweit thunlich für die Verpflegung desselben sorgen wolle. Ich sah, daß ohne ein ungewöhnlich zahlreiches Pflegepersonal der Zug gar nicht die Rückreise hätte antreten können, daß also dieselbe wesentlich mit von meinem Entschlusse abhing, da ich über eine große Anzahl Albertinerinnen verfügte. Ich

[313] erklärte mich daher bereit, die Verpflegung auf dem Zuge zu übernehmen, nachdem ich unsern Delegirten, den Grasen Einsiedel, gebeten, mir die noch hier gebliebenen neun sächsischen Felddiakonen zur Unterstützung mitzugeben. Einige Verwundete brachten wir in dem uns überlassenen Personenwagen unter, und in einem zweiten französischen, den man noch anhing. Die größten Schwierigkeiten bereitete aber die Verproviantirung des Zuges, da derselbe am andern Morgen 4 1/4 Uhr abgehen sollte; an ein Ausruhen in der Nacht war nicht zu denken. Es mußte schnell Brot gebacken werden, was mir der gute Schmidt früh um 3 Uhr an die Wagen bringen ließ. Im Laufe des Nachmittags waren wieder 500 Kranke angekommen und auch die hatten wir noch zu verpflegen.

Den 11. März früh ging nun der Zug ab; wir verließen Lagny nur mit schwerem Herzen, weil wir die Kranken, denen ich versprochen hatte, sie mitzunehmen, zurücklassen mußten. Der Chef der Evacuation versicherte ihnen aber, sie könnten sicher darauf rechnen, da die Station in Lagny bald aufgehoben würde, in kurzer Zeit abgeholt zu werden. Wir hätten sie mitnehmen können, wenn wir ebenso viele Pockenkranke, die bereits auf dem Zuge waren, statt ihrer in Lagny gelassen hätten; aber diese armen Menschen, die bei allen Leiden auch noch die Angst bei dem Eisenbahnunglück auszustehen gehabt hatten, durften nicht mehr in einem andern Spital untergebracht werden. Auch wäre es ihnen doch zu schmerzlich gewesen, ihre Hoffnung, in die Heimat zu kommen, vereitelt zu sehen. Und wer nimmt gern Blatternkranke auf!

Der Etappe zu Lagny, der Evacuationscommission und auch zum Theil den Albertinerinnen hat es der Führer

[314] des Zugs, Herr Dr. Friedrich zu verdanken, daß der ihm anvertraute Sanitätszug nicht in Lagny auseinandergenommen und zurückgestellt wurde. Ein merkwürdiger Abschluß für uns! Es war, als ob wir dazu bestimmt

wären, in Frankreich nicht ansruhen zu dürfen.

Die Fahrt ging leidlich von statten. Wir hatten 13 Sanitätssoldaten, 9 Diakonen und 18 Albertinerinnen, außerdem noch die dem Zuge beigegebenen Krankenpfleger, und mit so viel Kräften war die Pflege und Verpflegung schon zu übersehen.

In Epernay war die Commission sehr besorgt um uns; nur ein ganz kleiner Theil von dem, was wir hier erhielten, konnte eingeladen werden, während unterdeß Herr Dr. Friedrich auf der Etappe mit Erledigung des Berichts beschäftigt war. Der Zug ging inzwischen ab, und wir kamen nach Nancy, wo wir längere Zeit halten mußten und die Kranken gespeist wurden. Dr. Friedrich holte uns hier wieder ein. Von seiten der Evacuations-commission in Epernay war uns Herr Hauptmann von Meier nachgeschickt worden, uns, wenn wir irgend-etwas nöthig hätten, dabei hülfreich zu sein. Auf der Weiterfahrt bekamen wir noch eine Menge leere Wagen, aber auch gegen 200 Kranke, die wir auf den nächsten Stationen abgaben. Senator Dürfeld und Hofarzt Brauer mußten da und dort auf den Stationen ebnen, wenn unser Zug ins Stocken gerieth. In Weißenburg auf der Grenzstation gab es wieder einen längern Aufenthalt. Unsere Kranken waren meist nach Thüringen bestimmt, und es wurde uns die Route Manheim – Frankfurt – Kassel – Halle – Leipzig zugewiesen.

Auf unserm Zuge war ein sehr schwerkranker Offizier, 315] der in Le Mans gelegen hatte. Die Krankenpflegerin, die ihn von da aus begleitete, gab sich mit ungewöhnlicher Opferfreudigkeit der Pflege des Kranken hin und erwarb sich dadurch unsere größte Hochachtung; schade, daß ich ihren Namen nicht behalten habe; nur so viel weiß ich daß sie zu den Schwestern des Ordens zum Heiligen Grabe gehörte.

Die Arbeit für das Pflegepersonal war während der ganzen Tour, obgleich es so zahlreich war, keine geringe. Besondere Schwierigkeiten verursachte der Umstand, daß man während des Fahrens nicht von einem Wagen in den andern konnte; jeder Moment des Aufenthalts mußte benutzt werden, um die Kranken zu verpflegen. Regelmäßige Mahlzeiten waren ganz unmöglich, zumal da nur eine Küche im Gange war und auch die nur sehr mangelhafte Dienste leistete, denn es floß während des Fahrens der Inhalt aus den Töpfen. Um nichts zu versäumen und zu thun, was irgend zu ermöglichen war, brachte ich die 5 Tage und 4 Nächte der Fahrt mit nur wenig Unterbrechung in der Küche zu. Ohne das so sehr zahlreiche Personal wäre es uns ganz unmöglich gewesen, die Verpflegung in irgend ausreichender Weise zu besorgen.

Die vielen Tunnels, die wir passirten, gaben uns mancherlei zu leiden, da der Rauch zurückschlug und nicht aus der Esse herauskonnte. In den Tunnels der Vogesen, wo der Zug nur Schritt fahren konnte, wären wir bald erstickt.

Der Chef des Zuges hatte auf den Etappen immer so viel mit den geschäftlichen Abwickelungen zu thun, daß er nur sehr wenig auf dem Zuge sein konnte.

[316] Am 15. März nachmittags kamen wir endlich in Leipzig an, nachdem wir die meisten Kranken unterwegs bereits untergebracht hatten Von den sechs Offizieren, die bisher mitgefahren waren, nahmen wir vier mit nach Dresden.

Auf dem Bahnhofe in Leipzig empfingen uns mehrere Damen und Herren und bereiteten uns dadurch große Freude; besonders Herr Professor Braune, der uns im Namen des Herrn Geheimraths Thiersch und Herrn Professor Schmidt willkommen hieß. Leider sollte unsere Freude nicht ohne bittern Nachgeschmack sein, wir erfuhren

hier, daß die hohe Präsidentin unsers Vereins am folgenden Morgen nach Frankreich reisen[93] und wir sie daher jetzt nicht sobald wiedersehen würden. Das stimmte uns alle recht traurig.
Wir mußten längere Zeit in Leipzig halten und es dunkelte schon, als wir in Dresden ankamen. Da wir für keine Kranken mehr zu sorgen brauchten, hatte die Spannung nachgelassen und wir fühlten uns so matt, daß wir uns kaum aufrecht erhalten konnten. Es wurde uns in Dresden ein Empfang zutheil, der mir gewiß Zeit meines Lebens in Erinnerung bleiben wird. Die Damen vom Directorium unsers Vereins empfingen uns am Bahnhofe in herzlicher, erhebender Weise[94]. Als ich sie alle beisammen sah, nach denen ich mich so oft gesehnt, bemächtigte sich meiner eine solche Wehmuth, daß ich mich nicht mehr aufrecht erhalten konnte. Man brachte mich in meine Wohnung. Mit welchen Gefühlen ich dieselbe betrat, vermag ich nicht zu schildern; ich fand daselbst die sinnigsten Zeichen der Theilnahme.

---

93 Aus den *Dresdner Nachrichten* vom 18. März 1871, Seite 1: „Nach dem ‚Dr. J.' hatte sich vorgestern zur Verabschiedung von II.kk.HH. dem Kronprinz nebst Gemahlin auf dem Leipziger Bahnhof eine sehr zahlreiche Versammlung eingefunden; neben den Herren Staatsministern, den höheren Hofchargen, den Spitzen der höchsten Civil- und Militärautoritäten und den Vertretern der Stadt war namentlich ein großer Kreis von Damen anwesend, bestehend aus den unter Ihrer Königlichen Hoheit hier thätigen Mitgliedern des Albert-Vereins, welche gekommen waren, ihrer verehrten Präsidentin den Ausdruck treuer Anhänglichkeit und Hingebung für die Zwecke dieses Vereins zu erneuern. Kurz nach 6 Uhr trafen Ihre Königl. Hoheiten auf dem Bahnhofe ein und geruhten in huldvoller Weise von vielen der Umstehenden persönlichen Abschied zu nehmen." Kronzprinz Albert kehrt nach Frankreich zurück, um in Compiègne das Oberkommando der III. Armee zu leiten.

94 Aus den *Dresdner Nachrichten* vom 17. März 1871, Seite 1: „Vorgestern traf der sächsische Sanitätszug, welcher bei Paris das Unglück gehabt hatte, mit einem Nachtzuge zusammenzustoßen, hier ein. Der Zug war nur von dem Krankenwärterpersonal (ungefähr 20 Personen) begleitet und hatte seine Mannschaften in diversen Städten, die derselbe berührt, nach und nach abgegeben."

Ich wiederholte mir in meiner Seele das treue Ge-

[317] löbniß, daß ich dieses Wohlwollen und diese Liebe durch treue Hingebung an die Sache vergelten und unserm Verein eine rastlose Mitarbeiterin sein wolle, solange mir Gott Kraft schenkt. Hatte er doch in meiner schweren Krankheit in Lagny, wo ich schon am Rande des Grabes stand, seine schützende Hand über mich gehalten, sodaß ich im Stande war, auch die mühselige aufreibende Arbeit für unsere Kranken auf der Rückfahrt zu ertragen.

Schwer waren die hinter uns liegenden Monate, und doch möchten wir, die wir sie zusammen verlebt, sie um alle Schätze der Welt nicht drangeben!

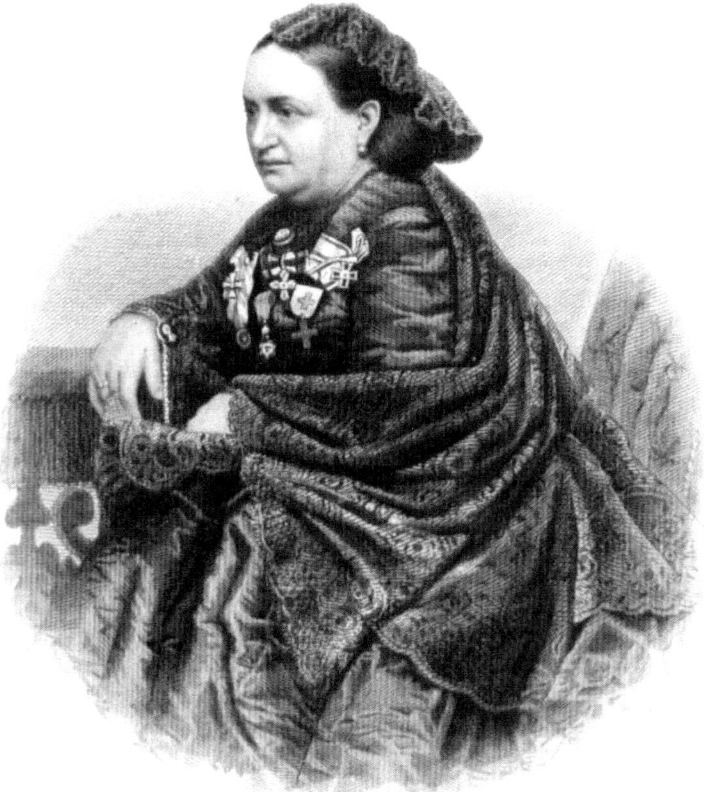

Abb. 14: Marie Simon mit ihren Orden. Stahlstich

Zwölf Berichte von Zeitgenossen

Welche Bedeutung Marie Simon zu ihrer Zeit hat und welch hohes Ansehen sie genießt, verdeutlichen Berichte von Zeitgenossen, die wichtige Facetten ihres Wirkens beschreiben und damit die Selbstdarstellung ergänzen.

1867: Der Kollege aus dem Directorium des Albertvereins

1867 schreibt Julius Naundorff, Schriftführer des Albertvereins, in seiner Darstellung *Unter dem rothen Kreuz. Fremde und eigene Erfahrungen auf Böhmischer Erde und den Schlachtfeldern der Neuzeit*:

> Da entschloss sich eine Dame, Frau Simon, nach dem Schlachtfeld zu reisen. Auch ihr Name hat sich mit Ehren geschmückt; in viele Herzen gegraben, schwebt auf vielen Lippen. Sie war bereits seit dem Ausbruch des Krieges in Dresdner Hospitälern thätig, und hatte schon dort geholfen, die Bestürzung und den unbeschreiblichen Wirrwarr der ersten Organisation zu beschwören. Den Mangel an Unterordnung, welcher die Kräfte zersplitterte und der Privatwohlthätigkeit keinen Anknüpfungspunkt bot, verstand sie zu beseitigen; man ahnte daß sie eine deutsche Nightingale sei.
> […]
> Wenn man wissen will, was ein entschlossener Wille, eine bewundernswerte Energie, was wahrhafter Christenmuth ist, dann forsche man nach den Thaten jener merkwürdigen Frau. An Bequemlichkeiten aller Art gewöhnt, scheute sie weder die Schwierigkeiten einer oft gefahrvollen Thätigkeit, noch die Drangsale eines bei Tag und bei Nacht rastlosen Lebens. Sie weilte wochenlang in Gegenden, deren Luft vergiftet war, an Orten, welche nur entsetzliche Scenen belebten. Sie ertrug den Mangel

und alle Beschwerden, die das Kriegsleben unter einer feindlich gesinnten Bevölkerung in einer verwüsteten Gegend birgt. Wochenlang fand sie kaum Zeit, ihre Kleider zu wechseln; sie verrichtete in der einen Stunde die Arbeiten einer Magd mit der Demuth einer barmherzigen Schwester, um in der andren Stunde als Commandant einen Transport zu befehligen oder einen säumigen Beamten mit Vorwürfen zu belasten. Sie war bei allem von Gott gesegnet. Man suchte bald ihren Rath und ihre Hülfe; von der Aufmerksamkeit, die man ihr erwies, ging man zur Hochachtung über. Der Säumige fürchtet ihre Nähe, welche der Hülfsbedürftige erflehte. Sie war in der That in diesen Hospitälern eine Erscheinung, die der Geschichte jener denkwürdigen Tage angehört und ohne sie nicht gedacht werden kann.

[...]

All diesem unbegrenzten Elend gegenüber ist mit Klagen und Zagen, mit dem Kampf widerstrebender Gefühle nichts gewonnen. Hier mußte gehandelt werden. Die sächsische Frau war der Character, es zu thun. Der sittliche Gedanke von der Wichtigkeit eines Menschenlebens – hier zu einem vernichtenden Hohn einschrumpfend – der Wunsch, die Qualen so vieler Unglücklichen zu vermindern, sie aus ihrer Verzweiflung und Muthlosigkeit emporzurichten, gab ihrem starken Geist die für einen Augenblick verlorene Spannkraft zurück. Von dem unwiderstehlichen Drange beseelt, so viel zu helfen, als nur möglich, rechnet sie, wie man in solchen Lagen es muß, um seine Haltung zu bewahren, ein für alle mal mit allen weichen Gefühlen ab, blickt nur noch mechanisch auf die tausend Gemälde dieses furchtbaren Trauerspiels und geht beinahe mit Gleichgültigkeit an den auf das Schrecklichste verunstalteten, sich noch bewegenden menschlichen Leichnamen vorüber.

[...]

Man darf wohl denken, daß eine Frau, wie die hier geschilderte, welche alle Verhältnisse durchdrang, in denen sie glaubte, Hülfe bringen zu müssen, deren Energie einen erbarmungslosen Krieg gegen alle Saumseligkeit und gegen alles führte, was die Zwecke der Mildthätigkeit hemmte, – daß eine solche Frau für Manche eine Unbequemlichkeit war. Während sie auf der einen Seite von Tausenden gesegnet und ihr Name berühmt wurde, fanden sich doch Einige, die ihren Bemühungen entgegentraten. Sie hörte von ihrer Feindschaft, wie man in der Sicherheit des Hauses das

Heulen des Windes vernimmt. Nur einmal, als die Verläumdung ihr giftiges Haupt gegen sie erhob, wurde der Zorn in ihr mächtig. Man hatte gesagt: „sie habe Schilderungen über das von ihr Gefundene nach ihrem Vaterlande getragen, die weit übertrieben seien; sie habe dadurch nicht Heil, sondern Unheil gesäet, habe Thränen, Besorgnisse und unnöthigen Sturm erregt; man müsse über Dinge schweigen, welche nicht mehr gut zu machen, noch weniger abzuändern seien. Zu was der Lärm? Vorbei sei, was vorbei. Und überdieß, sagte man, sei das Wirken, dessen sie sich rühme, kein internationales, es sei ein specifisch nationales. Nur ihre Landsleute wären es, denen ihre Hilfe und ihre Bemühungen zuflössen." Die so ungerecht angegriffene Frau wies indeß die Anklagen zurück und behauptete ihren Boden. „Ich habe keine Berichte nach Dresden gesendet;" erwiederte sie, „sondern nur Hülfe verlangt. Aber ich werde sicher über das reden, was ich hier gesehen habe und durchlebte. Es verträgt sich nicht mit den Pflichten der Humanität, über Dinge zu schweigen, welche gegen dieselbe verstoßen. Eben so wenig wie ihnen gegenüber seine Augen verschließen kann, soll man auch nicht die seiner Mitbürger verschlossen halten. Die Menschlichkeit verlangt Schäden bloßzulegen, um ihre Wiederkehr zu verhüten. Den Muth der Schweigsamkeit dem gegenüber zu besitzen, heißt feig zu handeln. Ich habe nicht durch meine Worte Sturm erregt: der Sturm war schon da; er wird sich selbst weitertragen und die Luft von gewissen Vorurtheilen reinigen, welche das Leben unserer Brüder gefährden. Meine Thätigkeit darf sich jedem billigen Richterspruch unterwerfen; sie war aller Orten nur den Leiden meiner Mitmenschen geweiht; sie war eine vollkommen internationale; denn ein Jeder, der ihrer bedurfte, hat bei mir die gleiche Theilnahme gefunden, welche das Christenthum gebietet. Ich habe in den Verwundeten und Kranken nie etwas anderes gesehen als meine leidenden Mitmenschen." „Ich habe nicht nur den Sachsen, ich habe den Preußen und den Oestreichern das gleiche Herz entgegen getragen." Dieser merkwürdigen Frau, welche später hoher Ehren theilhaftig wurde, ertheilte damals ein hochgestellter preußischer Arzt das Zeugniß, daß sie nur im Interesse der Verwundeten ohne Rücksicht auf Person und Nationalitäten gewirkt habe; er erkennt zu gleicher Zeit ihre Umsicht, ihre Energie und ihren rastlosen Eifer vollständig an und sagt, daß sich zum Beispiel Lazarethe ebenso ihrer Liebesgaben zu erfreuen hatten, wo auch nicht ein einziger ihrer Landsleute sich befand. Ihr ganzes segensreiches Wirken hier an den Stätten des Jammers, fügte er bei, verdient höchste Anerkennung.

1870: Die französische Schriftstellerin

Im Sommer 1870, kurz vor dem Ausbruch des Deutsch-Französischen Krieges, veröffentlicht die Französin Madame William Monod (Marie Monod 1839–1910) in Paris *La Mission des femmes en temps de guerre*. Darin porträtiert sie Frauen, die sich intensiv der Pflege der Kranken und Verwundeten im Krieg gewidmet haben, darunter Florence Nightingale und Marie Simon.

> Man hat auch mit außergewöhnlichen Fähigkeiten gesegnete Menschen gesehen, die, obwohl fast auf sich allein gestellt, ein enormes Werk vollbracht haben. Dazu gehört Miss Nightingale, deren Arbeit wir kurz nachgezeichnet haben. Dazu gehört auch eine heldenhafte Frau, die den Beinamen „deutsche Nightingale" verdient. Ihretwegen werden wir einige Ereignisse aus dem Feldzug in Böhmen im Juni 1866 beschreiben.
> [...]
> Bald wird man überall ihre Mitarbeit und ihren Rat suchen; die Aufmerksamkeit, die sie erregt hat, wird in Verehrung umschlagen. Sie ist in den Lazaretten der Gegend als Engel der Barmherzigkeit erschienen. Man muss über sie sprechen, wenn man von den Verwundeten von Sadowa berichtet. Ohne Frau Simon bliebe das Bild jener denkwürdigen Tage unvollendet.

1870: Der Pariser Arzt und Freund Henry Dunants

Am 29. Juli 1870, 10 Tage nachdem Frankreich am 19. Juli Preußen den Krieg erklärt hatte, erscheint in Paris das Buch *Les Victimes de la Guerre et les Progrès de la Civilisation* (*Die Opfer des Krieges und die Fortschritte des Zivilisation*). Als Autor wird Jules Chéron genannt, ein Pariser Arzt, Freund und Förderer Henry Dunants; in seinen Memoiren schreibt Henry Dunant zu diesem Buch: „Wir haben eben unter seinem Namen ein gemeinsam verfasstes Buch veröffentlicht." Teile aus dem Buch werden 1896 in der

Zeitschrift *Der Samariter, Zeitschrift für das gesamte Samariter- und Rettungswesen*, zitiert:

> Das internationale Komitee zur Hilfe für die Verwundeten im Kriege zu Dresden wurde unter dem unmittelbaren Patronat des Königs Johann von Sachsen gegründet, und die königliche Familie von Sachsen begünstigte mit großem Wohlwollen und hingebender Tätigkeit die humane Einrichtung, deren Wohlthätigkeit das Land anzuerkennen nicht zögerte. Das Beispiel der Hingebung ging von der königlichen Familie aus. Die Königin Marie, sowie die Frau Prinzessin Amalie ermüdeten nicht; die Frauen von Dresden, unterstützt durch die wackeren barmherzigen Schwestern hatten in Frau Simon das beste Vorbild der werkthätigen Barmherzigkeit, energisch, einsichtsvoll und ausdauernd. Diese Dame begab sich auf Veranlassung des sächsischen internationalen Vereins auf das Schlachtfeld und organisierte die Hilfeleistung mit besonderem Geschicke; sie unterstützte sehr wirksam die Militärärzte in Böhmen, wo sie sich vier Monate aufhielt, ohne sich auch nur einen Tag der von ihr übernommenen Aufgabe zu entziehen.
>
> [...]
>
> Möchten doch die Frauen aller Länder unter ähnlichen Verhältnissen dem edlen Beispiele der sächsischen und deutschen Frauen folgen!
>
> [...]
>
> Die Bewohner Sachsens unter einem ebenso erleuchteten als gelehrten Herrscher sind human und unterrichtet, und es konnte nicht überraschen, dass die Konvention in diesem Lande solchen Sympathien begegnete, welche eine ganz ansehnliche Ausbreitung erfuhren, wie dies in gleicher Weise auch in den Großherzogtümern Baden und Hessen und im Königreiche Württemberg der Fall war.

1870: Der Berichterstatter der *Gartenlaube*

1870 gibt es in Heft 40 der *Gartenlaube* unter der Überschrift „Im Hauptquartier des Prinzen Friedrich Karl" einen Brief des Berichterstatters Georg Horn zu lesen.

„Haben Sie Madame Simon nicht gesehen?" Mit dieser Frage trat am Morgen des 19. August in dem Dorfe Mars la Tour ein sächsischer Offizier an meinen Wagen. Eigenthümliche Frage! Man ist an hundert Meilen von der Heimath, in feindlichem Lande; von einem von Blut noch rauchenden Schlachtfelde muß man schon wieder zu einem anderen eilen, wo gesunde Glieder, um überall mit anzupacken von großem Werthe sind, wo jede Minute Gewinn eine heilige Pflicht ist, und nun diese Frage: „haben Sie Madame Simon nicht gesehen?" Der Fragende muß wohl etwas von dem sonderbaren Eindrucke seiner Worte in meinen Mienen gesehen haben; denn er fügte alsbald seiner Frage die Worte bei: „Nun, Madam Simon aus Dresden, die mit dem sächsischen Johanniterdepôt hier sein soll?"

„Nein! Adieu!"

„Adieu!"

Als ich aus dem Dorfe hinausfuhr und die Straße nach Doncourt, St. Marie aux Chênes und St. Privat la Montangne einschlug, begegnete mir ein großer, offener, mit Stroh und Kisten bepackter Leiterwagen; mitten auf demselben thronte, gleichsam als unumschränkte Herrscherin, eine dicke Frau in den vierziger Jahren, mit rothem, vergnügten Gesichte, angethan mit einem dunkel carrierten Shawl und einem runden, dunklen Strohhut – die könnte man als Madame Simon aus Dresden taxieren, dachte ich mir in einer ironischen Anwandlung der Gedanken.

[…]

Die Ärzte waren in größter Sorge und Rathlosigkeit, wie gegen den grimmigsten aller Feinde, den Hunger, Hülfe zu schaffen war. Da steigen an einer Stelle zwischen zwei zerschossenen Dorfhäusern Rauchwolken auf, und ein Duft begann allmählich sich zu verbreiten, der gegen den Brandgeruch, welcher die Atmosphäre erfüllte, nur um so kräftiger wirkte .

„Das riecht gerade," sagte einer der Lazarethärzte zu einem Collegen, „als ob hier in der Verwüstung wieder eine Herdstätte aufgerichtet wäre, auf welcher kräftige Bouillon gekocht wird."

Und wirklich, da kamen schon dienende Wesen die Dorfstraße herab; in der Hand trugen die Einen dampfende Kessel, die Anderen Näpfe und Löffel von Blech, wieder Andere Brod.

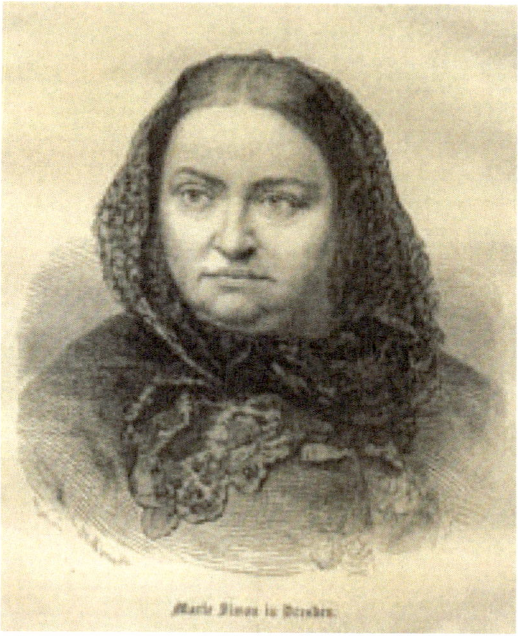

Abb. 15: *Marie Simon in Dresden.* Holzstich aus dem Jahr 1868

„Madame Simon,“ trat der Anführer der anrückenden Colonne an den Arzt heran, „läßt Ihnen sagen, daß sie hier eingerückt sei und ihr Hauptquartier aufgeschlagen habe und daß Sie, Herr Stabsarzt, nur zu sagen brauchen, wie viele Portionen Sie für Ihre Verwundeten bedürfen. Frau Simon sagt, es muß geschafft werden.“

„Frau Simon aus Dresden hier? Gott sei Dank! Nun ist uns wenigstens nach dieser Richtung hin geholfen. Dachte ich mir's doch, daß uns die wackere Frau nicht im Stiche lassen würde. Ich will gleich selbst zu ihr hin. Was ist in den Kesseln?“

„Kräftige Reissuppe mit kleinen Fleischportionen.“

„Vortrefflich! Geben Sie den Verwundeten einen dieser Blechnäpfe voll, nicht mehr – der Zustand der Leute macht Diät nothwendig – nur so viel, als zur Labung und Erhaltung der körperlichen Kraft nöthig ist. Ich bin sogleich wieder hier.“

„Wer ist diese Frau Simon?“ frug ich den Arzt begleitend.

„Die Vorsteherin eines Frauenvereins; den Namen des letzteren weiß ich nicht, thut auch nichts; aber Sie sehen, er wirkt in der That und die Vorsteherin an seiner Spitze am allerkräftigsten. Frau Simon ist mit einer wahrhaften Colonne von Material hier angekommen; sie dirigiert und leitet Alles; das ist eine Frau mit einer kräftigen Hand und festem Herzen, die überall da ist, wo man sie braucht, die Tausende unserer Lazarethnäscherinnen aufwiegt. Da ist sie!"

Und richtig war es dieselbe, die ich heute Morgen auf dem Leiterwagen in Mars la Tour hatte einziehen sehen. Jetzt stand sie, wie ein Orchesterdirigent mit dem Stabe, mit dem Schöpflöffel hinter einer langen Reihe von brodelnden Kesseln, bald den Schaum von der Fleischbrühe abschöpfend, bald die Portionen austheilend; und je mehr der Arzt Portionen verlangte, desto fröhlicher wurde ihr Gesicht. Es wurde Alles geschafft, dafür ist sie die Frau Simon; und auf ihrem runden, freundlichen Gesichte lag ein sprechender Ausdruck jener werkthätigen Liebe, die nicht erst nach dem Seelenheile der armen Kranken fragt, sondern gleich das Feuer unter die Kessel legt, um ihnen Nahrung und Stärkung zu schaffen. Und welche Wohlthat hat sie ihnen erwiesen! Das müßte man sehen, wie die halb erstorbenen Lebensgeister beim Dufte gesunder Nahrung sich wieder belebten, wie die verwundeten Leiber sich aufrichteten und wie junge Vögel, die lange keine Atzung bekommen, die Lippen nach der lange entbehrten Erquickung aussteckten. Und nicht nur für die Verwundeten in St. Privat, sondern auch für die in St. Marie schaffte sie noch dreihundert Portionen, die Dr.Bitterfeld ducrh die Diaconen der Colonne in Kesseln nach dem eine halbe Stunde entfernten Orte bringen ließ. Nun bat ich dieser seltenen Frau die ironische Stimmung, die ich ihr nach der Eingangsfrage entgegengebracht hatte, im Gedanken ab, denn nun begriff ich, wie Jedermann ein Recht hat, jeden und selbst den wildfremdestens Menschen zu fragen, ob er Frau Simon nicht gesehen habe

1871: Der Delegierte aus Langensalza

1871 veröffentlicht Senator Dürfeld aus Langensalza, Delegierter auf dem französischen Schlachtfeld, sein *Exposé über die Evacuatios- und Er-*

frischungsstationen Château Thierry und Lagny-Thoringny während des Deutsch-französischen Krieges 1870–71:

„Wenn die Noth am größten, ist die Hülfe am nächsten!" Hat sich dieses alte Sprüchwort je bewahrheitet, so war es hier der Fall, wo eben noch bang und ängstlich Jeder den nächsten Tagen entgegen sah und durch die unerwartete Ankunft der Frau Marie Simon aus Dresden mit ihren Albertinerinnen so plötzlich aller Sorgen frei wurde. Wenn auch den Meisten unbekannt, so ward doch die schon 1866 in gleicher Weise thätig gewesene Frau, die jetzt von den Schlachtfeldern von St. Marie aux Chênes und St. Privat, Sedan usw. kam, als immer freundliche, hülfsbereite und in Allem erfahrene Mama aufs freundlichste begrüßt und nicht lange dauerte es, so loderte bereits unter drei eiligst im Freien aufgestellten großen Kesseln das prasselnde Feuer, Fleisch ward beigeschafft, und als die Kranken kamen, fanden sie eine kräftige, von kundiger Frauenhand bereitete Suppe mit Fleisch. Auch die Arbeit in den Lazarethen war so weit fertig, daß schon Hunderte ein Unterkommen finden konnten, was eben nur dadurch möglich, daß Alle mit einander eiferten, die Aufgabe der Station zu erfüllen; es wurde mit einer Freudigkeit gearbeitet und Alles, auch das Schwerste, bewältigt, daß Alle sich in ihrem Wirkungskreise nur wohlzufühlen schienen.

[…]

Eine große Hülfe gewährte besonders ein aus Marseille vertriebener Deutscher, Sprachlehrer Schmidt aus Dingolfingen in Baiern, der durch langjährigen Aufenthalt in Frankreich mit den Verhältnissen des Lande vertraut, die Requisitionen besorgte und den Vermittler bei allen Geschäften machte, was bei der nichts weniger als freundlichen Bevölkerung oft sehr schwer war, und nur ihm ist es zu danken, daß das Verhältniß der so oft heimgesuchten und vielgeplagten Mairie zur Station ein derartiges wurde, daß ihm, dem bald von der ganzen Stadt gekannten „Requisitions-Schmidt", eine abschlägige Antwort nie gegeben werden konnte.

Die größte Aufgabe blieb aber der Frau Simon, die mit ihren braven Albertinerinnen so eigentlich die Seele des Ganzen war, Allen mit Rath und That zur Seite stand, und konnte wohl Küche und Lazareth, mit täglich ansteigenden Anforderungen, kundigeren Händen nicht übertragen werden. Wenn anfänglich auch nur Hunderte von Portionen verlangt, so wuchs die Zahl doch gar bald auf Tausende den Tag, was ein Blick auf die später folgenden Nachweisungen genügend beweist. Trotzdem war der nie rastenden fleißigen Frau die Verpflegung der Kranken nicht vollkommene Beschäftigung, kamen doch noch täglich Hunderte und Tausende von Soldaten, die dem Heere zueilten, hungernd nach Château Thierry und die von da nur gespeist wieder entlassen werden konnten.

Außerdem waren ja auch die ihrer besonderen Fürsorgeempfohlenen verschiedenen Lazarethe des 12. (des Königl. Sächsischen) Armeecorps von Zeit zu Zeit zu besuchen und die daselbst thätigen Albertinerinnen mit Rath und That zu unterstützen, so schwer auch die Reise durch von Franctireurs beunruhigten Gegenden oft war; es handelte sich aber darum, dem erst wenige Jahre bestehenden Albertverein Geltung zu schaffen, wie konnte da eine beschwerliche Reise abschrecken. Eine große Stütze hatte sie bei allen ihren mühseligen Stationen durch den vom internationalen Verein in Dresden ihr zugetheilten Secretär Student Kürsten, sowie durch den Hauptmann Slatinsky, ihren Pflegesohn, der ihr die Heilung seiner im österreichischen Kriege 1866 erhaltenen schweren Wunden zu danken, beide suchten der so viel beschäftigten Frau in ihrem selbstgewählten schweren Berufe nach Kräften beizustehen und die nicht leichte Aufgabe zu lösen.

1877: Die Dresdner Presse

Am 24. Februar 1877 berichten die *Dresdner Nachrichten, Tageblatt für Politik, Unterhaltung, Geschäftsverkehr, Börsenbericht und Fremdenliste* über die Trauerfeier für Marie Simon, die am Vortag auf dem Trinitatisfriedhof stattgefunden hatte:

Nach einem weiteren Gesange der Dresdner „Liedertafel" und nach erfolgter Einsenkung des Sarges sprach Herr Archidianus Döbner. Er entrollte ein Bild des ganzen Lebens der Todten, schilderte, wie sie aus einfachem Kreise hervorgegangen sei und, immer sanften Herzens, doch die Kraft gehabt habe, zu der Zeit jener großen, blutigen Ereignisse, in der sie voll und ganz ihre Mission erkannt, sich trotz der Bitten und Vorstellungen der Ihrigen von ihrer Häuslichkeit loszureißen und hinaus auf die Schlachtfelder zu eilen; wie sie aus eigener Kraft eine Schöpfung ins Leben gerufen habe, den Albertverein, der zur Zeit in Deutschland ohne seines Gleichen dastehe und wie sie in Wahrheit die Mutter tausender deutscher Krieger geworden sei und noch durch ihr letztes Werk, die Errichtung der bekannten Heilstätte in Loschwitz, den Dank der jetzigen und der kommenden Geschlechter erworben. Herr Oberstlieutenant Dr. Naundorff, als Vertreter des Albertvereins, und Herr Geh. Regierungsrath von Criegern, als Vorsitzender des sächs. Landesvereines und als Vorstand der Heilstätte, widmeten in längeren Reden der Verewigten warme tiefempfundene Worte der Hochachtung für ihre menschenfreundlichen und opferwilligen Thaten.

1877: Der Münchner Privatdozent

Im Wintersemester 1876/77 hält Dr. med. Ludwig Mayer, Dozent der Chirurgie und Mitglied des Centralcomités des bayrischen Frauen-Vereins, an der Universität München Vorlesungen über die weibliche Krankenpflege, in denen er immer wieder auf Marie Simons Erfahrungen zurückgreift. Die 11. Vorlesung beendete er mit einer Trauerbotschaft:

> Frau Marie Simon, allbekannt als „Mutter Simon" ist in der Nacht vom 21. auf den 22. Februar zu Loschwitz in Sachsen gestorben.
>
> […]
>
> Als die Königin Carola 1867 den Albert-Verein in's Leben treten liess, berief sie die durch ihre Opferfreudigkeit und Energie, wie durch ihre Umsicht und ihr organisatorisches Talent ausgezeichnete Frau in's Directorium. Als der Kriegstanz am Rhein begann, da eilte sie an der Spitze der aus dieser Schule hervorgegangenen Pflegerinnen auf das Schlachtfeld.
>
> […]
>
> So war sie vom 5. August 1870 bis 11. März 1871 unermüdlich thätig. Allein damit endete ihr Wirken nicht. Im April 1872 gründete sie mit Unterstützung anderer deutscher Frauenherzen in Loschwitz eine Heilstätte für deutsche Invaliden, welche am 1. Juni 1876 als „Deutsche Heilstätte für Invalide und Kranke" unter die Protection der Königin Carola

kam. Endlich schrieb sie auch noch ein praktisches Handbuch über Krankenpflege. So wurde dieses Weib aus dem Volke die sächsische Miss Nightingale und zahlreiche Orden und Ehrenzeichen schmückten ihre Brust. Auch die bessten Menschen wandeln den Weg alles Sterblichen; in der Geschichte der deutschen Krankenpflege aber wird ihr populärer Name stets eine ehrenvolle Stelle behalten und so manche Thräne eines dankbaren Tapferen wird als die schönste Blume ihr Grab zieren!

1883: Der patriotische Dichter

1883 veröffentlicht Rudolf Bunge unter dem Titel *Deutsche Samariterinnen* Porträts von acht Frauen; Bunge eröffnet die Reihe der Frauenbilder bewusst mit Marie Simon, „deren Leistungen ihr […] die Anerkennung Europa's und – was mehr sagen will – den schönen Namen ‚Mutter Simon' erwarben."

> […] den großen Entschluß der einfachen, bürgerlichen Frau, der keine Vereinsunterstützungen und keine großen Geldmittel zu Gebote standen, ja, der alle militärischen Verhältnisse gänzlich fremd waren, sich mit eigener Kraft den Weg durch tausend Hindernisse aller Art zu bahnen und hinauszugehen, um den Kranken und Elenden im Felde die nothwendigsten Hilfsmittel zu bringen. Es war der heroische Entschluß einer edlen Frauenseele, der gewiß noch gewaltiger erscheint, wenn man bedenkt, daß die Krankenpflege im Jahre 1866 fast durchweg eine gewissermaßem improvisierte war und jeder auf früheren Erfahrungen beruhenden Organisation entbehrte, die Genfer Convention aber sich kaum in etwas Anderem, als in dem vereinzelten Erscheinen des rothen Kreuzes im weißen Felde, kundgab.
>
> […]
>
> Die erste deutsche Frau, welche unter dem Banner des rothen Kreuzes zu den Tausenden von hilflosen Verwundeten geeilt war, Lebensmittel herbeischaffen ließ und gleich im Freien für die Kranken zu kochen begann, sie war eine gar tröstliche, lichtvolle Erscheinung für die Leidenden, und die neue Samariterin mit dem schwarzen Tuche über dem schlichtgescheitelten dunklen Haar und der weißen Binde mit dem rothen Kreuz am Arm wußte durch ihren energischen Willen und prakti-

schen Verstand bald die Aufmerksamkeit und Achtung von Hoch und Niedrig auf sich zu lenken, so daß man nicht nur ihre Hilfe, sondern oft auch Rath von ihrem schnellbewährten organisatorischen Talente erbat.

[…] kamen ihr um so mehr mit Mißtrauen entgegen, als Frau Simon ziemlich rücksichtslos in die noch sehr mangelhafte Organisationen eingriff.

[…] habe ich […] seinen dirigierenden weiblichen Chef stets mit einem riesigen Kochlöffel in der Hand und einer wahren Generalsmiene, einem Blicke ruhig heiterer Zufriedenheit im Antlitze gesehen, ja, es schien sogar, daß die Augen unserer Mutter Simon um so gründlicher strahlten, je dichter sich die Haufen ihrer hungernden und dürstenden, theils verwundeten, theils von den Mühseligkeiten der Reise oder anstrengender Märsche erschöpften Söhne um ihre dampfenden Kessel drängten.

[…]

Die Blätter aller Nationen nannten sie eine Ehrenbürgerin Europa's, die verbitterten Franzosen selbst: la Nightingale allemande; unsere deutsche Presse feierte in ihr den Triumph einer deutschen Frau; zahlreiche neue Orden kamen zu den vielen, welche ihre Brust schon früher bedeckten; die Kaiserin=Königin selbst drückte die unermüdliche Wohlthäterin ihrer theuren Söhne ans Herz; die hervorragendsten Lazarethverwaltungen und patriotischen Hilfsvereine haschten nach einem anerkennenden Worte aus ihrem Munde; das Alles aber konnte die biedere und selbstlose Frau nicht einen Augenblick ablenken von dem großen Arbeitsfelde der Krankenpflege.

1892: Der Kollege aus dem Directorium des Albertvereins, noch einmal

1892 verfasst Julius Naundorff zum 25jährigen Jubelfest des Albertvereins eine Denkschrift *Der Albertverein, seine Entstehung und Entwicklung in den Jahren 1867–1892*. Zum Jahr 1877 schreibt er:

Das Jahr brachte zunächst dem Vereine einen herben Verlust. Es entriß uns am 20. Februar unsere langjährige, treue und werkthätige Förderin und Freundin, Frau Marie Simon. Sie war eine Mitbegründerin des Vereins und hat ihm vom ersten Tage seines Bestehens an eine unwandelbare, aufopferungsbereite Hingebung bewahrt. Was sie uns gewesen, ist bei jedem Angehörigen des Vereins in bleibendem Gedächtnis; ihr verdanken wir die tüchtige Schulung des Stammes unserer Albertinerinnen, denen sie Mutter und Erzieherin zugleich war. In schweren Zeiten ging sie ihnen mit leuchtendem Beispiel voran, als ein Muster selbstloser Menschenliebe. In ihr vereinigte sich zielbewußte Thatkraft mit unendlicher Herzensgüte und unverbrüchlicher Pflichttreue, die vornehmste der Tugenden einer Pflegerin. Wie der unseres Walthers, bleibt auch ihr Name für uns unvergessen.

1895: Das Quartlexikon

Das 1895 von Joseph Kürschner herausgegebene *Universal-Konversations-Lexikon* enthält folgenden Eintrag:

> Simon
> (5) Marie, geb. Jannasch, *26/8 1824 bei Bautzen, 56 und 70/71 als Krankenpflegerin verdient (schr. darüber), gründete 72 eine Heilstätte für Invaliden in Loschwitz, † dort 21/2 77.

1910: Das Directoriumsmitglied des Albertvereins

1910 erscheint das dreibändige Werk *Das Deutsche Rote Kreuz, Entstehung, Entwicklung und Leistungen der Vereinsorganisation seit Abschluss der Genfer Convention i.J. 1864*, herausgegeben von Kimmle, dem Generalsekretär des Centralkomitees der Deutschen Vereine vom Roten Kreuz. In Band II beschreibt Oberst z.D. Schneider die Entwicklung des Albert-Vereins und des Carola-Krankenhauses zu Dresden:

> Auch auf Seite der Frauen traten in jenen Tagen wohl einige kühne Vorkämpferinnen auf, die in aufopfernder, helfender Einzelarbeit Großes leisteten, von denen vor allen Frau Marie Simon, die „Mutter Simon“, wie die Soldaten sie nannten, hier dankbar genannt werden muß.
> [...]
> Bei Ausbruch des Krieges 1870 verfügte der Albert-Verein bereits über eine ansehnliche Zahl geschulter Pflegerinnen, so daß schnell der Ent-

schluß gefaßt werden konnte, einen Teil der Schwestern unter Führung der Frau Marie Simon nach dem Kriegsschauplatz zu entsenden; ein anderer Teil war in den Lazaretten tätig. Frau Simon hat nach den blutigen Schlachten vom 14. bis 18. August in den durch Feuer größtenteils zerstörten Häusern von St. Privat, dann später in Douzy bei Sedan, in Château-Thierry und Lagny, wo sie bis zum 10. März 1871 verblieb, Bewunderungswürdiges im Organisations- und Pflegedienst geleistet.

1911: Die freiwillige Krankenpflegerin

Elise von Mellenthin, 1831–1913, veröffentlicht 1911 ihre *Briefe einer freiwilligen Krankenpflegerin aus den Kriegen 1864, 1866, 1870/71*, in denen sie auch Begegnungen mit Marie Simon in Lagny schildert:

> Zu meinem freudigen Erstaunen fand ich dort „Mutter Simon", die durch ihre hilfreiche Tätigkeit bereits 1866 bekannt gewordene Frau Marie Simon aus Dresden. Ich hatte sie damals bei mir im Larzarett Horenowes; nun war ich fein heraus, denn jetzt konnte sie mich füttern, wie ich sie in Horenowes gefüttert hatte. Wir tauschten alte Erinnerungen aus und sprachen von unseren österreichischen Verwundeten. Ganz zufällig fragte ich, was wohl aus dem damaligen Leutnant von Slatinski geworden sein mag. „Wollen Sie ihn sehen?", fragte verschmitzt Mutter Simon, und rief ins Depot hinein: „Josef, komm mal her!" Ich traute meinen Augen und Ohren nicht; Slatinski stand leibhaftig vor mir wie ein deus ex machina. Welch ein Wiedersehen. Österreich, Sachsen, Preußen in Frankreich versammelt! Slatinski war nach dem Kriege 1866 zur Rekonvalescenz nach Dresden geschickt worden, und Frau Simon hatte sich seiner besonders liebevoll angenommen. Schließlich blieb er, da er infolge seiner schweren Verwundung dienstunfähig geworden war, dort und wurde in dem von der Königin Carola gestifteten Carola-Hause in Loschwitz als Beamter fest angestellt. „Er ist mein lieber Sohn", sagte Mutter Simon.
> Schließlich mußte geschieden sein; Frau Simon begegnete ich später wieder.
> […]
> Vergeblich sah ich mich nach „Mutter Simons" Fleischtöpfen um; es blieb mir jedoch keine Zeit, Sie aufzusuchen […] Auf dem Bahnhof von Chalons stand neben dem unsrigen noch ein Sanitätszug und zufällig der

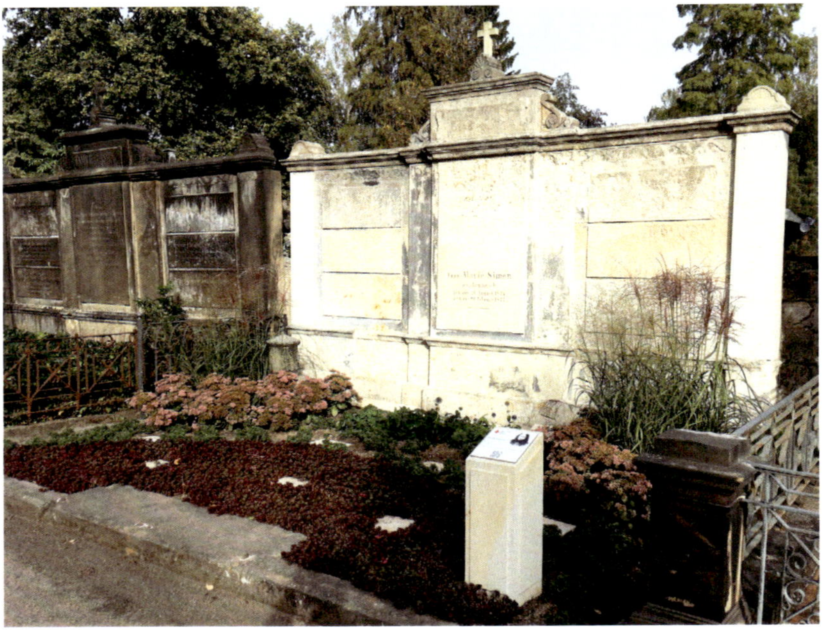

Abb. 16: Grabstelle Marie Simons auf dem Dresdner Trinitatitisfriedhof, 3. Bogen, Nr. 8, 2023 renoviert.

Küchenwagen desselben neben unserem Waggon. Da entdeckte ich zu meiner freudigen Überraschung in dem Küchenwagen herumhantierend, meine liebe dicke Frau Simon. Blitzartig fuhr mir ein Gedanke durch den Kopf! Ich rief hinüber: „Guten Tag, Mutter Simon, bitte geben Sie uns etwas zu essen, und nehmen Sie mir einen kranken Oberst ab!" Gesagt – getan! André sträubte sich mit aller Gewalt; es half ihm aber nichts. Im Nu packten ihn zwei Lazarettgehilfen und schleppten ihn hinüber. Groom, Säcke mit Sätteln und Zaumzeug und Decken flogen ihm nach. Sogar mit polnischem Abschied. Ich kannte Mutter Simon zu gut und wußte, welche Wonne es für sie war, einen leibhaftigen kranken Oberst aufgegabelt zu haben. Einerlei – ich war ihn los! Jedenfalls war er in dem bequemen Sanitätswagen besser aufgehoben als im Güterwagen auf Stroh. Einen Topf Suppe und Brot reichte mir die gute Seele richtig herüber, wofür ich mit einem Händedruck dankend quittierte. Wir sahen uns nie wieder, bevor sie in Dresden ruhmesvoll entschlief.

Personenregister

Abbildungen

Abb. 1: Tafel 1699, Marie Simon geb. Jannasch, Otto-Richter-Sammlung, Porträt Fotografien, Stadtmuseum Dresden, SMD_PhP_02217.

Abb. 2: Marie Simons Geburtshaus in Doberschau im Oberlausitzer Bergland. Privatfoto Gutshof Doberschau

Abb. 3: Der Altmarkt in Dresden. Privatfoto aus den Jahren 1864–1874, Sammlung/Repro Dr. Jürgen Helfricht

Abb. 4: Schwarz markiert sind die Orte, in denen Marie Simon 1870/71 gewirkt hat. Deutsches Rotes Kreuz Landesverband Sachsen e. V./ Christoph Schulz.

Abb. 5: *Die Invalidenheilstätte der Frau Simon zu Loschwitz bei Dresden.* Aus: *Illustrierte Zeitung*, Nr. 1517, Leipzig, 27. Juli 1872, LIX. Band, Seite 1

Abb. 6: *Madame Marie Simon „The Friend of the Wounded".* Holzstich aus *Cassell's History of the War between France and Germany 1870 to 1871*, 1874, Militärhistorisches Museum der Bundeswehr, Dresden

Abb. 7: *Meine Erfahrungen auf dem Gebiete der freiwilligen Krankenpflege im Deutsch-Französischen Kriege 1870–71: Briefe und Tagebuchblätter.* Leipzig: Brockhaus, Titelblatt der Originalausgabe von 1872

Abb. 8: *Frau Simon in ihrer Thätigkeit unter den Verwundeten.* Holzschnitt von Otto Clemens Fikentscher, 1871

Abb. 9: Unbekanntes Foto von Marie Simon um 1870/71. Aus: Elise von Mellenthin, *Briefe einer freiwilligen Krankenpflegerin aus den Kriegen 1864, 1866,1870/71*, E. Stein, 1911

Abb. 10: Dresden Prinz-Max-Palais Ostra-Allee 22. Aufnahme um 1890. Aus: Fritz Löffler, *Das alte Dresden – Geschichte seiner Bauten.* E. A. Seemann, Leipzig 1981, S. 273, 274 Bildnr. 339

Abb. 11: Festung von Montmédy, undatierter Plan, Krigsarkivet, Stockholm

Abb. 12: Festung von Montmédy, erste Vorläufer im 13. Jahrhundert, Ende des 17. Jahrhunderts von Vauban ausgebaut, 1870 von Preußen belagert und bombardiert., Foto 2019, Institut National de l´Information Géographique et Forestière, Direction Nord-Est, Champigneulles, Frankreich

Abb. 13: Königin Carola und Marie Simon, vermutlich in der Heilstätte in Loschwitz. Ölgemälde von Johann Kießling (Ausschnitt), 1945 verbrannt. Privatfoto Ruth Venske, Dresden

Abb. 14: Marie Simon mit ihren Orden. Urheber unbekannt, Stahlstich, Sächsisches Rot-Kreuz-Museum Beierfeld

Abb. 15: *Marie Simon in Dresden*. Holzstich, 1868

Abb. 16: Grabstelle Marie Simons auf dem Dresdner Trinitatitisfriedhof, 3. Bogen, Nr. 8. Privatfoto Thomas Klemp, Dresden

Beiträge zur Rotkreuzgeschichte

In der Akademischen Verlagsgemeinschaft München bisher erschienen:

Band 1
Louis Appia /
Übersetzt von Rainer Schlösser
Die Verwundeten von Schleswig im Krieg von 1864
Akademische Verlagsgemeinschaft München, 2018
ISBN: 978-3-95477-089-2

Band 2
Volkmar Schön (Hg.)
„Auf nach Düppel" – erstmals Hilfe unter dem Zeichen des Roten Kreuzes
Die Wurzeln des Roten Kreuzes in Hamburg
Akademische Verlagsgemeinschaft München, 2019
ISBN: 978-3-95477-093-9

Band 3
Rainer Schlösser, Volkmar Schön (Hg.)
Tutti fratelli – tutte sorelle
Gemeinsam für das Rote Kreuz – Zum Gedenken an Christoph Brückner
Akademische Verlagsgemeinschaft München, 2020
ISBN: 978-3-95477-113-4

Band 4
Per Allan Olsson /
Übersetzt von Rainer Schlösser
Kriegsgefangene und ihre Engel
Schwedische Helfer im Ersten Weltkrieg
Akademische Verlagsgemeinschaft München, 2021
ISBN: 978-3-95477-129-5

Band 5
Petra Liebner, Rainer Schlösser, Volkmar Schön, Harald-Albert Swik (Hg./yay.)
Deutsches Rotes Kreuz und Türkischer Roter Halbmond/Alman Kızılhaçı ve Türk Kızılay
Akademische Verlagsgemeinschaft München, 2022
ISBN: 978-3-95477-093-9

Band 6
Volkmar Schön (Hg.)
Das Rote Kreuz in der Region Hamburg in der Zeit des Deutsch-Französischen Krieges
Akademische Verlagsgemeinschaft München, 2021
ISBN: 978-3-95477-131-8

Band 7
Stefan Schomann, Petra Liebner, Hans-Christian Bresgott (Hg.)
„Das war so unser Leben"
Erinnerungen an das DRK der DDR
Akademische Verlagsgemeinschaft München, 2022
ISBN: 978-3-95477-141-7

Band 8
Stefan Schomann, Volkmar Schön, Hans-Christian Bresgott (Hg.)
„Die große Rotkreuzwelt"
Erinnerungen aus dem Hamburger Roten Kreuz
Akademische Verlagsgemeinschaft München, 2023
ISBN: 978-3-95477-156-1

Band 9
Roger Durand, Valérie Lathion, Olivier Pictet, Rainer Schlösser (Hg./éd.)
Louis Appia. Apostel der Menschichkeit/ Louis Appia. Missionnaire de l'humanitaire
Akademische Verlagsgemeinschaft
München, 2023
ISBN: 978-3-95477-165-3

Band 10
Volkmar Schön, Stefan Schomann (Hg.)
Von Aalesund bis Messina. Der Beginn der Friedenseinsätze deutscher Rotkreuzverbände im Ausland
Akademische Verlagsgemeinschaft
München, 2024
ISBN: 978-3-95477-171-4

Band 11
Sebastian Funk, Johannes Karl Staudt (Hg.)
Haus Hohenbaden. Das DRK-Kindersolbad Bad Dürrheim in der Überlieferung des Badischen Roten Kreuzes
Akademische Verlagsgemeinschaft
München, 2024
ISBN: 978-3-95477-172-4

Band 12
Thomas Klemp (Hg.)
Marie Simon. Meine Erfahrungen auf dem Gebiete der Freiwilligen Krankenpflege im Deutsch-Französischen Kriege 1870–71
Akademische Verlagsgemeinschaft
München, 2024
ISBN: 978-3-95477-177-6